W0203731

KNAUR
MENSSANA

Catherine Zabilowicz und Fran Warde

Das große Ernährungsbuch bei Krebs

Mit 80 heilsamen Rezepten

Aus dem Englischen von
Brigitte Rüßmann und Wolfgang Beuchelt

KNAUR
MENSSANA

Die englische Originalausgabe erschien 2016 unter dem Titel *The Living Well With Cancer Cookbook* by Transworld Publishers, a division of The Random House Group Ltd.

Die Angaben und Informationen in diesem Buch spiegeln die professionelle Meinung der Autorinnen wider, ersetzen jedoch keinesfalls die fachliche Beratung durch einen Arzt oder Apotheker und dürfen nicht als Grundlage zur eigenständigen Diagnose und Beginn, Änderung oder Beendigung einer Behandlung von Krankheiten verwendet werden. Konsultieren Sie bei gesundheitlichen Fragen oder Beschwerden immer den Arzt Ihres Vertrauens. Die Autoren und der Verlag übernehmen keine Haftung für eventuelle Schäden, die sich direkt oder indirekt durch unsachgemäße Anwendung der hier vorgestellten Methoden und Rezepten ergeben. Sie übernehmen auch keinerlei Verantwortung für medizinische Forderungen.

Besuchen Sie uns im Internet:
www.menssana.de

FSC
www.fsc.org
MIX
Papier aus verantwortungsvollen Quellen
FSC® C004592

Originalausgabe 2017
Text © Catherine Zabilowicz 2016, Rezepte © Fran Warde 2016
© 2017 Knaur Verlag
Ein Imprint der Verlagsgruppe Droemer Knaur GmbH & Co. KG, München.
Alle Rechte vorbehalten. Das Werk darf – auch teilweise – nur mit Genehmigung des Verlags wiedergegeben werden.
Bildnachweis: Innenteilabbildungen übernommen aus Originalausgabe
Alle Fotos und Illustrationen: von Kristen Perers
Außer: Maggie's Centres: photographs of Maggie's West London auf S. 9, 36/37, 115, 136/137, 141
Weitere Illustrationen: Shutterstock.com und
Depositphotos und Fotos: Shutterstock.com S. 21, 40, 44, 81, 135
Redaktion: Diane Zilliges
Covergestaltung: ZERO Werbeagentur, München
Coverabbildung: Kristen Perers
Satz: pagina GmbH, Tübingen
Druck und Bindung: APPL, aprinta druck, Wemding
ISBN 978-3-426-65811-6

*Dieses Buch ist allen gewidmet, die von Krebs betroffen sind
und die versuchen, neben der schulmedizinischen Krebsbehandlung
einen integrativen Ansatz zu finden.*

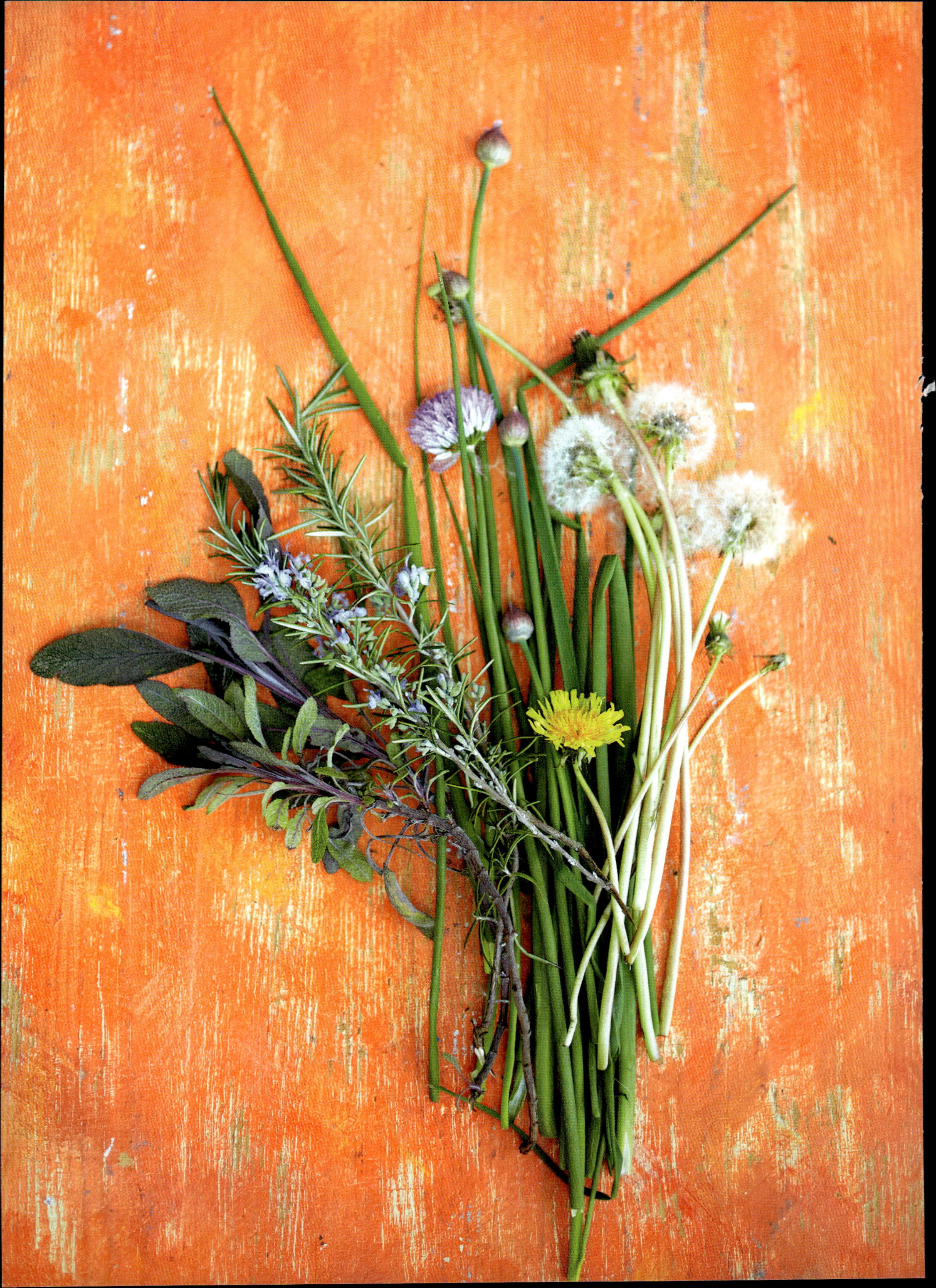

Inhalt

Einleitung

Aktiv werden

Dies ist ein positives Buch. Wir hoffen, es macht Ihnen Mut und bestärkt Sie darin, dass Sie als Krebsbetroffener mit einer gesunden Ernährung und einem gesunden Lebenswandel Ihre Lebensqualität und vielleicht auch Ihre Lebenserwartung stark verbessern können. Für Krebspatienten und ihre Angehörigen haben wir hier die wichtigsten Fakten über Krebs, Ernährung und Lebensstil zusammengetragen und bieten eine Reihe köstlicher, einfach zuzubereitender Gerichte, die Ihnen den Start in eine gesunde Ernährung erleichtern.

Mit diesem Buch und den weiterführenden Informationen können Sie sich mit solidem Hintergrundwissen wappnen, das Ihnen gegen die Hilflosigkeit und Angst helfen wird, die Sie unweigerlich verspüren, während Sie durch den Wirbel aus Krankenhausaufenthalten, ungewohnter Fachsprache, Behandlungsplänen und Untersuchungen tappen. Wir möchten Ihnen ein Verständnis dafür vermitteln, wie Ernährung, Lebensweise und Behandlungsmöglichkeiten mit der Entwicklung von Krebszellen und Tumoren zusammenhängen. Wir möchten Ihnen zeigen, wie Sie dadurch, dass Sie in Ihrem Körper eine optimale Umgebung für gesunde Zellen schaffen, gleichzeitig dafür sorgen, dass Krebszellen Mühe haben, in dieser für sie feindlichen Umgebung zu überleben.

Was die Erforschung und Behandlung von Krebs angeht, bricht gerade eine neue Ära an. Wir hoffen, Sie ehrlich und aufrichtig mit Fakten ausstatten zu können, die Sie befähigen, eine aktive Rolle in Ihrer Krebsgeschichte zu übernehmen, so, wie es die Maggie's Centres in Großbritannien, in denen wir aktiv sind, vorsehen. Egal, ob Sie ein erhöhtes Krebsrisiko haben, frisch diagnostiziert wurden oder bereits eine Behandlung hinter sich haben und das Wiederauftreten des Krebses verhindern wollen – es ist nie zu spät, Ernährung und Lebensweise umzustellen.

Die wichtigste Inspiration für dieses Buch war Maggie Keswick Jencks' *A View from the Front Line* (»Ein Ausblick direkt von der Front«), das auf der Maggie's Website erhältlich (s. S. 295; nur in englischer Sprache) und sehr lesenswert ist. Die Arbeit mit Krebspatienten zeigt, dass die Übernahme einer proaktiven Rolle der wichtigste aller Schritte ist, die sie selbst machen können. Jeder Mensch muss über seine Krankheit – genau wie über sein Leben – selbst bestimmen können. Die Rolle des »aktiven Partners« gibt dem Erkrankten diese Selbstbestimmung zurück und hilft ihm auch in Phasen, in denen er emotional Achterbahn fährt.

Möglicherweise stehen Ihnen verschiedene Behandlungsalternativen offen. Wenn man Sie zu einer Entscheidung drängt, denken Sie immer daran, dass ein paar Tage oder

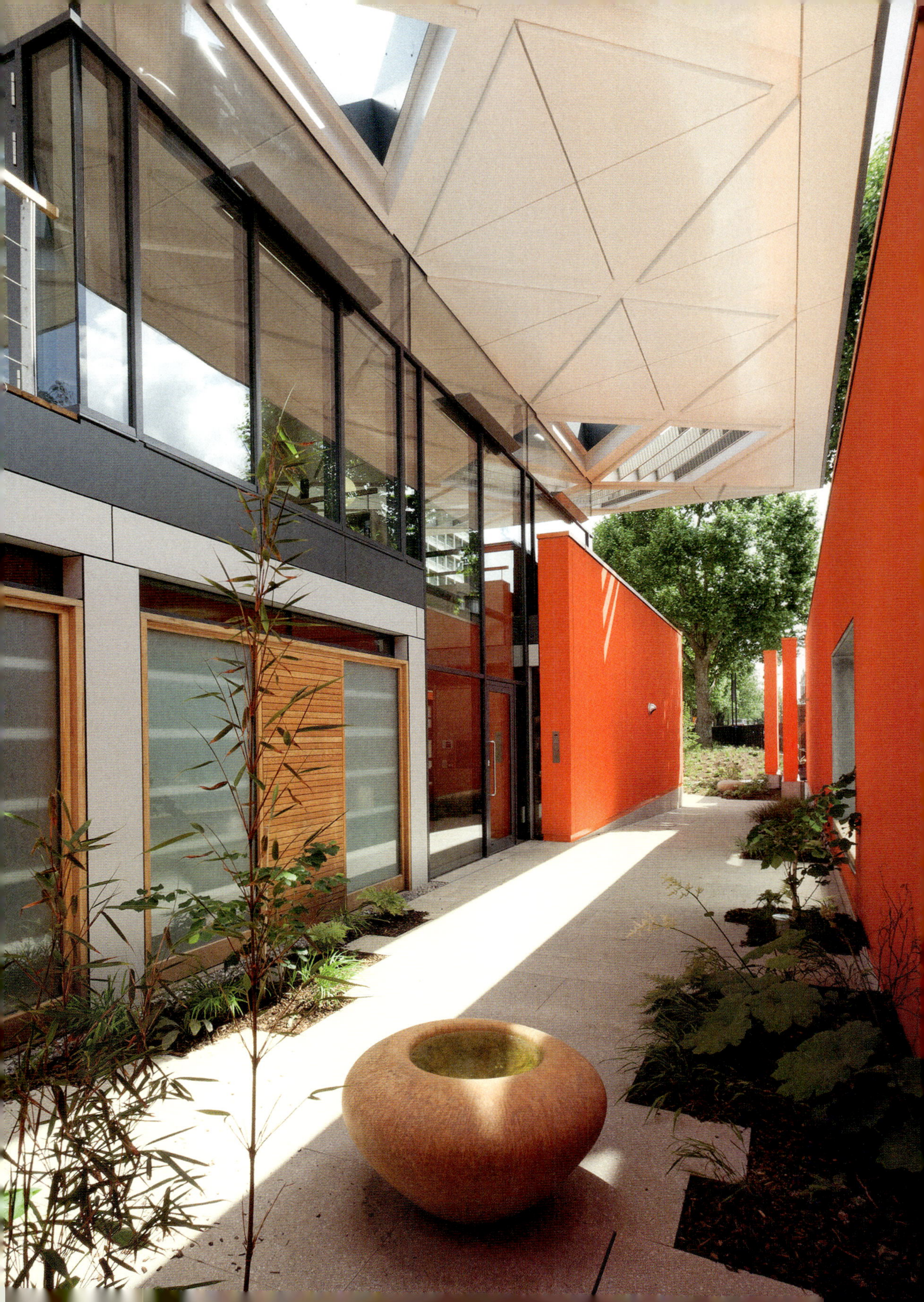

sogar Wochen (je nach Diagnose) vermutlich keinen großen Unterschied machen, Ihnen aber vielleicht Zeit und Raum geben, die Alternativen zu durchdenken und zu entscheiden, was für Sie richtig ist. Sie können helfen, Körper und Geist auf das Kommende vorzubereiten. Es ist allzu verständlich, dass man in Panik verfällt und sich dazu treiben lässt, möglichst schnell mit der Behandlung zu beginnen. Und natürlich ist bei hochgradigen Tumoren und in einigen akuten Situationen ein radikaler Eingriff oder eine sofortige und aggressive Behandlung die einzige Rettung. Lassen Sie sich von Ihrem Onkologen und Ärzteteam anleiten, aber denken Sie immer daran, dass die Ärzte für Sie da sind und Sie das Recht haben, den Weg zu wählen, der für Sie der stimmigste ist.

Wir möchten Sie ermutigen, Fragen zu stellen und alle Möglichkeiten auszuloten. Wir wissen, dass es nicht immer leicht ist, proaktiv zu sein, und dass eine passivere Rolle manchmal einfacher erscheint. Nehmen Sie dieses Buch als Wegweiser und Motivation und nutzen Sie die Quellen im Anhang, um sich umfassend zu informieren. Sie dürften hilfreicher sein als das Durchforsten des Internets, was häufig widersprüchliche Ratschläge zutage fördert, die noch mehr verwirren und Angst machen. Nach der Krebsdiagnose und vor allem während der Behandlung ist der Erhalt der Lebensqualität neben der möglichst langen Eindämmung des Krebses das wichtigste Anliegen vieler Menschen. Dabei kann die Ernährung sehr helfen.

Für ihr Buch *9 Wege in ein krebsfreies Leben* sprach Kelly A. Turner mit Menschen aus aller Welt, die eine Radikalremission, also eine unerwartete Rückbildung des Krebses erlebt hatten. Dabei entdeckte sie neun entscheidende Faktoren. Zwei davon waren die radikale Umstellung der Ernährung und die Einnahme von Kräutern und Nahrungsergänzungsmitteln. Die restlichen Faktoren betrafen die Psyche. Vermutlich ist die Kombination verschiedener Ansätze schlussendlich hilfreich, aber der Einfluss der Psyche kann gar nicht überbewertet werden. Wir glauben, dass niemand ohne Hoffnung sein sollte, und genau sie wollen wir mit diesem Buch ebenfalls vermitteln.

Frans Geschichte

Nachdem ich meine Mutter ganz plötzlich durch Krebs verlor, wollte ich versuchen, diese Krankheit positiv zu verstehen. Meine erste Anlaufstelle war das Maggie's Centre in West London, da ich in der Nähe wohne. Ich wusste wenig über die Organisation, abgesehen davon, dass ich vor vielen Jahren ein Benefiz-Abendessen für sie veranstaltet hatte. Nach einigen Besuchen und Treffen – und nachdem ich nach langem Staunen über die wundervolle Architektur den Mund wieder zubekommen hatte – fing ich dort als freiwillige Helferin an. Ich hatte so etwas noch nie zuvor getan und auch nie viele Menschen mit Krebs getroffen. Ich fühlte mich geehrt, jetzt diese Möglichkeit zu erhalten.

An meinem ersten Tag machte ich mich in der Küche nützlich, versuchte überall auszuhelfen und fing an, mich auf die Besucher des Zentrums einzulassen. Meine Gefühle waren aufgewühlt, da ich noch sehr um meine Mutter trauerte. Aber ich befahl mir, mich zusammenzureißen: »Hör auf, Fran, es geht um die anderen, nicht um dich!« Die Wochen vergingen, und ich traf auf wunderbare Menschen, die an Krebs in unterschiedlichen Stadien litten, und ihre Familien. Ich war erstaunt, wie sie es schafften, in dieser schwierigen Zeit so gelassen und pragmatisch zu bleiben. Ich glaube, dass die Maggie's Centres Oasen sind, die diese positive Einstellung fördern.

In dieser einzigartigen Umgebung arbeitet ein phantastisches Team von Menschen, die bereit sind, jedem, der durch die Tür kommt, zu helfen und Rat zu geben. In der Küche traf ich auf Catherine, die Ernährungsberaterin des Zentrums, die Seminare zum Thema Krebs und Ernährung gibt, und ich fing an, sie zu Gesprächen mit Menschen, denen sie half oder geholfen hatte, zu begleiten. Sie mochten sie so sehr, dass sie immer wieder ihren Rat suchten.

Catherine war ein Quell einfach verständlichen, praktischen Ernährungswissens. Ich war fasziniert. Wir unterhielten uns endlos übers Essen, und ich merkte, dass wir die Vorliebe für gute, gesunde und selbstgekochte Dinge teilten. Ich wusste zwar schon einiges über Lebensmittel, aber nun lernte ich noch viel mehr über Samen, Nüsse, Öle, Kurkuma, die Regenbogen-Diät, die Pflege des Darms – die Themen waren schier endlos, und alles, was Catherine sagte, faszinierte mich. Da ich schon einige Kochbücher geschrieben hatte, schlug ich ihr vor, dass wir gemeinsam ein Kochbuch mit leckeren und gesunden Rezepten und Ernährungsratschlägen für Krebspatienten schreiben könnten. Das Buch, das Sie nun in der Hand halten!

Ich habe von Catherine so viele Ernährungstipps bekommen: Wie ich supereinfach Mandelmilch selbst machen kann, dass man mit ein paar frisch gemahlenen Samen einen Eintopf andickt, dass Pilze Vitamin D entwickeln, wenn man sie in die Sonne legt, dass man möglichst viel Kurkuma essen, Zucker durch nährstoffreichere Alternativen ersetzen und immer nur reinen Imkerhonig (kalt geschleudert und nicht weiterverarbeitet) kaufen sollte ... Die Liste der Tipps geht noch weiter, und Sie finden sie alle in diesem Buch und seinen Rezepten.

Also ran an den Kochtopf! *Das große Ernährungsbuch bei Krebs* wird Ihnen und Ihrer Gesundheit rundum guttun.

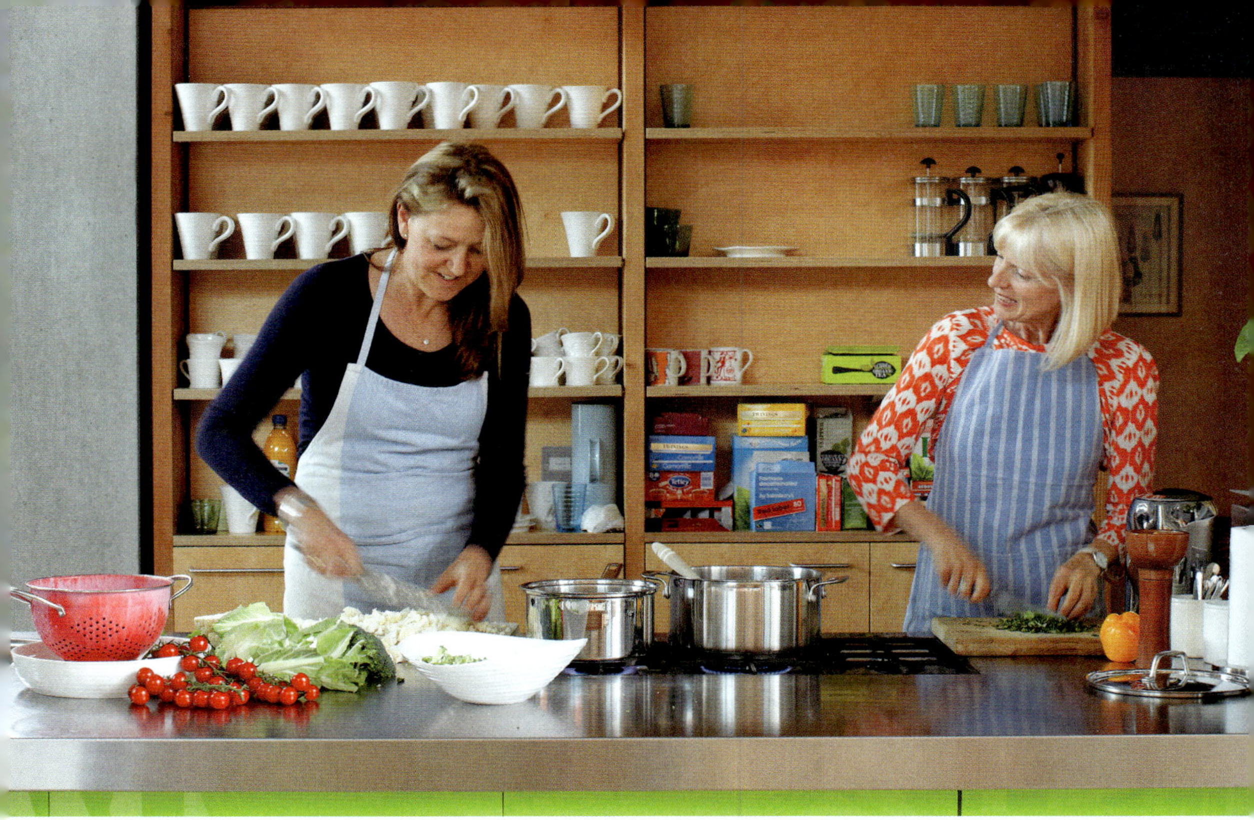

Catherines Geschichte

Mein kulinarischer Weg mit Krebs begann, als bei meinem Sohn Sebastian mit sieben Jahren akute lymphatische Leukämie diagnostiziert wurde. Ich war zwar der Meinung, dass wir uns grundsätzlich gesund ernährten, da wir fast alles von Grund auf selbst kochten, aber es gab noch Raum für Verbesserungen. Wir stellten unsere Ernährung auf Bioprodukte um und erfreuten uns an unserer wöchentlich gelieferten Gemüsekiste. Wir versuchten glutenfreie Ernährung (was mit Tränen endete) und machten regelmäßig Saftkuren.

Ich verbrachte die dreieinhalb Jahre der erfolgreichen Behandlung meines Sohns aber auch damit, in Forschungsbeiträgen und im Internet nach Belegen für den Zusammenhang zwischen Ernährung, Lebensweise und Tumorzellen zu suchen. Danach wollte ich immer mehr wissen und studierte vier Jahre lang Ernährungsmedizin und hängte noch ein postgraduales Studium an, wobei ich mich auf Ernährung und Onkologie spezialisierte. Das war vor fünfzehn Jahren. Sebastian ist heute Biochemiker und möchte in der Krebsforschung arbeiten.

Mein Grundstudium schloss eine kleine Pilotstudie mit ein, die die Auswirkungen der Chemotherapie auf die Darmfunktion und mögliche Langzeitschäden untersuchte. Dieser Studie habe ich es zu verdanken, dass ich als Ernährungsberaterin bei Maggie's West London eingestellt wurde, wo ich seit der Eröffnung des Zentrums 2008 regelmäßig Ernährungsseminare abhalte. Ich bin davon überzeugt, dass der Erhalt und die Wiederherstellung der Darmfunktion für das

Wohlbefinden der Krebspatienten und ihre weitere Gesundheit absolut notwendig sind. Der Darm ist daher ein wichtiges Thema in meinen Seminaren und in diesem Buch.

Außerdem arbeite ich neben einigen sehr erfahrenen Fachleuten für Body Soul Nutrition und engagiere mich für die Wohltätigkeitsorganisation Matthew's Friends, die anfangs an Epilepsie erkrankten Kindern durch ketogene Diät (s. S. 114) half, sich inzwischen aber auch mit der Onkologie befasst. Die Erforschung von Krebs und ketogener Therapie hat in den USA Fahrt aufgenommen. In Großbritannien laufen dazu Fallstudien, und eine klinische Studie mit Hirntumorpatienten ist in Vorbereitung.

Ich glaube, dass ich aufgrund der vielen Erfahrungen, die ich über die Jahre gesammelt habe, die Nöte und Bedürfnisse von Krebsbetroffenen und die Herausforderungen, denen sie sich stellen müssen, gut verstehe. Ich weiß noch genau, wie hilflos ich mich nach der Diagnose meines Sohnes fühlte. Ich habe seither viel darüber gelernt, wie man Menschen auf dem Weg durch diesen Irrgarten helfen kann. Ich hoffe, dass Ihnen dieses Buch all die Informationen bietet, für die ich damals so dankbar gewesen wäre.

Sebastians Geschichte

Ich erinnere mich gut daran, wie ich mich als Kind darauf gefreut habe, »normales« Essen zu essen – so etwas wie Chicken Nuggets oder Pommes frites –, wenn ich Freunde besuchte. Erst einige Jahre später fing ich an, die köstlichen und nährstoffreichen Mahlzeiten wirklich zu schätzen, die meine Eltern kochten. Heute bin ich dankbar, dass ich mit dem Wissen um den hohen Wert gesunder Ernährung aufgewachsen bin, um ihre Wirkung auf unser Wohlbefinden und natürlich um ihre krebsbekämpfenden Aspekte. Je älter ich wurde, umso weniger spannend fand ich Kekse, Chips und Süßigkeiten, und auch wenn mein Studentenbudget meine Hingabe an gesundes Essen auf die Probe stellte, schmeckt mir jedes herzhafte, gesunde, selbstgemachte Essen besser als Fertiggerichte. Als Biochemiker weiß ich heute umso besser, wie wichtig es ist, was wir unserem Körper zuführen, und ich glaube, dass jeder Leser, ob Krebspatient oder nicht, von diesem Buch profitieren kann.

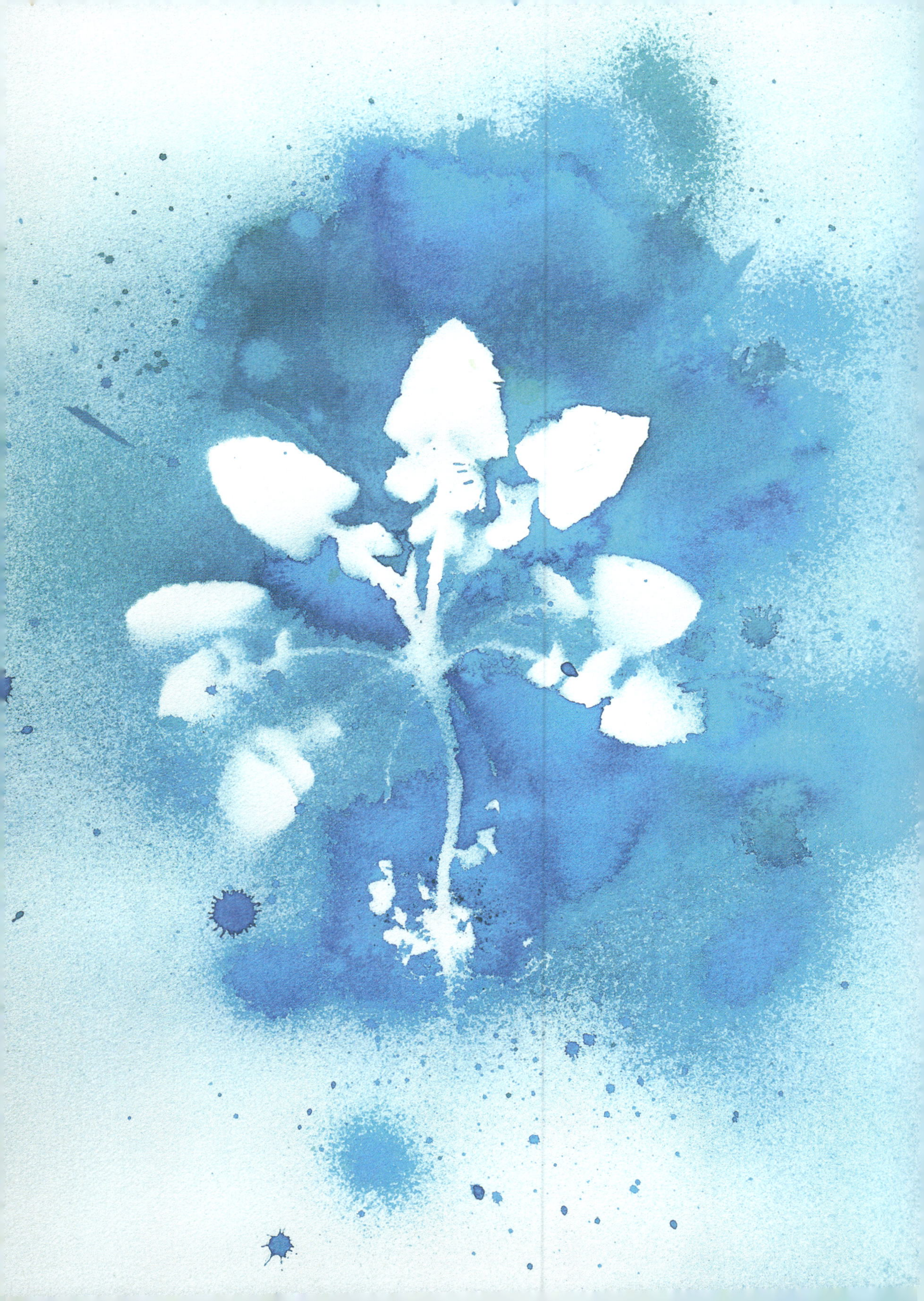

Teil 1

Krebs, Ernährung und Lebensweise

1 Warum die Ernährung zählt

Ich höre immer wieder: »Aber ich habe mich doch gesund ernährt und gesund gelebt und trotzdem Krebs bekommen.« Ich verstehe das, weil ich genau dasselbe dachte, als mein Sohn die Diagnose Leukämie bekam. Ich habe mich schon immer für Essen und Ernährung interessiert und dachte, unsere Familie ernähre sich gesund. Dann schlug der Krebs zu, und ich fragte mich, ob sich meine Begeisterung für gesundes Essen gelohnt hatte. Aber dann sagte ein Freund, vielleicht wäre die Prognose meines Sohnes weniger gut, wenn wir nur Junkfood gegessen hätten. Das machte mir Mut, und heute zeigt mir meine Erfahrung mit vielen Krebspatienten, dass diejenigen, die sich schon vorher vernünftig ernährt haben, oftmals besser mit der Behandlung zurechtkommen und weniger unter Nebenwirkungen zu leiden haben.

Aber auch wenn Sie bisher nicht supergesund gegessen haben, müssen Sie sich nicht verrückt machen. Es ist nicht schwer, die Ernährung umzustellen, die Nährstoffzufuhr zu erhöhen und auf den Blutzuckerspiegel zu achten. Für all das ist es nie zu spät. Ich möchte Sie wachrütteln, schließlich wissen wir nie, was uns in Sachen Gesundheit erwartet. Ernähren wir unseren Körper also gut, damit er für Herausforderungen gewappnet ist.

Krebs ist keine klar abgegrenzte Krankheit – es gibt unterschiedlichste Krebsarten. Außerdem reagiert jeder Mensch anders, daher ist auch die Erfahrung jedes einzelnen Patienten individuell verschieden. Somit ist eine ganzheitliche Betrachtung sehr wichtig, die nach tief liegenden Ursachen und den treibenden Kräften für das Tumorwachstum fragt. Die in und um unsere Zellen existierenden Bedingungen, häufig auch »internes Milieu« genannt, können das Gedeihen des Krebses fördern. Daher gilt es, diese Umgebung für Krebszellen so unangenehm wie möglich und für gesunde Zellen so gastlich wie möglich zu gestalten. Es steht außer Zweifel, dass wir dieses Milieu mit dem, was wir unserem Körper zuführen, beeinflussen.

Die Biochemie des Körpers wird in einem großen Maß davon bestimmt, was er als Treibstoff erhält. Es ist wie beim Auto: Füllt man den falschen Treibstoff ein, frisst sich der Motor fest. Mit dem richtigen Treibstoff, gut geölt und gut gepflegt, schnurrt er wie ein Kätzchen. Mit ausreichend Pflege und Nährstoffen kann man dem Körper helfen, sich selbst zu heilen. »Wir sind, was wir essen« mag vereinfacht und klischeehaft klingen, schließlich müssen wir auch dafür sorgen, dass die Nährstoffe aufgenommen und effizient genutzt werden, aber es ist ein guter Ausgangspunkt, um mit einer so vielschichtigen Erkrankung wie Krebs umzugehen.

Seit ich dieses Buch plante, habe ich Besucher des Maggie's Centre gefragt, was sie sich von einem solchen Buch wünschen würden. Die Antwort lautete immer: klare Aussagen darüber, was sie essen und was sie nicht essen sollten. Ich kenne die Verunsicherung: Immer wenn man gerade beschlossen hat, den Vorratsschrank mit etwas zu füllen, das angeblich krebsbekämpfende Eigenschaften hat, liest man an anderer Stelle, man solle nicht zu viel davon essen oder es nur in einer bestimmten Zubereitung zu sich nehmen, weil genau dasselbe Nahrungsmittel sonst den Krebs begünstigt. Keiner scheint zu wissen, was das Beste für einen ist. Man verzweifelt und steht kurz davor, einfach aufzugeben.

Lebensmittel, Diäten und Ernährung gehören zu den umstrittensten Themen, die es gibt. Anscheinend hat jeder eine Meinung dazu, die er auch unbedingt mitteilen muss – besonders, wenn man gerade eine Krebsdiagnose bekommen hat. Es gibt so viele Diättrends, teils sehr fragwürdige Behauptungen und Massen von Medienberichten über die neuesten »revolutionären« Heil- und Nahrungsmittel, die Krebs aufhalten können. Leider sind diese Informationen häufig unsinnig oder falsch, oder sie stammen aus Einzelstudien, die es nie bis zur klinischen Erprobung geschafft haben (mehr dazu unter der nächsten Überschrift).

Das Problem ist, dass die Ernährungswissenschaft recht jung ist. Sie kann bisher noch kaum verbindliche Aussagen treffen, da die Forschung ständig voranschreitet. Zudem verändern sich die Informationen mit neuen Erkenntnissen über das Verhalten der Krebszellen. Allerdings macht die Forschung gerade immense Fortschritte, wenn es um die heilenden und den Krebs bekämpfenden Eigenschaften von Nahrungsmitteln geht. Im Jahr 2007 veröffentlichte der World Cancer Research Fund (WCRF) einen Bericht über die systematische Erforschung des Zusammenhangs zwischen Ernährung, körperlicher Aktivität, Körpergewicht und Krebsprävention, der nun regelmäßig aktualisiert wird. Übereinstimmend wird festgestellt, dass eine Ernährung mit sehr viel Pflanzlichem das Krebsrisiko senkt.

Niemand kann heute mehr behaupten, Nahrung sei nicht auch Medizin. Immer mehr Menschen fällt zudem auf, dass vieles von dem, was wir essen, überhaupt nichts mehr mit natürlicher Nahrung zu tun hat. Wir wissen heute, dass es zwingend notwendig ist, sich mit frischen, natürlichen und nährstoffreichen Produkten ausgewogen zu ernähren. Sie sollten möglichst wenig industriell verarbeitet sein, damit die Nahrung so wirken kann, wie von der Natur vorgesehen. Es gibt Anti-Krebs-Diäten, die einen veganen Ansatz verfolgen, andere, die auf einen hohen Fettanteil und wenig Kohlenhydrate setzen, und einige mit individuellerem Ansatz. Aber alle beharren darauf, dass viele pflanzliche Nahrungsmittel und allen voran grünes Blattgemüse auf jeden Ernährungsplan gehören.

Dieses Buch möchte Ihnen helfen, ein Gespür dafür zu entwickeln, welche Lebensmittel Ihnen während Ihrer Krebserkrankung und darüber hinaus möglichst viel Kraft und Gesundheit geben können. Wenn wir die Bedeutung von nährstoffreicher Nahrung und ihre Wirkung auf den Lebenszyklus einer Krebszelle erkennen, können wir unsere Lebensmittel in ganz neuem Licht betrachten. »Hegend / pflegend«, »köstlich« und »nährstoffreich« sind meine Lieblingsworte, da sie zusammenfassen, wie Nahrung sein sollte. Wer Nahrung als etwas Schönes und Wunderbares mit dem Potenzial zum Heilen begreift, beginnt zu verstehen, welche Macht und Kontrolle er über seinen Körper, seine Gesundheit und sein Leben hat.

Unsere Beziehung zur Nahrung ist häufig sehr komplex. Aber die erstaunlichen Selbstheilungskräfte des Körpers zielen, wenn man sie ein wenig lenkt, immer auf die Gesundheit ab. Wir unterstützen sie, wenn wir im Einklang mit dem Körper sind und darauf hören, was er uns sagt. Nahrungsmittel, die für den einen gut verdaulich sind, müssen es für den anderen nicht sein. Seien Sie daher sanft zu Ihrem Körper. Ein Ernährungstagebuch (s. S. 280) kann helfen, mögliche Intoleranzen zu erkennen. Vor allem am Anfang einer Ernährungsumstellung empfiehlt es sich unbedingt.

Da aber auch der Geist eine wichtige Rolle spielt, müssen Sie sich mit der Umstellung Ihrer Ernährung und Ihres Lebensstils wohl fühlen und daran glauben, dass sie etwas bewirken. Wir alle kennen den Placeboeffekt: Wenn wir glauben, dass uns etwas guttut, kann sich das erstaunlich positiv auf unsere Gesundheit auswirken.

Ich glaube, dass wir lernen sollten, was bei einer Krebserkrankung in unserem Körper passiert, damit wir erkennen, welche Schritte wir zu einer positiven Veränderung unternehmen können. Kapitel 2 umreißt daher grundlegende wissenschaftliche Erkenntnisse zum Thema Krebs. Ansonsten sollten wir aber vielleicht auf allzu viel Wissenschaft verzichten und lieber ein inneres Verständnis dafür entwickeln, dass unser Körper für stark verarbeitete und chemisch behandelte Lebensmittel einfach nicht gemacht ist. Das Beste, was wir ihm bieten können, ist eine abwechslungsreiche und ausgewogene Ernährung mit möglichst frischen, größtenteils pflanzlichen und vollwertigen Nahrungsmitteln aus möglichst natürlichem oder Bio-Anbau. Dafür benötigen wir keine wissenschaftliche Studie.

Erscheint Ihnen das ein wenig extrem? Ich glaube, dass ein Übermaß – auch an »extrem gesunden« Dingen – schädlich ist und die Biochemie des Körpers aus dem Gleichgewicht bringen kann. Ausgewogenheit ist der Schlüssel. Ich glaube, dass eine gelegentliche Leckerei nicht schadet und uns aufmuntert. Das gilt aber nur, wenn wir uns ansonsten nährstoffreich ernähren, so dass alle Körpersysteme optimal versorgt werden. Dann kann es der Körper wegstecken, wenn wir mal weniger gut essen oder den Lebenswandel kurzzeitig etwas schleifen lassen. Wenn Sie also ab und zu Lust auf ein Glas Alkohol haben, bei einem Geburtstag ein Stück Kuchen essen oder im Restaurant etwas bestellen, das alles andere als gesund ist, machen Sie sich nicht verrückt. Genießen Sie es völlig ohne schlechtes Gewissen! Wichtig ist, die Dinge nicht zu verkomplizieren, denn ich bin überzeugt, dass jemand, der sich dauernd mit seiner Ernährung unter Druck setzt, dem Körper mehr schadet als jemand, der sich schlecht ernährt, aber genießt. Wer sich ständig über jedes Gramm Gedanken macht, das er zu sich nimmt, verliert die Freude am Essen und macht es zur lästigen Notwendigkeit.

Evidenzbasierte Medizin (EBM)

Dies ist eine weitere, viel diskutierte Richtung der Medizin. Bevor ich mir den Zorn mancher Wissenschaftler, Mediziner oder Laien zuziehe, möchte ich klarstellen, dass ich für eine vernünftige evidenzbasierte Medizin extrem dankbar bin, da sie bereits zu einer besseren Erfolgsrate in der Blutkrebsbehandlung beigetragen hat. Ohne Chemotherapie wäre mein Sohn Sebastian heute nicht mehr bei uns. Aber wir sollten klarstellen, dass EBM andere Behandlungsalternativen nicht ausschließt. Das Allerwichtigste ist ein integrierter und offener Ansatz, der dem Patienten ein Mitspracherecht einräumt, ohne ihn für eigene Entscheidungen abzustrafen.

Die randomisierte kontrollierte Studie gilt als die zuverlässigste Grundlage für jede Gesundheitstherapie. In einer idealen Welt würden wir alle gern unsere Entscheidungen für oder gegen eine Behandlung auf fehlerlose, wertfreie und ehrliche wissenschaftliche Belege stützen, aber das ist leider unrealistisch. Aufgrund der großen Bandbreite der Alternativ- oder Komplementärmedizin und ihrer sehr individuellen Ansätze ist die wissenschaftliche Untersuchung ihrer Behandlungsmethoden oft äußerst komplex und für umfassende Studien meist einfach zu teuer. Daher kommt die Forschung häufig zu dem generellen Ergebnis, dass weitere Studien auf Basis größerer Bevölkerungsgruppen benötigt werden. Das ist gut und schön, doch meist sind die finanziellen Mittel dafür nicht zu beschaffen, und die meisten Patienten können sich den Luxus, noch unbestimmte Zeit zu warten, bis solche Studien doch erstellt sind, einfach nicht leisten.

Bei der Forschung zu Nahrungsmitteln und Ernährung ist es noch komplizierter, denn eine präzise Messung des Konsums ist schwierig, und Selbsteinschätzung und Ernährungstagebücher sind oft eher unzuverlässig.

Natürlich sollte bei jeder Behandlung die Sicherheit des Patienten an oberster Stelle stehen, und mögliche Gefahren müssen gründlich untersucht werden. Viele alternative Angebote, wie Massage, Reiki, Reflexzonenmassage, Achtsamkeitsschulung und psychologische Betreuung, sind heute in den Onkologiezentren vertreten. Aber im Bereich Ernährung, Nahrungsergänzung und Pflanzenstoffe ist guter Rat oft schwer zu finden, da die Qualität der Forschung stark schwankt und es oftmals fraglich ist, wie gesichert sie ist. Häufig haben Inhaltsstoffe von Nahrungs- oder Naturheilmitteln im Labor und anschließend im Tierversuch eine Wirkung gegen Krebs gezeigt, aber ihre Wirksamkeit beim Menschen wurde noch nicht belegt. Daher gilt die Beweislage als ungesichert, auch wenn viele Menschen diese Inhaltsstoffe zu sich genommen haben, Verbesserungen feststellen konnten und – was viel wichtiger ist – immer noch leben und davon berichten können. Solche Nahrungsmittel, Behandlungen und Ernährungsansätze lehnt die Schulmedizin allerdings meist als unerprobt, wertlos oder möglicherweise gefährlich ab.

Die große Frage ist also: Wenn es (vielleicht wissenschaftlich ungesicherte) Erkenntnisse gibt, dass bestimmte Nahrungsmittel, Ernährungsrichtungen oder alternativmedizinische Methoden Krebs hemmen können, wenn ausreichend Sicherheit gegeben ist und keine Nebenwirkungen beobachtet wurden, sollten wir dann warten, bis die Forschung gesicherte Ergebnisse liefert (was – wenn es je passiert – Jahre dauern kann)? Oder sollten wir unserem Instinkt und den besten verfügbaren Studien und einigen Erfahrungsberichten trauen?

Natürlich wird dieser zweite Weg in einigen Kreisen für einen Aufschrei sorgen, denn er folgt nicht dem wissenschaftlich Anerkannten. Aber die Wahrheit ist nun einmal, dass viele Menschen solche Möglichkeiten und Therapien ohne das Wissen ihrer Ärzte ausprobieren, da sie Angst vor deren Widerstand haben. Es wäre viel einfacher, wenn Patienten sich mit ihren Ärzten unvoreingenommen austauschen könnten, damit die Ergebnisse überwacht, dokumentiert und systematisch untersucht werden können. Dabei kämen auch verwertbare Fallstudien heraus, die später als Therapiegrundlage dienen könnten.

Viele Inhaltsstoffe der Nahrung und natürliche Therapien verstärken beispielsweise die Wirksamkeit von Chemo- und Strahlentherapie und mit ausreichend Erfahrung und Wissen ließen sich die Dosen entsprechend anpassen.

Krebs ist durch die Masse von beteiligten Genen und Mechanismen so komplex, dass ich bezweifle, dass wir die Behandlung jemals auf eine Handvoll Behandlungspläne reduzieren können. Personalisierte Medizin wird heute zwar schon als der Weg der Zukunft angepriesen, aber dafür muss der Ansatz weiter definiert werden, die Wünsche des Patienten mit einbeziehen und den Blick über den eigenen Tellerrand hinaus ermöglicht werden. Jeder Mensch ist einzigartig, auch in Bezug auf seinen Krankheitsverlauf und wie er auf die Therapie anspricht. Daher sollte der Patient von einem Mediziner unterstützt werden, der seine individuelle Reaktion auf die Therapie bewertet und den Behandlungsplan entsprechend anpasst. Leider werden Alternativtherapien oft erst als letzter Ausweg in Betracht gezogen, statt sie von Anfang an sinnvoll mit einzubeziehen.

Die Argumente gegen einen solchen personalisierten Ansatz sind häufig Geld, mangelnde Information der Ärzte über komplementäre und alternative Therapien und die Zeit, die ein solch individualisierter Ansatz in Anspruch nähme. Dabei bin ich fest davon überzeugt, dass sich die Behandlungskosten senken und die Heilungschancen steigern ließen, wenn direkt nach der Krebsdiagnose ein multidisziplinäres Team zum Einsatz käme, dem auch ein Ernährungsexperte angehört.

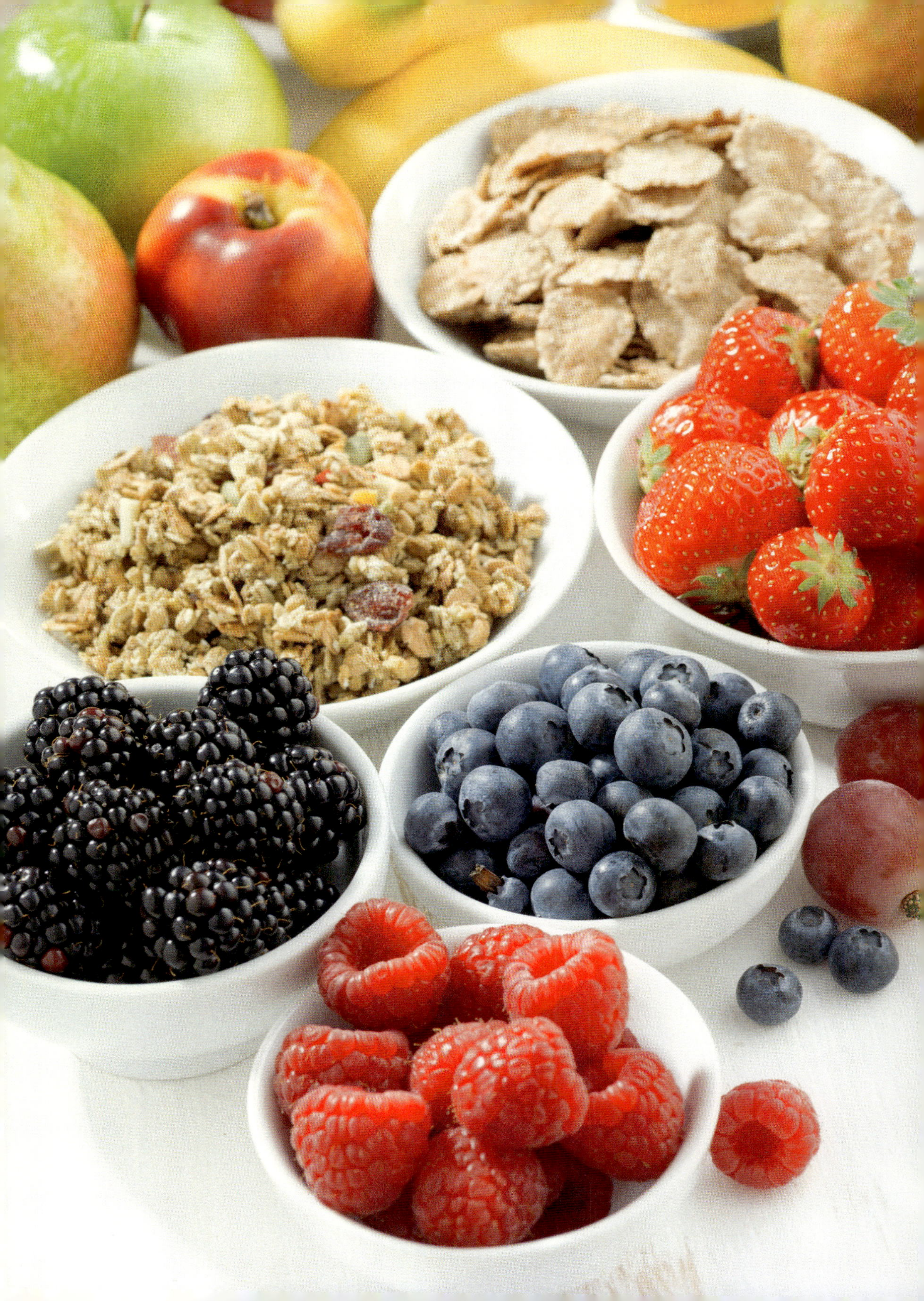

»EBM – wäre das nicht eine großartige Idee?«

Jerome Burne, Gesundheitsjournalist

Was könnte in der Medizin wichtiger sein, als zu wissen, dass eine Behandlung funktioniert und sicher ist oder zumindest keine Nebenwirkungen hat, die schlimmer sind als die Krankheit selbst? Das ist die schlichte Idee hinter EBM (evidenzbasierter Medizin), die in der Mitte der 1990er Jahre in Kanada als Reaktion auf diverse Medizinskandale entstand. So kam beispielsweise ans Licht, dass ein Mittel, das regelmäßig Herzinfarktpatienten verabreicht wurde, um gefährliche Herzrhythmusstörungen zu verhindern, einen von zehn Patienten das Leben kostete. Der Gedanke war, dass solche Zusammenhänge nicht durch persönliche klinische Erfahrung, sondern nur durch großangelegte Erprobungsstudien erkennbar werden. Man hoffte, solche Katastrophen verhindern zu können, wenn Medikamente vor der Zulassung randomisierte kontrollierte Studien (RCTs) durchlaufen müssten, die ihre Wirkung mit der von Placebos vergleichen.

Aber wie so oft haben wohlgemeinte Ideen oft ungewollte Nebenwirkungen, mit anderen Worten: Der Teufel liegt im Detail. Ein ungewollter Nebeneffekt von EBM ist beispielsweise, dass man sich trotz großangelegter randomisierter Studien zu cholesterinsenkenden Statinen immer noch nicht einig ist, ob ihr Nutzen tatsächlich die Nebenwirkungen überwiegt. Die Studien wurden alle von Pharmakonzernen durchgeführt. Die vollständigen Ergebnisse sind nicht einsehbar, und Daten zu Nebenwirkungen werden häufig nicht gesammelt. Wenn EBM die Antwort auf eine so grundlegende Frage zu einem der meistverschriebenen und profitabelsten Medikamente schuldig bleibt, wie groß sind dann die Chancen, dass es ein wirksames (und nicht etwa bequemes oder akzeptables) Mittel zur Überprüfung ist?

Der »Teufel im Detail« liegt darin, dass Pharmakonzerne nachweislich mehr Interesse daran haben, ihre Forschungsergebnisse zu »schönen«, bis sie die gewünschte Antwort liefern, als irgendwer sonst. Wie einfallsreich die Pharmakonzerne darin sind, Ergebnisse zu frisieren – vom Ausschluss von Patienten, die zu stark auf ein Placebo reagieren (weil dies den Nachweis der Wirksamkeit eines Mittels erschwert), bis zum schlichten Verstecken bzw. Nichtveröffentlichen von ungünstigen Studien –, lässt sich ausführlich in Ben Goldacres Buch *Die Pharma-Lüge* nachlesen.

Und Goldacre ist nicht allein. Erst kürzlich verfasste Richard Horton, Herausgeber der britischen medizinischen Fachzeitschrift *The Lancet,* einen Leitartikel über ein in London gehaltenes Symposium zur »Reproduzierbarkeit und Glaubwürdigkeit biochemischer Forschung«. »Die Beweise gegen die Forschung sind eindeutig«, schreibt Horton. »Ein großer Teil der wissenschaftlichen Literatur, wenn nicht sogar die Hälfte, ist möglicherweise unwahr. Getrübt durch Studien mit zu wenigen Proben / Probanden, winzige Wirkungsgrade, ungültige Analysen und offenkundige Interessenskonflikte ... hat sie eine finstere Entwicklung genommen.«

Ben Goldacres Enthüllungen über die Tendenz der Pharmaindustrie, ihre Ergebnisse zu verfälschen, stammen aus dem Jahr 2012. Drei Jahre später war das Problem nicht kleiner. Im Juni 2015 schrieb er im *British Medical Journal:* »Gut dokumentierte Probleme bestehen bei der Förderung und Priorisierung der Forschung, der Durchführung von Studien, im Zurückhalten von Resultaten, bei der Veröffentlichung von Belegen und bei der Umsetzung beim Patienten.« Dennoch ist er optimistisch, dass sich das System korrigieren lässt.

Neben seinen großen Mankos hat sich das Projekt EBM als sehr effektiv erwiesen, wenn es um die Unterscheidung von wissenschaftlich erprobter Medizin und unwissenschaftlichen, nicht medikamentösen Behandlungen wie Akupunktur, Kräuterheilkunde und klinische Ernährung geht. Das Resultat ist, dass Alternativmedizin als »Quacksalberei, die sich auf Hörensagen und auf Placebos ohne jeden Effekt stützt«, abgetan werden kann. Nirgends wird die Grenze zwischen EMB und »Quacksalberei« schärfer bewacht als in der Krebsmedizin, in der RCTs – über 30 Millionen an der Zahl – die Seriosität von Medikamenten bescheinigen. Ein kürzlich im *British Medical Journal* erschienener Artikel deutet aber an, dass das Feigenblatt EBM ziemlich fadenscheinig geworden ist: *»Why do cancer drugs get such an easy ride?«* (Warum haben es Krebsmedikamente so einfach?) zeigt, dass sie bis zur Zulassung weit weniger rigoros getestet werden als Medikamente anderer Fachgebiete. Eine Überprüfung von fast 9000 Studien zu Krebsmedikamenten, die zwischen 2007 und 2010 durchgeführt wurden, ergab beispielsweise, dass sie im Vergleich zu anderen Medikamentenstudien dreimal häufiger nicht randomisiert waren, 2,6-mal häufiger nicht mit anderen Behandlungen verglichen wurden und 1,8-mal häufiger keine Blindstudien waren.

Dass Medikamente von lockeren Regularien profitieren, bedeutet nicht zwangsläufig, dass Behandlungen ohne RCTs nicht effektiv und sicher sind. Es zeigt aber, dass die Unterteilung von Krebsbehandlungen in wissenschaftliche und nicht wissenschaftliche Methoden irreführend ist und für die Patienten nicht hilfreich ist.

2 Was ist Krebs eigentlich?

Als bei meinem Sohn Leukämie diagnostiziert wurde, versuchte ich mit allen Mitteln, diese Krankheit, ihre Behandlung und die Bedeutung von Ernährung und Lebensweise zu begreifen. Ich wollte mich mit möglichst vielen Informationen versorgen, um kluge Entscheidungen treffen zu können und die Kontrolle über die Situation zu behalten. Sicher geht nicht jeder so an die Krankheit heran, aber es ist wohl eine ganz besondere Situation, wenn das eigene Kind krank ist. Ich glaube, dass ein Grundverständnis der Tätigkeit unserer Zellen uns auf jeden Fall besser verstehen lässt, wie Ernährung und Lebensweise unsere Gesundheit beeinflussen. Dieses Wissen kann uns dann motivieren, unseren Umgang mit uns selbst zu ändern.

Es ist nicht immer einfach, die wissenschaftlichen Hintergründe verständlich zu erklären, aber es gibt im Internet einige großartige Videos, die einem beim Verstehen helfen können, und ab Seite 33 finden Sie eine Tabelle mit einer vereinfachten Darstellung der medizinischen Zusammenhänge. Dieses Kapitel soll Ihnen als Nachschlageteil dienen, während Sie die folgenden Kapitel lesen. Am Ende des Buches finden Sie außerdem ein Glossar mit Erläuterungen zu den wichtigsten Begriffen.

Was hat den Krebs verursacht?

Als Krebs bezeichnen wir die unkontrollierte Teilung abnormaler Körperzellen. Eine der ersten Fragen, die sich meist stellt, ist die nach den Ursachen für dieses Wachstum. Gut dokumentierte Auslöser sind zunächst Strahlung, Chemikalien (vor allem im Tabakrauch) und Mikroorganismen, aber Krebs ist eine komplexe und vielgestaltige Krankheit, der fast immer eine Schädigung der DNA (Desoxyribonukleinsäure) zugrunde liegt. Die DNA enthält Anweisungen, die darüber bestimmen, wie sich unsere Zellen verhalten, deshalb lässt eine Schädigung der DNA Zellen mutieren. Diese Mutationen laufen beständig ab, und der Körper ist normalerweise in der Lage, sie zu korrigieren, aber manchmal versagen diese Mechanismen eben auch.

Einer dieser Mechanismen ist die Apoptose, der »programmierte Zelltod«. Unsere Zellen vermehren sich unablässig durch Teilung und erneuern und reparieren damit das Körpergewebe. Das geschieht je nach Zelltyp unterschiedlich schnell und verlangsamt sich mit zunehmendem Alter. In dieser Situation greift der Körper auf »adulte Stammzellen« zurück, die sich differenzieren, also in spezialisierte Zelltypen verwandeln können und damit eine entscheidende Rolle bei der Reparatur beschädigter Körpergewebe spielen.

Damit das Gewebe Erwachsener seine Größe beibehält, müssen Zelltod und Zellteilung im Gleichgewicht sein. Wenn alles richtig läuft, sterben beschädigte oder alte Zellen ab und werden im Rahmen der Apoptose planmäßig ausgetauscht. Tumorzellen setzen aber diesen Mechanismus des programmierten Zelltods außer Kraft, was zu einem unkontrollierten Wachstum und damit zur Entstehung nicht sterbender und abnormaler Zellhaufen, den Tumoren, führt. Zudem haben Tumorzellen, die sich schnell teilen, keine Zeit zu reifen und sind dadurch noch chaotischer und unausgeprägter. Das Ausmaß der Differenzierung (wie ähnlich die Zellen gesundem Gewebe noch sind) dient als Grundlage für die Klassifizierung von Tumoren, so ist der Grad 1 gesundem Gewebe am ähnlichsten und wächst am langsamsten.

Sobald der Krebs Fuß gefasst hat, müssen wir ihm eine für ihn feindliche Umgebung und eine starke Immunabwehr entgegensetzen. Oft muss die Behandlung mehrgleisig erfolgen und regelmäßig die Taktik wechseln, um die Tumorzellen frühzeitig auszutricksen.

Im Idealfall kann man die Tumorzellen sanft abtöten, indem man sie entweder für die Immunabwehr besser sichtbar macht, damit sie sie gezielt bekämpfen kann, oder indem man die reguläre Apoptose anregt, damit die Tumorzellen auf natürliche Weise absterben und recycelt werden. Diese Herangehensweise belastet den Körper nicht und erspart der Leber den Stress, die toten Zellen verarbeiten zu müssen. Chemo- und Strahlentherapie (s. S. 35) sind wesentlich aggressiver, verursachen Nekrosen und den Tod nicht nur der Tumorzellen, sondern auch gesunder Zellen. Dadurch wird der Körper wiederum durch Entzündungen und Stress belastet (s. S. 29).

Viele Lebensmittel hingegen greifen Tumorzellen auf sanfte Weise an. So kann das in Gelbwurz (Kurkuma) enthaltene Curcumin eine ganze Reihe von Vermehrungsmechanismen der Tumorzellen hemmen. Leider gibt es keinen wissenschaftlichen Beleg dafür, dass Naturstoffe den Krebs allein heilen können, aber sie haben sich in Kombination mit anderen Therapien bereits als ausgesprochen wirksam erwiesen (s. S. 120).

Einer von zwei Menschen wird in seinem Leben einen Krebs entwickeln, aber die neuere Forschung legt nahe, dass zwar 30 Prozent durch Ernährung, Lebensweise und Veranlagung mitverursacht sein dürften, der Rest aber schlicht Pech ist. Allerdings erklärt das nicht die dramatische Zunahme der Krebserkrankungen über die letzten hundert Jahre, die sehr wohl auch mit Umwelteinflüssen zusammenhängen kann.

Cancer Research UK berichtet, dass in den letzten fünf Jahren etwa 600 000 Krebserkrankungen hätten vermieden werden können, wenn sich die Briten gesünder ernährten. Natürlich kennen wir alle Menschen, die ein Leben lang geraucht und sich ungesund ernährt haben und nie an Krebs erkrankt sind. Niemand weiß, warum das so ist. Krebs ist ein Puzzle mit vielen Ursachen, die zusammenkommen müssen, um ein Ganzes zu ergeben. Es läuft aber am Ende immer darauf hinaus, dass der Körper aus dem Gleichgewicht geraten ist, in den meisten Fällen durch eine Veränderung der Biochemie durch Giftstoffe oder Fehlernährung. Diese Veränderungen haben das Milieu (s. S. 26) kippen lassen und so die richtigen Bedingungen für die Entstehung von Tumorzellen geschaffen.

Gene und Epigenetik

Vielleicht glauben Sie, dass Krebs vor allem genetische Ursachen hat und dass eine bestimmte Krebserkrankung in der Familie die Wahrscheinlichkeit erhöht, dass Verwandte auch diesen Krebs entwickeln. Das ist bis zu einem gewissen Punkt richtig, aber es braucht mehr als eine Mutation, um aus einer Zelle eine Tumorzelle zu machen. Wenn jemand eine abnormale Kopie eines Gens wie BRCA1 erbt, das mit Brustkrebs in Verbindung steht, erhöht dies die Wahrscheinlichkeit, aber unsere genetische Veranlagung ist keineswegs in Stein gemeißelt.

Die Gene in unseren Zellen produzieren Proteine, die Bausteine der Zellen. Tausende von Genen im menschlichen Körper bringen Hunderte von Proteinen hervor, aber wenn ein Gen mutiert, kann es defekte Proteine produzieren oder sie gar nicht erst erzeugen. Wenn nun das betreffende Protein für die Zellteilung und den Zelltod verantwortlich ist und diesen Funktionen nicht mehr richtig nachkommt, kann sich die Zelle unkontrolliert teilen und so einen Tumor entstehen lassen.

Manche Proteine fungieren auch als Schalter, die Gene an- oder ausschalten. So besitzen wir beispielsweise Onkogene, die Krebs erzeugen, und Tumorsuppressorgene, die die Tumorbildung unterdrücken. Probleme entstehen, wenn diese Gene mutieren. Ob diese Gene sich ausdrücken oder nicht und ob sie die Zelle zur Tumorbildung anregen, scheint allerdings stark von der Mikroumgebung (siehe weiter unten) im Körper abzuhängen.

Die Steuerung der Genaktivität durch biochemische Reaktionen nennt man »Epigenetik«. Das Wissen um diese Prozesse hat unser Verständnis von Erkrankungen und der Ernährung verändert und erlaubt uns, die Bedeutung der »epigenetischen« Rolle von Ernährungs- und Lebensweise zu begreifen. Kurz gesagt: Was wir in uns aufnehmen und wie aktiv wir sind, kann die Funktion der Gene beeinflussen – die Gene laden den Revolver, und die Lebensweise drückt den Abzug!

Die folgenden Faktoren sind wichtig, um zu verstehen, welche Rolle Ernährung und Lebensweise dabei spielen, das Risiko einer Krebserkrankung zu senken oder mit einem Tumor fertig zu werden.

Milieu und Mikroumgebung

Ich habe bereits erwähnt, dass das »Milieu« im Körperinneren der Tumorbildung hinderlich oder förderlich sein kann. Mit Milieu meine ich hauptsächlich die unmittelbare Umgebung der Zelle, die man wissenschaftlich als extrazelluläre Matrix (EZM) oder Mikroumgebung bezeichnet. Sie hält die Zellen zusammen, so dass sie über chemische Signale kommunizieren und geordnet und gesund funktionieren können. Eine gesunde Mikroumgebung ist nährstoff- und sauerstoffreich, wasserhaltig und kann Stressfaktoren wie Toxine über den Blutkreislauf eliminieren.

Gerät die Mikroumgebung aus dem Gleichgewicht, wird die Kommunikation zwischen den Zellen gestört und chaotisch, die Zellen verhalten sich abnormal, erleiden Schäden und können Tumore ausbilden. Die Untersuchung bestimmter Zellen hat gezeigt, dass selbst bei einem aktivierten Onkogen die Zelle nicht kanzerös wird, bis die richtigen Umstände eintreten, sprich, ein gestörtes Mikroumfeld entstanden ist. Die Elemente, denen wir ausgesetzt sind, die

Luft, die wir atmen, und das Wasser, das wir trinken, hinterlassen Spuren im Körper und beeinflussen das Verhalten unserer Zellen.

Krebsstammzellen

Krebs- bzw. Tumorstammzellen sind in den letzten Jahrzehnten intensiv erforscht worden. Adulte Stammzellen können sich selbst erneuern und geschädigtes Gewebe regenerieren, und einige Krebsformen enthalten seltene Krebsstammzellen mit ebendieser Regenerationsfähigkeit. Sie können das Tumorwachstum vorantreiben, und Forscher vermuten, dass sie für eine Therapieresistenz und Rückfälle verantwortlich sein könnten.

Unglückseligerweise werden Krebsstammzellen vom Immunsystem nicht erkannt, aber zahlreiche Forschungsergebnisse deuten darauf hin, dass die Mikroumgebung einen entscheidenden Einfluss auf ihre Verbreitung und eventuelle Medikamentenresistenzen hat. Bei der Untersuchung von Zellkulturen hat man herausgefunden, dass bioaktive Substanzen, wie Vitamin A (Carotinoide), Catechine (grüner Tee), Theanin (Tee), Sulforaphan (Kreuzblütler), Vitamin D, Kurkuma, Genistein (Soja) und Cholin (vor allem tierische Nahrungsmittel), die chaotische Selbsterneuerung von Krebsstammzellen modifizieren oder unterbinden können. Man nimmt an, dass dies mit einer Veränderung der Mikroumgebung zusammenhängt. All diese Stoffe sind in einer gesunden, ausgewogenen Ernährung enthalten (s. S. 46).

Die entscheidende Rolle der Mitochondrien beim Schutz vor Krebs

Stoffwechsel oder Metabolismus ist die Umwandlung von Nahrung in Energie und findet größtenteils in den Mitochondrien statt, die wie Kraftwerke im Zellinneren funktionieren. Die Milliarden dieser Kraftwerke in unserem Körper brechen die chemischen Bindungen zwischen Nahrungsmolekülen auf und verwandeln sie in Energie in Form von ATP. Diesen Vorgang nennt man Zellatmung. Eine gesunde Ernährungs- und Lebensweise sind wichtig für eine optimale Anzahl und Funktion der Mitochondrien, zumal sie eine entscheidende Rolle beim Krebsschutz zu spielen scheinen.

Es besteht wohl kein Zweifel daran, dass Sport die Produktion von Mitochondrien in der Skelettmuskulatur fördert, aber das scheint auch bei anderen Geweben und Organen der Fall zu sein, einschließlich des Gehirns. Das bestätigt die Erkenntnis, dass Sport das Krebsrisiko senken kann.

Zahlreiche Nährstoffe können Funktion und Leistungsfähigkeit der Mitochondrien steigern, deshalb ist eine ausgewogene Ernährung mit vielen Vitaminen und Mineralien so wichtig. Wir sollten aber auch nicht mehr essen, als wir brauchen, und auch das Kurzzeitfasten (s. S. 116) in Betracht ziehen, da eine Einschränkung der Kalorienzufuhr offensichtlich die Produktion von Mitochondrien stimuliert. Eine Kalorienbeschränkung scheint auch die »Autophagie« zu fördern, den für die Zellgesundheit wichtigen Abbau und die Verwertung beschädigter Mitochondrien und Proteine in den Zellen.

Schließlich kann die DNA der Mitochondrien auch durch Umweltgifte geschädigt werden. Man nimmt an, dass geschädigte mitochondriale DNA entscheidend zur Krebsentstehung beiträgt (s. S. 29).

Zellatmung und Warburg-Effekt

Wenn Zellen atmen, um unter Mitwirkung des Sauerstoffs Energie zu erzeugen, entsteht als Nebenprodukt Wasserstoff, der sich mit Sauerstoff zu harmlosem Wasser verbindet. Fehlt der Sauerstoff, ist die normale Zellatmung gestört, und es kommt im unmittelbaren Umfeld der Mitochondrien im Zellinneren zu einer Fermentation. Dadurch entsteht nur sehr wenig Energie und als Nebenprodukt Milchsäure. Dazu kommt es zum Beispiel in der Folge eines harten Trainings, wenn die Muskeln nicht genügend Sauerstoff erhalten. Die Milchsäurebildung lässt die Muskeln schmerzen, unsere Ausdauer sinkt, und wir hecheln, um dem Körper mehr Sauerstoff zuzuführen.

Tumorzellen brauchen die Mitochondrien nicht unbedingt zur Energieproduktion. Ob nun Sauerstoff vorhanden ist oder nicht, sie verbrauchen viel mehr Glukose als gesunde Zellen, um durch Fermentation Energie zu erzeugen, und das führt ebenfalls zur Milchsäurebildung, die ein sehr saures Milieu erzeugt und zum Tumorwachstum beizutragen scheint. Dieses Phänomen bildet die Grundlage der Warburg-Hypothese, benannt nach dem nobelpreisgekrönten Biochemiker Otto Warburg, der 1924 vermutete, dass Krebs aus Zellen mit einem gestörten Stoffwechsel entsteht. Dies zeigt sich in PET-Scans (Positronen-Emissions-Tomographie), die zur Entdeckung von Krebs verwendet werden können. Der Patient nimmt ein radioaktiv markiertes Glukosemolekül ein, das sich im Tumorgewebe anreichert, wo die Tumorzellen die Glukose wesentlich schneller verbrauchen als gesunde Zellen und dadurch im Scan sichtbar werden.

Anscheinend können Tumorzellen ihren eigenen Stoffwechsel umprogrammieren, um ihr schnelles Wachstum selbst unter Sauerstoffmangel aufrechtzuerhalten. Dies ist vielleicht ein Überlebensmechanismus, weil ihre gestörte Umgebung nicht genügend Sauerstoff und Glukose über die Blutgefäße liefern kann. Damit immer genügend Treibstoff vorrätig ist, erhöhen sie die Anzahl ihrer Glukosetransporter in der Zellmembran.

Eine andere Erklärung ist, dass Krebs eine Stoffwechselerkrankung ist, bei der sich die Art, wie sich die Zelle mit Treibstoff versorgt, aufgrund von Schäden an ihren Mitochondrien verändert und dass dieser veränderte Stoffwechsel die Zelle kanzerös werden lässt. Man nimmt an, dass die Zellen durch eine ungesunde Lebensweise mit übermäßigen Kalorien, zu viel Zucker und zu wenig Bewegung nicht genügend Sauerstoff erhalten und dass dadurch die Mitochondrien Schaden nehmen. Bei Sauerstoffmangel geben sie große Mengen an freien Radikalen ab, was zu einem Teufelskreis von Ereignissen führt, die die Zelle weiter beschädigen.

Man weiß noch nicht genau, warum sich Tumorzellen so verhalten, aber es gibt zwei Erklärungsansätze, die an die Frage nach dem Huhn und dem Ei erinnern. Ist es die Expression der krebsauslösenden Onkogene, die zur Zellmutation und einer gestörten Mikroumgebung führt? Oder ist es eine bereits gestörte Mikroumgebung, die als Katalysator eine potenziell kanzeröse Zelle bösartig wuchern lässt? Die Forschung konzentriert sich zunehmend auf die Mikroumgebung, und ich denke, wir können auch ohne abschließende Befunde davon ausgehen, dass unsere Ernährungs- und Lebensweise, Stress und allgemein das Lebensumfeld eine entscheidende Rolle bei der Frage spielen, wie krebsfeindlich unsere Mikroumgebung ist.

Das Interesse am Warburg-Effekt erwachte aufs Neue, als man entdeckte, dass das Antidiabetikum Metformin das Risiko und die Sterblichkeitsrate bestimmter Krebsformen senken kann. Metformin senkt den Blutzuckerspiegel, so dass man davon ausgehen kann, dass ein hoher Blutzuckerspiegel die perfekte Umgebung für einige Tumore bietet.

Freie Radikale

Freie Radikale sind Moleküle, deren Elektronenbindungen durch Umwelteinflüsse (Rauchen, Junkfood, Chemikalien, Giftstoffe, Stress), Entzündungen und natürliche chemische Prozesse im Körper wie die Zellalterung aus dem Gleichgewicht geraten sind. Sie belasten unsere Immunabwehr und schädigen Körpergewebe. Sie tragen vermutlich zur Alterung (durch Gewebeschäden) und zur Entstehung von Herzerkrankungen und Krebs (durch Interaktion mit der DNA) bei.

Nicht alle freien Radikale sind vermeidbar, und manche sind sogar notwendig, damit unsere Zellen ordnungsgemäß funktionieren, aber ein Zuviel ist schädlich. Die chemische Reaktion nennt man »Oxidation« und das Resultat »oxidativen Stress«. Indem wir »Antioxidantien« in der richtigen Menge aufnehmen, können wir diese Reaktion ausgleichen und den Schaden durch oxidativen Stress verringern. Antioxidantien sind wichtige Vitamine, Mineralien und sekundäre Pflanzenstoffe, die sich in vielen Früchten, Gemüsen und Getreiden finden.

Auch Chemo- und Strahlentherapie verursachen oxidativen Stress im Körper, der aber notwendig ist, um die Tumorzellen abzutöten. Dies ist einer der Gründe, aus denen wir zögern, Antioxidantien während der Therapie zu empfehlen (s. S. 122), weil sie die freien Radikale neutralisieren und die Therapie abschwächen können. Die Forschung zeigt allerdings mittlerweile, dass Antioxidantien aus der Nahrung wohl doch mehr nützen als schaden.

Entzündungen

Es gibt viele Krankheiten, die wir mit Entzündungen in Verbindung bringen, wie Arthritis, Kolitis, Mastitis (die Nachsilbe »-itis« steht für eine Entzündung), aber Krebs zählt für uns oftmals nicht dazu. Dabei steht eine chronische Entzündung im Zentrum vieler chronischer Erkrankungen. Das ist etwas anderes als die akute Entzündung als körperliche Reaktion auf eine Verletzung, wenn der Körper die Immunabwehr aktiviert, die zu vorübergehenden Schwellungen und Rötungen führt. Eine akute Entzündung ist überlebenswichtig und sollte abklingen, sobald die Gefahr gebannt ist. Wenn aber die Zellkommunikation durcheinandergerät und die Entzündung anhält, kann sie chronisch werden und langfristige Schäden verursachen. Ein Großteil dieser Schäden entsteht durch »Zytokine« genannte Proteine, die die Produktion von tumorfördernden Biochemikalien auslösen. Dies kann durch Beschädigung der DNA, Stimulation der Zellteilung und Hemmung des Zelltods (s. S. 24) erfolgen. Entzündungen führen auch zur »Angiogenese« (s. S. 31) und stören nachhaltig das Milieu in der Zelle. Unglückseligerweise bemerken wir hartnäckige Entzündungsprozesse im Körper häufig erst, wenn ihre Schäden sichtbar werden.

Darüber hinaus können Entzündungen auch zur »Kachexie« (Muskelschwund und Gewichtsverlust, s. S. 103) führen, weil sie den Appetit hemmen und den Stoffwechsel stören. Deshalb gehen Auszehrung und Krebsbefund oft Hand in Hand. Entzündungen müssen daher unbedingt bekämpft werden.

Verarbeitete Lebensmittel, vor allem solche mit hohem Gehalt an Zucker, ungesunden Fetten und Zusatzstoffen, können Entzündungen auslösen, während Gemüse, Obst und gesunde Fette sie lindern. Man nimmt an, dass dies an den säureinduzierenden Eigenschaften verarbeiteter Lebensmittel liegt, wohingegen Gemüse und Früchte alkalisierend, also »basisch«, wirken. Daraus folgt, dass wir dafür sorgen sollten, dass unser Gewebe alkalischer wird und so weniger zu Entzündungen neigt. Zudem fördert eine zuckerreiche Ernährung den vermehrten Ausstoß von Insulin, das unsere regulierenden Immunzellen daran hindert, Entzündungen wirksam zu bekämpfen.

Auch Körperfettzellen können Entzündungen auslösen, indem sie eine Reihe von reizenden Chemikalien ausstoßen und so das Tumorwachstum fördern. Das ist der Grund, weshalb Fettleibigkeit eine der häufigsten Krebsursachen ist und ein gesundes Gewicht als der erste Schritt in der Prävention gilt.

Der Krebs selbst erzeugt ein saures Milieu, das seinerseits Entzündungen verursacht. Dazu kommt, dass viele Krebstherapien ebenfalls Entzündungen auslösen und absterbende Tumorzellen die Azidität erhöhen und ihrerseits zu Entzündungen beitragen. Das macht eine an entzündungshemmenden Lebensmitteln reiche Ernährung während der Therapie so wichtig (s. Tabelle auf Seite 107).

Die Immunabwehr

Krebs ist bis zu einem gewissen Grad auch das Resultat einer gestörten Immunabwehr, die es nicht schafft, mutierte Zellen zu zerstören, wobei einige schnell wachsende Tumorzellen auch sehr geschickt darin werden, patrouillierende Leukozyten zu täuschen. Dessen ungeachtet kann eine starke Immunabwehr eine entscheidende Rolle bei der Eindämmung des Krebses spielen, was es umso bedauerlicher macht, dass so viele Aspekte unserer Lebensweise das Immunsystem beeinträchtigen. Wir können aber einiges tun, um unseren Abwehrkräften unter die Arme zu greifen.

Das Immunsystem nutzt zwar Entzündungen für seine Zwecke, aber wenn sich eine Entzündung im Körper festsetzt, leidet es darunter. Schwermetalle, Pestizide, ein hoher Zuckerkonsum, Alkoholexzess, ein außer Kontrolle geratener Blutzuckerspiegel, viele Toxine und Stress – sie alle können Entzündungen auslösen und die Zahl der Leukozyten (Immunzellen) verringern. Wollen wir unser Immunsystem stärken, müssen wir diese Auslöser eliminieren und ihm die Nährstoffe zuführen, die es benötigt.

Darmgesundheit

Wenn wir davon ausgehen, dass unser Immunsystem für die Bekämpfung von Krebs wichtig ist, müssen wir auch verstehen, dass dafür ein gesunder Darm entscheidend ist: 80 Prozent unseres Immunsystems sind in der Darmschleimhaut beheimatet. Hier setzen wir auch mit der Entgiftung an, denn dies ist der natürliche Weg, unerwünschte Stoffe aus dem Körper auszuscheiden. Wenn die Darmwand undicht wird (s. S. 89) und schädliche Moleküle in den Blutkreislauf gelangen, belasten sie die Immunabwehr und lenken sie von der Suche nach Tumorzellen ab. Ein auf diese Weise dauerhaft belastetes Immunsystem kann umso schneller versagen.

Hormone, Insulin und der insulinähnliche Wachstumsfaktor (IGF-1)

Manche Krebsarten, wie Brust-, Prostata- und Eierstockkrebs, werden von Östrogen, Progesteron, Testosteron und Androgenen gesteuert, aber auch sonst ist der Zusammenhang zwischen Krebs und Hormonen gut dokumentiert. Alle Zellen, auch Tumorzellen, besitzen Hormonrezeptoren, an denen Hormone andocken und das Zellverhalten einschließlich des Wachstums beeinflussen können. Hormone wie das Stresshormon Cortisol vermögen die Immunabwehr zu unterdrücken, während andere entzündungsauslösende Stoffe vermehren.

Insulin ist ein Hormon, und es gibt zahlreiche Hinweise darauf, dass es eine wichtige Rolle bei Tumorentstehung und -wachstum spielt. Wenn der Blutstrom mit Insulin überschwemmt wird, sucht dieses verzweifelt nach Zellen zum Andocken. Ein hoher Insulinspiegel kann durch ein Übermaß an einfachen Zuckern und raffinierten Kohlenhydraten im Essen hervorgerufen werden oder auch an einer Immunresistenz der Zellen liegen. Tumorzellen besitzen eine erhöhte Anzahl an Insulinrezeptoren, an denen das Hormon andocken und seine Glukosefracht in die Zellen entladen oder das Zellwachstum stimulieren kann. Insulin stimuliert die Freisetzung des insulinähnlichen Wachstumsfaktors (IGF-1), der das Zellverhalten reguliert und einen bedeutenden Einfluss auf das Wachstum von Tumorzellen zu haben scheint.

Anders als die meisten anderen Wachstumsfaktoren kommt IGF-1 in hohen Konzentrationen im Blut vor, wo er sich unter normalen Umständen mit einem Protein zu einem Komplex verbindet, der ihn neutralisiert. Nährstoffmangel, ungesunde Speisen, Übergewicht und ein zu hoher Insulinspiegel verringern die Konzentration dieses bindenden Proteins, was zu einer erhöhten Menge an freiem IGF-1 führt. Dies wiederum kann das Zellmilieu verändern und das Tumorrisiko erhöhen.

Zum Glück kann man über Ernährung und Lebensweise der schädlichen Wirkung von Hormonen gut entgegenwirken. Wenn Sie den Ratschlägen in diesem Buch folgen und Ihre Ernährung anpassen, sich mehr bewegen und auf Ihren Darm und Ihre Leber achten, können Sie sich selbst viel Gutes tun.

Angiogenese

Ein robustes Tumorwachstum braucht die Ausbildung eines Netzwerks aus Blutgefäßen, das die Tumorzellen mit Sauerstoff und Nährstoffen versorgt. Tumorzellen sind auch dabei sehr clever und umgehen alle möglichen Hindernisse. Normale Zellen sterben, wenn der Sauerstoff knapp ist, aber Tumorzellen funktionieren einfach weiter.

Mit hohem Stress, Sauerstoffmangel und Genmutationen konfrontierte Tumorzellen beginnen damit, einen Stoff namens Hypoxie-induzierter Faktor (HIF-1) zu produzieren. Dieser stimuliert eine Zunahme der Glukosetransporter auf der Zelloberfläche, so dass die Zellen mehr Glukose verwerten können. Darüber hinaus steuert er die Produktion weiterer Stoffe, beispielsweise des Wachstumsfaktors VEGF, der die Entstehung eines eher unorganisierten Netzwerks aus Blutgefäßen fördert, das den Tumor nährt und wachsen lässt. Diese Neubildung von Blutgefäßen nennt man Angiogenese. Sie lässt sich zwar mit Medikamenten bekämpfen, aber es gibt auch Lebensmittel wie Grüntee und Pilze, die die Angiogenese offenbar hemmen können (siehe die folgende Tabelle).

Die Zufuhr von Sauerstoff zu Tumorzellen kann helfen, sie in Schach zu halten und die Bildung von Gefäßnetzwerken einzuschränken. Bewegung und manche Nährstoffe können den Sauerstoffgehalt des Bluts ebenso erhöhen wie die hyperbare Sauerstofftherapie (s. S. 130).

Metastase

Bei der sehr ineffizienten Metastasierung lösen sich Tumorzellen vom Primärtumor und werden von Lymphe und Blut durch den Körper transportiert. In diesem Moment sind sie äußerst verwundbar für Angriffe des Immunsystems, die sie oft nicht überleben. Die überlebenden Zellen sammeln sich in Bereichen mit träger Durchblutung, wie Leber und Lunge, und können Tochtergeschwülste bilden. Daraus folgt, dass man mit einem stärkeren Blut- und Lymphkreislauf gegen Metastasen vorgehen kann. Ich bin davon überzeugt, dass man beide Kreisläufe durch Sport, Bürstenmassage (s. S. 132) und immununterstützende Lebensmittel (siehe folgende Tabelle) stärken kann.

Krebsmerkmale und therapeutische Lebensmittel

Krebsmerkmal	Lebensmittel & Lebensweise	Wirkung
Genetische Instabilität	Ernährung mit niedriger glykämischer Last (s. S. 79)	Senkt die Insulinausschüttung und lindert Entzündungen
	Entzündungshemmende Speisen: Leinsamen, Kürbiskerne, Hanfsamen, Walnüsse, Fettfisch, Beeren, Kurkuma	Entzündungshemmende Wirkung
	Bohnen, Naturreis und Sesamsamen enthalten Phytinsäure (IP6)	IP6 erhöht die Aktivität der Tumorsuppressorgene
	Budwig-Diät (s. S. 117)	Reichert Zellen mit Sauerstoff an, stärkt die Zellfunktion
Unausgeglichenes, chaotisches Milieu (Mikroumgebung)	Entzündungshemmende Speisen, vor allem Kurkuma	Entzündungshemmende Wirkung
	Überwiegend pflanzliche Ernährung	Alkalisierung
	Sport, Trampolinspringen, Trockenbürstenmassage (s. S. 132)	Erhöht das Sauerstoffniveau im Blut. Hilft Blutkreislauf und Lymphsystem beim Ausscheiden toxischer Abfallstoffe.
Proliferation von Tumorstammzellen	Polyphenole: Grüntee, Kreuzblütler, Kurkuma, Fettfisch, Carotinoide, Soja	Hemmen die Zellerneuerung von Tumorstammzellen
	Eier, Fisch, Geflügel, grünes Blattgemüse	Cholin hemmt Tumorstammzellen in der Zellkultur
	Quercetin: Zwiebeln, Äpfel, Kapern, Cranberrys, Pflaumen, Heidelbeeren, Kirschen, rote Blattsalate, Grünkohl, grüner Spargel	Hemmt im Zusammenspiel mit Grüntee die Selbsterneuerungskräfte von Prostata-Tumorstammzellen
Ausbleiben der Apoptose (programmierter Zelltod)	Kurkuma, Safran, Grüntee, Beeren (Ellagsäure und Resveratrol), Kreuzblütler, Ingwer, Ananas (Bromelain), Äpfel (Pektin), Tomaten, Bohnen und Linsen, Pilze, Naturreis, Sesamsamen	Verlangsamen das Tumorwachstum durch Förderung der Apoptose kranker Zellen
	Kalorienarme / ketogene Diät	Hungert die Zellen aus
Geschädigte Mitochondrien	Kalorienarme Ernährung	Löst Autophagie (zellinterne Reinigung) aus
	Ausgewogene Ernährung: Proteine, gesunde Fette und Kohlenhydrate, Kurkuma	Beschleunigt die Mitochondrienproduktion
	Sport, Budwig-Diät (s. S. 117)	Regt die Mitochondrienproduktion an
	Reduzierte Aufnahme von Toxinen	
	Kreuzblütler, Ellagsäure, Grüntee	Unterstützen die Entgiftung

Krebsmerkmale und therapeutische Lebensmittel

Krebsmerkmal	Lebensmittel & Lebensweise	Wirkung
Zellatmung und Warburg-Effekt	Ernährung mit niedriger glykämischer Last, ketogene Diät (s. S. 79, 114)	Drosselt die Glukosezufuhr der Tumorzellen
	Sport, Budwig-Diät (s. S. 117)	Versorgt Zellen mit Sauerstoff
Freie Radikale und oxidativer Stress	Ernährung mit reichlich sekundären Pflanzenstoffen	Antioxidantien gegen freie Radikale
	Verstärkte Entgiftung, Bio-Lebensmittel	Mehr sekundäre Pflanzenstoffe und weniger Giftstoffe
Entzündung	Entzündungshemmende Lebensmittel, insbesondere Kurkuma, Omega-3-Fettsäuren, Ingwer, Ananas (Bromelain), Zwiebeln	
	Weniger Zucker und Transfette, Ernährung mit niedriger glykämischer Last	Senkt die Aufnahme entzündungsauslösender Stoffe
	Vermeidung von Giftstoffen	
	Gewichtskontrolle	
Immunabwehr	Pilze (Beta-Glukane)	Erhöhen die Anzahl der weißen Blutzellen, vor allem der Makrophagen, die Tumorzellen fressen
	Viel Vitamin A, B, C, D, E, Folsäure, Zink, Eisen und Selen	Liefern Antioxidantien, unterstützen die Leber, reichern das Blut mit Sauerstoff an, hemmen Entzündungen
Darmgesundheit	Prä- und Probiotika	Fördern gesunde Darmbakterien
	Kurkuma	Nährt und heilt die Darmflora
	Vitamin A	Hemmt Entzündungen
Hormone	Phytoöstrogene, vor allem Leinsamen, Soja, Sesamsamen, Alfalfasprossen, Haferflocken, Gerste, Bockshornkleesamen, Bohnen und Linsen	Dämpfen die Wirkung stärkerer Hormone. Milde Östrogenwirkung, die das Risiko hormonbedingter Krebserkrankungen senkt.
	Gewichtskontrolle	Reduzierung der Östrogenwirkung von Fettzellen
	Quercetin-haltige Lebensmittel (siehe oben)	Können Brustkrebszellen hemmen
Insulin und IGF-1	Ernährung mit niedriger glykämischer Last (s. S. 79)	Reduzierung und Kontrolle des Glukosespiegels
	Gewürze: Zimt, Bockshornkleesamen, Ingwer	Langsame Freisetzung von Glukose, erhöhte Insulinempfindlichkeit
	Reduzierung oder Meidung von Milchprodukten	Reduzierte Aufnahme von IGF-1
	Gewichtskontrolle	

Krebsmerkmale und therapeutische Lebensmittel		
Krebsmerkmal	**Lebensmittel & Lebensweise**	**Wirkung**
Angiogenese	Polyphenole, vor allem Grüntee, Pilze, Lakritz, Kräuter, Gewürze (insbesondere Kurkuma)	Wirken entzündungshemmend
Metastasen	Lebensmittel, die die Immunabwehr unterstützen	Bekämpfen frei kursierende Tumorzellen
	Sport, Trampolinspringen, Trockenbürstenmassage (s. S. 132)	Fördert die Durchblutung. Tumorzellen sammeln sich in Bereichen mit träger Durchblutung, wie Lunge, Leber, Gehirn.

Standard-Therapien

Fassen wir kurz die Standardprozeduren und -therapien zusammen, die auf eine Krebsdiagnose folgen können. Sie sollten sich auf jeden Fall umfassend informieren. Manchmal will der Arzt den Krebs zunächst genau beobachten, ohne direkt eine Behandlung einzuleiten. Das ist dann genau der richtige Zeitpunkt, alles zu unternehmen, um die Tumorzellen an einer Vermehrung zu hindern.

Biopsie

Bei einer Biopsie entnimmt man einige Zellen für eine eingehende Untersuchung. Nur so können die Ärzte eine definitive Diagnose erstellen, allerdings haben viele Patienten Angst, dass der Eingriff Tumorzellen im Körper freisetzt. Das ist eher unwahrscheinlich, aber Sie können auf jeden Fall Ihre Immunabwehr durch Ihre Ernährung stärken, damit sie alle frei treibenden Tumorzellen rechtzeitig entdeckt.

Chirurgie

Manchmal ist zur Diagnose ein operativer Eingriff notwendig, aber meistens operiert man erst, wenn man Tumore und umgebendes Gewebe entfernen will.

Chemotherapie

Darunter versteht man die Bekämpfung des Krebses mit Chemikalien, die meist intravenös, gelegentlich aber auch oral verabreicht werden, je nachdem, ob sie über den Darm aufgenommen werden oder nicht. Die Medikamente zerstören sowohl kranke als auch gesunde Zellen, aber sobald sie abgesetzt werden, lassen die akuten Symptome nach, während der Körper die zerstörten gesunden Zellen ersetzt. Die Chemotherapie greift vor allem die schnell wachsenden Zellen wie die der Haarfollikel und der Darmwand an.

Strahlentherapie

Bei der Strahlen- oder Radiotherapie wird energiereiche Strahlung gezielt auf einen Tumor oder das Tumorbett gerichtet, wenn der Tumor bereits chirurgisch entfernt wurde. Normalerweise bestrahlt man täglich in kleineren Dosen (»Fraktionierung«), so dass das gesunde Gewebe Zeit bekommt, sich zwischen den Dosen zu regenerieren. Allerdings sind die Nebenwirkungen kumulativ und machen sich deshalb gegen Ende der Behandlungsstrecke am stärksten bemerkbar. Zudem können sie noch über ein paar Wochen nach Therapieabschluss weiter zunehmen. Moderne Therapien, wie konformale oder volumenmoderierte Strahlentherapie (VMAT), wirken heute dank Computerunterstützung sehr zielgerichtet, so dass der Tumor die maximale Strahlendosis erhält, während das gesunde Gewebe geschont wird.

Sie müssen Ihren Onkologen unbedingt über alle alternativmedizinischen Behandlungsmethoden informieren, die Auswirkung auf den Tumor im Verhältnis zur Wirkung auf gesundes Gewebe haben können. Manche dieser Behandlungen lassen den Körper empfindlicher auf Strahlung reagieren, das muss mit eingeplant werden.

Biopharmazeutika und gezielte Therapie

Heute untersucht man zunehmend gezielt wirkende Biopharmazeutika, die Gene und ihre Proteine sowie weitere Faktoren ansprechen und eine maßgeschneiderte Behandlung des Zellwachstums ermöglichen können. Unter anderem können sie: die Angiogenese hemmen (s. S. 31); bestimmte chemische Botschaften in der Tumorzelle blockieren; als Impfstoff wirken, der es dem Immunsystem erlaubt, Tumorzellen zu erkennen und zu zerstören; und die Form monoklonaler Antikörper annehmen, die Proteine auf der Zellmembran angreifen und so eine Immunreaktion auslösen oder einen chemischen oder radioaktiven Wirkstoff an die Zelle bringen können.

Hormontherapie

Hormontherapien dienen zur Behandlung hormonbedingter Krebsformen wie Prostata- oder Brustkrebs. Sie blockieren entweder die Produktion oder die Wirkung von Testosteron oder Östrogen und werden entweder vor einem Eingriff zur Verkleinerung des Tumors oder (in den meisten Fällen) hinterher als Erhaltungstherapie verabreicht.

Weitere Informationen

Korrekte wissenschaftliche Informationen sind oftmals schwierig zu finden, schwer zugänglich und nicht immer einfach zu verstehen. Wenn Sie sich aber gezielt informieren möchten, bieten manche englischsprachigen Fachzeitschriften verbilligten Zugang zu ihren Heftarchiven für Krebspatienten an. Diverse Suchmaschinen im Internet ermöglichen zudem den Zugriff auf medizinische Fachpublikationen, allerdings auch meist in englischer Sprache. Nicht zuletzt ermöglichen es die Webseiten des Deutschen Krebsinformationszentrums, mit seinem Krebsinformationsdienst, Livivo und Medline, Patienten, sich gezielt zu informieren.

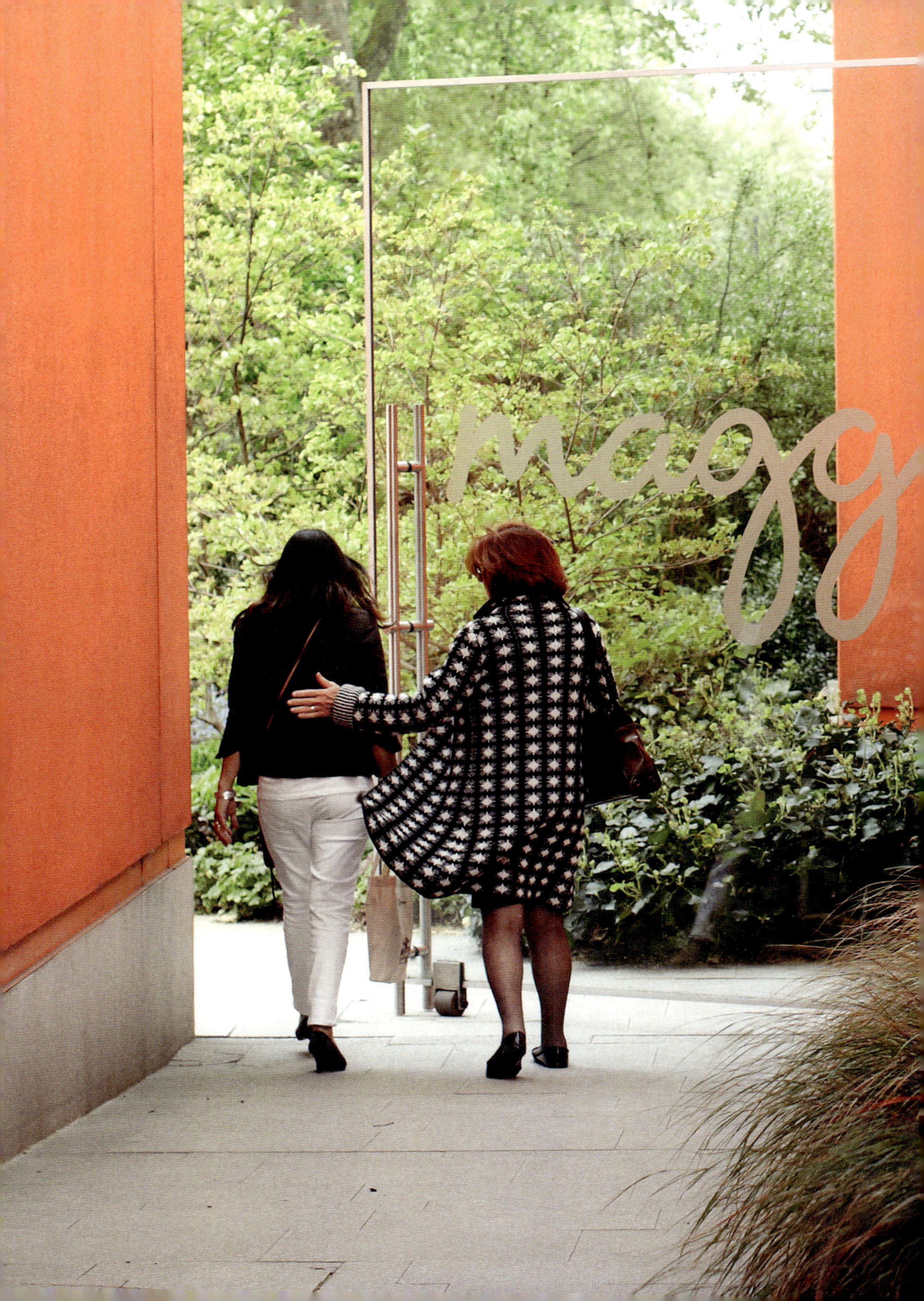

3 Den Körper gesund ernähren

Anders als bei meinen frühen Seminaren bei Maggie's stelle ich inzwischen fest, dass die meisten Menschen sich heute nach einer Krebsdiagnose Gedanken über ihre Ernährung machen. Heute ist der Stand der Forschung ein völlig anderer, es gibt viele Informationen zum Thema, und diverse Organisationen befassen sich damit. Die Website des World Cancer Research Fund ist vollgepackt mit Informationen zu Ernährung, Lebensweise und Krebs und bietet zahlreiche Links zur neuesten Forschung (in englischer Sprache).

Patienten beklagen oft, dass ihr Onkologe die Idee, dass Ernährung eine wichtige Rolle spielt, einfach abtut. Das liegt vor allem daran, dass dieser Bereich in der medizinischen Ausbildung kaum vorkommt. Aber es ändert sich etwas, und inzwischen gibt es viele Ärzte, die ihre Patienten dazu ermuntern, sich in Sachen Ernährung beraten zu lassen. Auf Seite 122 stellen wir Ihnen auch Dr. Robert Thomas und seine Forschung zur Nahrungsergänzung Pomi-T vor. Er ist ein Verfechter des Ansatzes, dass Ernährungs- und Lebensweise einen großen Einfluss auf den Krankheitsverlauf haben. Natürlich gibt es auch in vielen Krankenhäusern Ernährungsberater, die sich allerdings eher auf akute Hilfe bei speziellen ernährungsbedingten Problemen

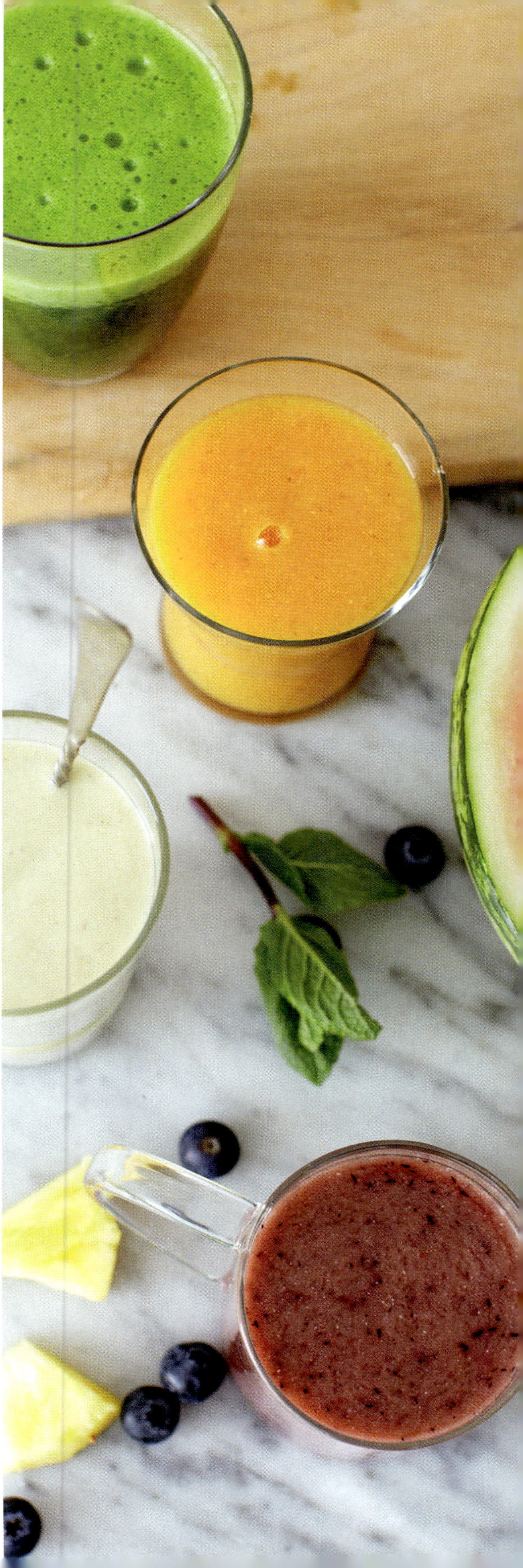

beziehen. Unabhängigen Rat zu Ernährung und Krebs bieten eher Organisationen wie die Maggie's Centres oder in Deutschland die Deutsche Krebshilfe.

Dieses Buch möchte Ihnen das nötige Wissen vermitteln, damit Sie Ihr Leben und Ihre Ernährung gezielt umstellen können. Für einen auf Ihre individuellen Bedürfnisse zugeschnittenen Ernährungsplan sollten Sie einen Experten wie einen Ernährungsberater konsultieren, der Erfahrung in der Onkologie hat. Ernährungstherapeuten betrachten jeden Patienten individuell und empfehlen auf den Einzelnen zugeschnittene Pläne für Ernährung und Lebensweise, statt vorgefertigte Standardprogramme weiterzugeben.

Seriöse Spezialisten werden Ihnen niemals eine Ernährungsumstellung als Ersatz für eine medizinische Behandlung empfehlen und arbeiten häufig mit Ärzten und medizinischen Einrichtungen zusammen, damit Sie ein festes therapeutisches Team haben. Informieren Sie sich am besten bei der Deutschen Krebshilfe oder auch dem Verband der Ökotrophologen (Links im Anhang).

Nährstofftests

Wenn Sie glauben, sich nicht ausreichend gesund ernährt zu haben, können Sie Ihren Onkologen oder Hausarzt bitten, Ihre Nährstoffversorgung zu testen. Private Labore bieten umfassende Tests an, die aber meist nicht von den Krankenkassen übernommen werden, wie etwa die Überprüfung der Zellfunktionen, des Hormonspiegels und der Darmfunktion. Diese können teuer werden. Ein Ernährungstherapeut oder Ernährungsmediziner betrachtet den gesamten Menschen und kann bei einer Krebserkrankung einige dieser Tests unter Umständen anordnen. Idealerweise erfasst man den Nährstoffstatus sowie andere Werte zum Zeitpunkt der Diagnose, denn ein holistisch arbeitender Therapeut kann anhand der Ergebnisse alle Körpersysteme betrachten und nach möglichen Ursachen für die Erkrankung suchen. Erst nach einer solch gründlichen Untersuchung sollten hochdosierte Vitamin- oder Mineralpräparate in Betracht gezogen werden. Stehen Labortests nicht zur Verfügung, kann auch ein gut geführtes Ernährungstagebuch hilfreiche Informationen liefern und zusammen mit der Betrachtung bestimmter Symptome Hinweise auf mögliche Defizite geben.

Ein wichtiger Test ist der des Vitamin-D-Spiegels (s. S. 66), da dieses Vitamin anscheinend auf unterschiedliche Weise gegen Krebs hilft und ein Großteil der Westeuropäer offensichtlich an Vitamin-D-Mangel leidet. Viele Hausärzte und Onkologen verschreiben daher solche Tests und bei Bedarf auch die notwendigen Nahrungsergänzungen.

Ernährungsberatung

Die meisten Studien deuten darauf hin, dass eine Ernährung auf pflanzlicher Basis nach mediterranem Vorbild am gesündesten ist. Sie beinhaltet vor allem Gemüse, Obst, Hülsenfrüchte, Olivenöl, Nüsse und Samen sowie einige hochwertige tierische Produkte. Daneben gibt es aber verwirrend viele Spezialdiäten, die als Anti-Krebs-Diäten angepriesen werden. Einige davon stellen wir in Kapitel 5 vor. Zusammenfassend lässt sich aber sagen, dass keine dieser Diäten für sich genommen Krebs heilen kann, auch wenn einige von ihnen bei manchen Menschen positive Effekte erzielt haben.

Wenn Sie sich näher mit ihnen befassen, stellen Sie schnell fest, dass viele dieser Diäten einander widersprechen. Die Entscheidung, einer bestimmten Ernährungsweise zu folgen, bleibt jedem selbst überlassen, und jeder muss für sich entscheiden, womit er am besten zurechtkommt. Viele dieser Spezialdiäten sind ohne Hilfe schwer einzuhalten. Daher entscheiden sich manche, nur den Teil davon zu übernehmen, der ihnen am sinnvollsten erscheint.

Wenn Sie sich für eine spezielle Diät entscheiden, sollten Sie aber immer darauf achten, ausreichend mit allen notwendigen Nährstoffen versorgt zu sein und kein Gewicht zu verlieren, es sei denn, das ist Ihr Ziel. Es mag sein, dass eine Spezialdiät Ihnen hilft und Energie verleiht. Wenn Sie sich aber unwohl fühlen, setzen Sie sie besser ab! Der wichtigste Rat ist, auf den eigenen Körper zu hören und ein Gefühl dafür zu entwickeln, was ihm hilft. Führen Sie ein Ernährungs- und Symptomtagebuch (s. S. 280) und lassen Sie sich bei Bedarf von einem Ernährungsprofi beraten.

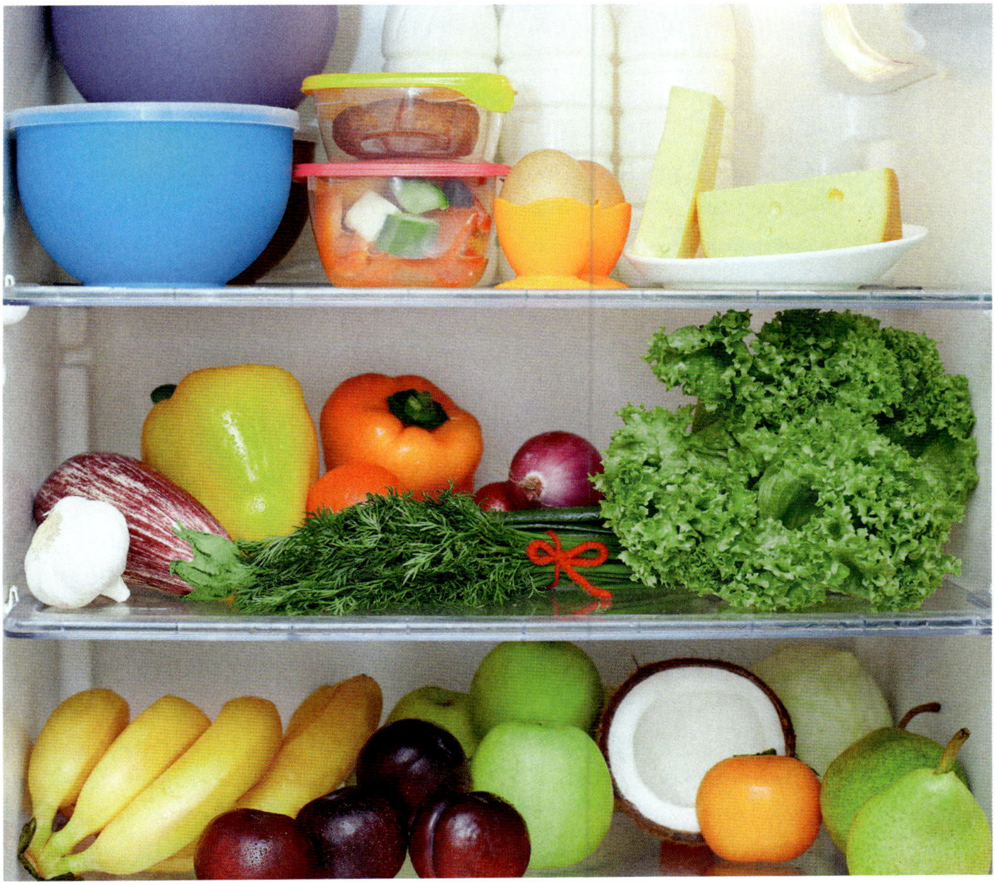

Schnellübersicht: So können Sie sich auf die Therapie vorbereiten

- Legen Sie ein Notizbuch an, in dem Sie alle Informationen, Gefühle, Emotionen und Symptome sowie Fragen, die Sie stellen wollen, festhalten. Bewahren Sie es im selben Ordner auf wie Ihre medizinischen Unterlagen und Testergebnisse.
- Informieren Sie sich zum Thema Ernährung. Sehen Sie Küchenschränke und Kühlschrank kritisch durch und räumen Sie alles aus der Liste »Das gehört aus der Küche verbannt« (s. S. 146) fort.
- Legen Sie ein Ernährungstagebuch an – es hilft bei der Umstellung auf eine gesunde Ernährung (s. S. 280).
- Legen Sie eine Einkaufsliste für Gesundes an (siehe »Das gehört in Küchenschränke und Kühlschrank«, s. S. 144). Online-Shopping kann das Leben besonders dann erleichtern, wenn man wenig Energie oder Angst hat, beim Einkaufen im Supermarkt den Verlockungen ungesunder Dinge zu verfallen.
- Füllen Sie Ihre Küchenschränke mit gesunden Vorräten, die sich einfach zu nährstoffreichen Gerichten und Snacks verarbeiten lassen. Wer immer eine doppelte Portion kocht, wenn er genügend Energie zum Kochen hat, und die zweite einfriert, hat bald einen guten Vorrat an selbstgekochten Gerichten für die Zeiten im Haus, in denen er sich zu schlapp fühlt. Bedenken Sie, dass sich einige Behandlungen auf Ihren Geschmackssinn auswirken können.
- Schränken Sie Ihren Alkoholgenuss weitgehend oder komplett ein (s. S. 88).
- Trinken Sie viel Wasser.
- Lassen Sie sich von einem Ernährungs- oder Krebsexperten in Sachen Ernährung und stärkende Nahrungsergänzungen beraten und mit allem Nötigen versorgen. Er kann Sie bei der Umstellung unterstützen und motivieren.
- Suchen Sie sich Hilfe, wenn Ihnen die Eliminierung hartnäckiger Gewohnheiten wie Rauchen, Alkoholkonsum, Bewegungsmangel etc. besonders schwerfällt. Manche Menschen sind ausreichend motiviert, ihr Leben völlig umzukrempeln, andere haben das Gefühl, dies sei nicht die richtige Zeit für große Umwälzungen. Wenn Letzteres auf Sie zutrifft, kann es schon helfen, sich auf eine Umstellung vorzubereiten (s. S. 139) und mit kleinen Schritten zu beginnen.

Stärken Sie Ihr Immunsystem

- Ernähren Sie sich nährstoffreich.
- Ziehen Sie immunstärkende Nahrungsergänzungen in Betracht (s. S. 120).
- Betrachten Sie einmal ehrlich Ihr Stressniveau. Natürlich verursacht allein schon die Krebsdiagnose Stress,

aber hier geht es um Dinge, die Sie langfristig unter Druck setzen oder unglücklich machen. Suchen Sie nach Lösungsansätzen.

- Erlernen Sie Entspannungs- und Atemtechniken (s. »Achtsamkeit«, S. 132).
- Versuchen Sie, täglich eine Bewegungseinheit, wie etwa einen Spaziergang, so in Ihren Alltag einzubauen, dass Sie den Rhythmus auch während der Behandlung beibehalten können. Bewegung kann Angst und Depressionen lindern und bereitet Sie auch körperlich auf die Behandlung vor (s. S. 100).
- Sorgen Sie für ausreichenden Schlaf. Unser Körper benutzt den Schlaf zur Regeneration und Selbstheilung. Durchschnittlich benötigt der Mensch 7–8 Stunden Schlaf pro Nacht. Schlafen Sie nicht vor dem Fernseher ein und benutzen Sie vor dem Schlafengehen nicht den Computer, elektronische Geräte sind für den Schlaf nicht förderlich. Am besten erlaubt man sich eine Stunde Erholung vor dem Schlafengehen.

Schaffen Sie sich ein Unterstützer-Netzwerk

- Freunde und Familie können in dieser Zeit eine immense Hilfe sein. Gut gemeinte Ratschläge und Unterstützung können einen aber auch aus der Bahn werfen. Ohne Zweifel werden viele Menschen Ihnen raten wollen. Teilweise sind solche Ratschläge hilfreich, teilweise verwirren sie aber auch nur, und man fühlt sich machtlos. Besonders die Themen Ernährung, Nahrungsergänzungen und Lebensweise laden dazu ein: Jeder scheint etwas gelesen zu haben, was man essen, einnehmen oder tun sollte, was in dieser Phase schlicht zu viel an Information sein kann.
- Beziehen Sie Freunde und Familie so ein, wie es Ihnen am besten hilft. Sei es, dass Sie Ihre Gedanken und Gefühle mit ihnen besprechen möchten oder einfach nur häufig – oder auch keinen – Besuch wünschen. Teilen Sie Ihre Wünsche mit. So kann es sinnvoll sein, sich regelmäßig mit guten Sachen bekochen zu lassen. Die meisten Menschen möchten wirklich konstruktiv helfen und sind dankbar für konkrete Hinweise. Die Menschen, die einem am nächsten stehen, sind häufig völlig hilflos und wissen nicht, was sie sagen oder tun können.
- Versuchen Sie, einen Plan zu erarbeiten, wer Sie zum Krankenhaus bringt und – falls nötig – bei Ihnen bleibt.
- In vielen Krankenhäusern gibt es Beratungs- und Hilfsangebote, wie etwa die Vermittlung von Selbsthilfegruppen. Beratung bieten beispielsweise der soziale Dienst der Krankenhäuser und die Krankenhausseelsorge.
- Nehmen Sie Kontakt zu regionalen Hilfsorganisationen auf.
- Auch der Glaube kann in dieser Zeit sehr hilfreich sein.

Das Richtige essen

Eine gesunde Ernährung beginnt mit der Auswahl der richtigen Lebensmittel, und das bedeutet frische Nahrung. Wir alle haben die Möglichkeit, uns gesund zu ernähren. Es mag etwas mehr Zeit kosten, als ein Fertiggericht zu kaufen, aber hier geht es schließlich um die Gesundheit. Oftmals müssen vorrangig Gewohnheiten und Einstellungen verändert werden (s. S. 138).

Ein Großteil der in Supermärkten und Geschäften angebotenen Lebensmittel ist stark verarbeitet und steckt voller Zusatzstoffe und Zucker. Nur wenn wir diese billigen Lebensmittel konsequent meiden, werden die Hersteller etwas ändern müssen. Glücklicherweise gibt es bereits weltweit Initiativen, um die Praktiken der Agrar- und Lebensmittelindustrie zu verändern, aber es ist noch ein weiter Weg. Unterstützen Sie mit Ihren Kaufentscheidungen die Produzenten natürlicher, ökologischer Produkte, um unser aller Gesundheit jetzt und in Zukunft zu schützen. Betrachten Sie die Etiketten auf Lebensmitteln kritisch und setzen Sie sich für Transparenz ein, damit wir alle in Zukunft wissen, was wir essen. Zu wissen, was man isst und wo es herkommt, kann zum Genuss beitragen. Verarbeitete Nahrung aus der Fabrik mit einer armlangen Liste an Inhaltsstoffen kann nicht gut sein, selbst wenn sie einem gut schmeckt.

Tatsächlich geben wir heute wesentlich weniger Geld für Essen aus als früher (rund 12 Prozent des Haushaltseinkommens gegenüber fast 30 Prozent in den 1950er Jahren). Wir sollten dem Essen also wieder einen höheren Stellenwert einräumen. Billiges Essen wird nun einmal aus billigen Zutaten hergestellt, die mit Zusatzstoffen wie Salz, Zucker und ungesunden Fetten aufgehübscht werden müssen. Der Anstieg chronischer Erkrankungen wie Übergewicht scheint mit dem steigenden Verzehr billiger, mit chemischen Zusätzen hergestellter Lebensmittel Hand in Hand gegangen zu sein.

Bio-Produkte werden häufig als »saubere« Nahrung bezeichnet und sind bestimmt ideal, aber oftmals recht teuer und auch nicht überall erhältlich. Viele Menschen sind zudem skeptisch, inwieweit sie dem Etikett »Bio« trauen können. Doch es gibt Möglichkeiten, die Herkunft zu überprüfen (s. S. 73).

Wenn man sich gesund ernähren will, ist es überaus hilfreich, wenn man gern kocht. Die Rezepte in diesem Buch sind so angelegt, dass Ihnen auch als Anfänger mit wenigen Zutaten und minimalem Aufwand leckere Gerichte gelingen und Sie schnell an Erfahrung und Selbstsicherheit gewinnen. Gesundes Essen muss nicht kompliziert und aufwendig sein. Die wichtigste Voraussetzung ist, die richtigen Dinge im Vorratsschrank zu haben und kein Junkfood, das einen verführen könnte. Schlicht gesagt: Was nicht da ist, kann man auch nicht essen. Wir bieten Ihnen jeweils eine Liste der Dinge, die Sie im Haus haben sollten und auf die Sie verzichten sollten (s. S. 144–146). Wenn Sie ausgehen, wird es schwieriger. Da gilt es, sich zurückzuhalten.

Wann immer möglich, sollten Sie auf fertig verpackte Speisen verzichten, auch wenn das einfacher gesagt ist als getan. Achten Sie zu Hause außerdem darauf, fettige Lebensmittel möglichst nicht in Frischhaltefolie einzupacken, da das Fett Toxine, Weichmacher und Östrogene aus der Folie aufnehmen kann (s. S. 92). Lagern Sie das Essen besser in Glasbehältern.

Ebenso sollten Sie es vermeiden, Lebensmittel in Kunststoffbehältern oder mit Frischhaltefolie abgedeckt in der Mikrowelle zu erhitzen. Füllen Sie auch Fertiggerichte vor dem Erhitzen in der Mikrowelle in Glas- oder Porzellangeschirr um und decken Sie es mit einem Teller ab. Die hohen Temperaturen, die Mikrowellen erzeugen, können Chemikalien aus Kunststoffen lösen, die dann ins Essen gelangen. Studien haben im Urin von Menschen, die viel abgepackte Nahrung essen, große Mengen an Chemikalien aus Kunststoffen gefunden, die nach einer Umstellung auf unverpackte Nahrung deutlich abnahmen.

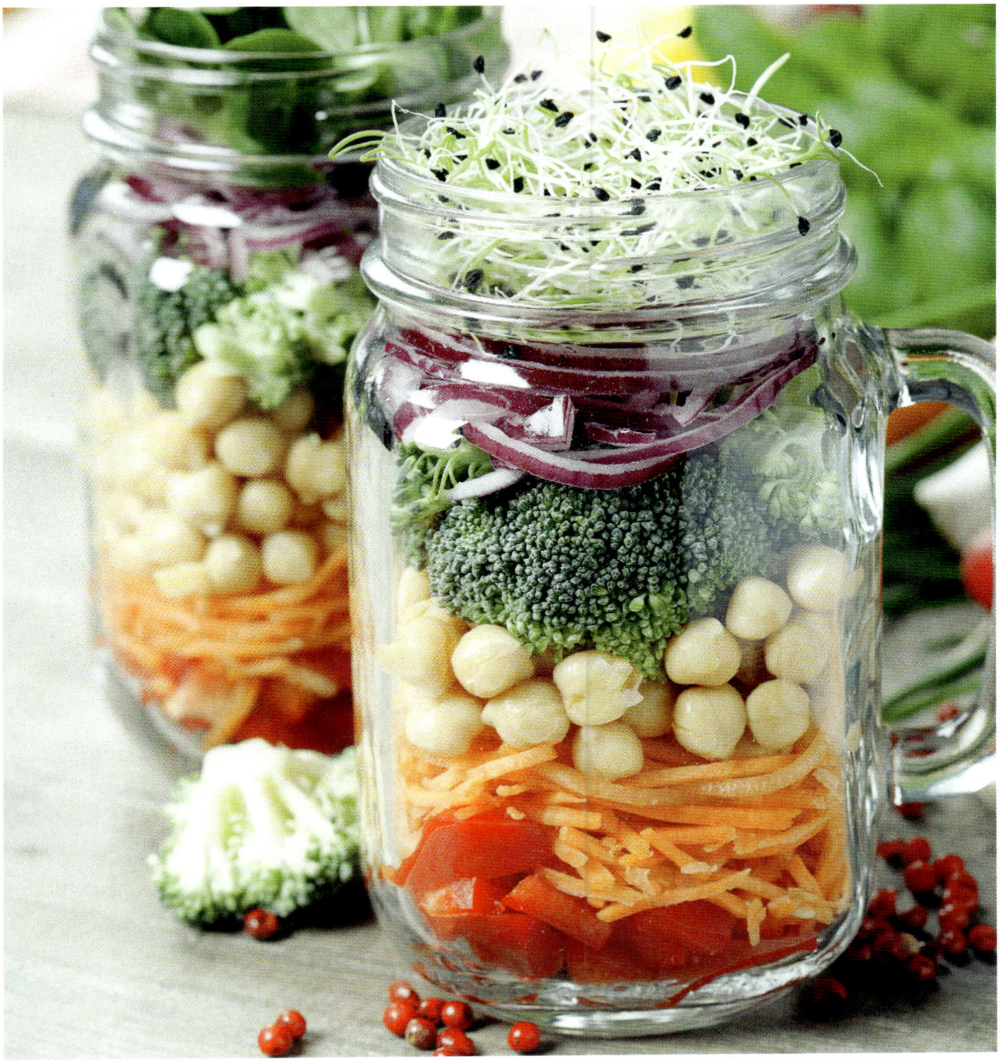

Gesund leben und gesund essen mit kleinem Budget

- Häufiges – falls möglich sogar tägliches – Einkaufen kann Geld sparen, da man die aktuellen Angebote ablaufender Frischwaren nutzen kann.
- Nutzen Sie das preiswertere Wurzelgemüse, kochen Sie Suppen daraus, die Sie portionsweise für ein praktisches Mittag- oder Abendessen einfrieren.
- Meiden Sie teure Dinge wie schicke, industriell verarbeitete Trend-Cerealien und Alkohol.
- Verzichten Sie auf ungesunde Snacks wie Chips, Kekse, Kuchen und Gebäck. Der Körper braucht sie nicht, sie sind teuer, und es ist nicht schwer, sie durch gesunde Alternativen zu ersetzen.
- Sparen Sie Geld, indem Sie stärker auf pflanzliche Nahrung setzen. Bohnen und Linsen sind preiswert und können ein Fleischgericht auffüllen, wie etwa ein Chili con Carne mit weniger Fleisch und mehr Bohnen.
- Setzen Sie besonders bei tierischen Produkten auf Qualität statt Quantität. Für eine ausreichende Proteinversorgung (s. S. 46) brauchen wir nicht viel Fleisch. Betrachten Sie es nur als eine mögliche Beilage zum Gemüse.
- Fragen Sie Ihren örtlichen Metzger nach preiswerteren Stücken. Sie müssen meist länger garen, um zart zu werden, aber langsam gegarte Eintöpfe sind sowieso gesünder (s. »Garmethoden«, S. 99).
- Kaufen Sie beim Metzger preiswerte Knochen und kochen Sie daraus eine vielseitig nutzbare Brühe (s. S. 266).
- Sprechen Sie Ihren Fischhändler auf Karkassen an. Mit etwas Glück sind Filettierreste preiswert zu haben. Daraus lassen sich köstliche Brühen und Suppen kochen (s. S. 266).
- Kaufen Sie direkt beim Produzenten, wie etwa in Hofläden oder bei Gemüsekistenlieferanten.
- Auch im Internet sind teilweise gute Angebote zu finden, und man entgeht so den ungesunden Verführungen, die in den Gängen der Supermärkte lauern.
- Verschwenden Sie keine Lebensmittel: Planen Sie voraus und nutzen Sie Reste.
- Nutzen Sie alles, was Sie kaufen. Verarbeiten Sie überschüssiges Gemüse zu Brühen, Suppen oder Smoothies – der Rezeptteil bietet viele Anregungen. Nutzen Sie zum Beispiel den dicken Strunk des Brokkoli für eine Suppe und das dunkle Grün von Lauch und Frühlingszwiebeln für Suppen oder Brühen.
- Man muss zum Kochen nicht das teure native Olivenöl extra nehmen. Dafür eignen sich auch preiswerte Sorten, das kaltgepresste Öl sollte Salatdressings vorbehalten bleiben.
- Die meisten von uns essen mehr als nötig. Sparen Sie Geld und überschüssiges Gewicht ein, indem Sie weniger essen.
- Frieren Sie Reste ein. So haben Sie eine schnelle Mahlzeit, wenn die Zeit mal knapp ist. Beschriften Sie die Behälter deutlich mit Inhalt und Datum, denn Eingefrorenes ist oft schwer zu erkennen.
- Essig und Speisenatron sind preiswerte Alternativen zu vielen Putzmitteln.

Die wichtigen Bausteine einer gesunden Ernährung

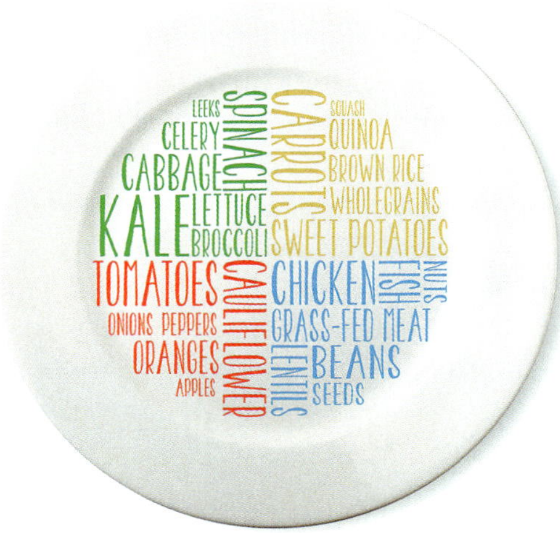

Eine ausgewogene Ernährung umfasst Proteine, Fette und Kohlenhydrate, zu denen auch Obst und Gemüse zählen.

Proteine (Eiweiß)

Wir alle benötigen ausreichend Proteine. Sie sind für viele wichtige Körperfunktionen verantwortlich, wie etwa für den Aufbau und die Reparatur von Gewebe, Zellen, Muskeln, Organen und der Haut, aber auch für die Produktion von Hormonen, Enzymen, Neurotransmittern, Antikörpern und Hämoglobin. Unsere Verdauung spaltet die Proteine in Aminosäuren auf. Viele davon kann der Körper nicht selbst produzieren. Daher müssen wir sie über die Nahrung aufnehmen.

Bei besonderen Belastungen, wie Krankheit oder Operationen, benötigt der Körper mehr Proteine für den Heilungsprozess: täglich rund 0,8 bis 1,5 Gramm Protein pro Kilogramm Körpergewicht. Bei sitzender Tätigkeit benötigt der Körper durchschnittlich 45 bis 55 Gramm Protein pro Tag. Nach einer Operation oder intensiven Behandlung erhöht sich der durchschnittliche Bedarf damit auf 80 bis 120 Gramm pro Tag.

Die Portionsgrößentabelle des WCRF (World Cancer Research Fund International) zeigt, dass 80 Gramm rotes Fleisch oder fettreicher Fisch (so groß wie ein normales Kartenspiel) den Durchschnittsbedarf decken. Das ist weniger, als man meint, und die meisten Fleisch- und Fischesser essen wahrscheinlich mehr als nötig.

Tierische Produkte sind die besten Proteinlieferanten (s. Tabelle), da sie alle essenziellen (lebensnotwendigen) Aminosäuren enthalten. Wir müssen sicherstellen, dass wir hochwertige Proteine zu uns nehmen. Viele industriell zubereiteten Lebensmittel, wie Fertiggerichte, Pasteten und Würste, sind aufgrund von Füllmitteln und Zusatzstoffen weniger gesund. Aber hier kann sich ein kleines Budget auszahlen: Wer weniger, aber qualitativ hochwertiger isst, gibt nicht mehr Geld aus.

Für Vegetarier ist es etwas schwieriger, alle notwendigen Proteine und essenziellen Aminosäuren zu bekommen. Den meisten vegetarischen Proteinquellen fehlen eine oder mehrere dieser Aminosäuren. Die Lösung heißt hier Abwechslung, denn die Aminosäure, die der einen Proteinquelle fehlt, ist in der nächsten vorhanden. Wie die Tabelle gegenüber zeigt, sind Sojabohnen die proteinreichste pflanzliche Eiweißquelle. Lesen Sie aber vor dem Verzehr den Abschnitt über Soja auf Seite 86. Im Allgemeinen können Vegetarier ihren Proteinbedarf durch Bohnen, Linsen, Nüsse, Samen und Körner sowie – bei Ovo-Lacto-Vegetariern – durch Milchprodukte und Eier decken.

Vorsicht bei stark proteinhaltigen Nah-

Tierische Proteine

Quelle	Proteingehalt
100 g Hühnerbrust (ohne Haut)	30,9 g
100 g Putenbrust (ohne Haut)	29,9 g
100 g Rinderfilet (mager)	29 g
100 g Schweinefilet (mager)	21,4 g
100 g Lachs	20,2 g
80 g Garnelen	19,6 g
2 Eier	16 g
100 g Hüttenkäse	14 g
200 ml Vollmilch oder Joghurt	8 g

Pflanzliche Proteine

Quelle	Proteingehalt
50 g Sojabohnen (Trockengewicht)	18 g
100 g Quinoa	13 g
50 g rote Kidneybohnen (Trockengewicht)	11 g
50 g Mandeln	10,6 g
50 g Kürbiskerne	9,5 g
2 EL Erdnussbutter	9 g
50 g Cashewkerne	8,9 g
100 g Tofu	8,1 g
100 g gekochte Linsen	7,6 g

rungsergänzungen, wie etwa Protein-Shakes: Sie können bei Menschen mit gestörter Nierenfunktion ein Nierenversagen hervorrufen.

Fette – verdient schlechter Ruf?

In den letzten Jahrzehnten haben Fette in der Nahrung meist eine schlechte Presse gehabt, und die Vorurteile gegen sie sind schwer abzubauen. Sie gehen auf eine US-Studie aus den 1950er Jahren zurück, die ergab, dass Fettkonsum Herzerkrankungen verursacht. Die Studie hat sich zwar als fehlerhaft erwiesen, wurde aber von Regierung und Lebensmittelindustrie aufgegriffen und hat praktisch die bis heute andauernde Fettphobie ausgelöst.

Intensive Landwirtschaft und Massentierhaltung auf industriellem Niveau, die Ende des 19. Jahrhunderts begannen und sich nach Ende des 2. Weltkriegs weiter intensivierten, sind mitverantwortlich für die Qualität der Nahrungsfette und die Gesundheit der Menschen der westlichen Nationen. Die Verteufelung gesättigter Fette als ungesund ist vermutlich gerechtfertigt, aber bei Tieren aus Intensivhaltung ist der Fettanteil ganz anders als bei Tieren aus Freilandhaltung, die sich natürlich ernähren. Das Fleisch von Weiderindern, die den Großteil des Jahres auf der Weide grasen, hat einen wesentlich höheren Anteil an gesunden Omega-3- und Omega-6-Fettsäuren (s. S. 49) und enthält 25 bis 50 Prozent weniger gesättigte Fette als das von intensiv gehaltenen Rindern. Zudem enthält ihr Fleisch mehr Proteine, Vitamin E und Beta-Carotine. Rinder in intensiver Haltung erhalten meist proteinreiches Kraftfutter mit hohem Mais- und Sojaanteil – keine natürliche Nahrung für diese Tiere und definitiv ungeeignet für ihr Verdauungssystem. Neben den stressreichen Lebensumständen erhöht diese Ernährung nach Meinung einiger Forscher bei den Rindern den Anteil entzündungsfördernder Stresshormone. Als nächstes Glied in der Nahrungskette verzehren wir daher Fleisch von ungesunden Tieren mit einem hohen Anteil an ungesunden Fetten. Dasselbe gilt für jedes Fleisch aus Intensivhaltung, sei es Lamm, Schwein oder Geflügel, und ebenso für die Milchprodukte. Lamm scheint noch die gesündeste Wahl, denn Schafe verbringen auch in Intensivhaltung die meiste Zeit auf der Weide.

Ein weiteres Debakel in der Geschichte der Fette ist die Verwendung von gehärteten Fetten in der Lebensmittelherstellung, die ebenfalls mit der Zunahme von Herzerkrankungen und vermutlich auch Krebs im Zusammenhang stehen. Unvollständig gehärtete Fette, auch als Transfettsäuren (auch kurz Transfette) bekannt, sind ungesättigte Fettsäuren, die durch Wasserstoffanlagerung in teilweise oder vollständig gehärtete Fette umgewandelt werden. So werden flüssige Öle bei Zimmertemperatur fest, genau wie Butter. Die Fetthydrierung erhielt 1902 ein Patent, das Procter & Gamble 1909 erwarb. Kurze Zeit später brachten sie ihr erstes Pflanzenfett auf den Markt. Für die Produzenten war dieses hydrierte Fett besonders attraktiv, da es zwar fest, aber streichfähig war: Die streichfähige Margarine war geboren. Sie wurde immer populärer, da sie sich lange hielt und gut schmeckte. Der Industrie bot sie die Möglichkeit, das Sojaöl aus der Produktion der Sojaproteine zu verwenden. So wurde sie als gesund für das Herz beworben, obwohl einige Forscher Bedenken hatten. In den 1940er Jahren deuteten Studien sogar auf mögliche karzinogene Eigenschaften der Transfette hin. Seitdem hat die Wissenschaft diverse Zusammenhänge zwischen dem zunehmenden Konsum von Transfetten und vielen chronischen Erkrankungen gefunden.

Transfette sind aufgrund der gesundheitsschädlichen Wirkungen in diversen Ländern und in einigen Staaten der USA verboten (eine Auswahl von Transfetten finden Sie auf Seite 51).

Warum wir Fett brauchen

Unser Verhältnis zu Fett ist also durchwachsen. Aber trotz seines schlechten Rufs brauchen wir Fett in unserer Ernährung. Wichtig ist, dass wir wissen, welche Fette gesund sind und welche nicht. Die ungesunden, schlechten Fette sind an entzündlichen Prozessen beteiligt und schädigen unsere DNA, was dazu führen kann, dass Zellen zu Krebszellen mutieren.

Gesunde Fette hingegen sind für die Struktur der Zellmembranen notwendig, denn sie halten sie geschmeidig und flexibel. So können die Zellen optimal hydriert bleiben, Nährstoffe und Elektrolyte halten und miteinander kommunizieren. Das sichert zudem auch eine gesunde Zellumgebung. Fett ist darüber hinaus wichtig für unser Gehirn, denn es besteht selbst zu 60 Prozent daraus. Ohne Nahrungsfette lässt seine Leistung nach. Bei Kindern wie Erwachsenen kann ein Fettmangel zu Konzentrationsschwäche sowie Verhaltens- und emotionalen Problemen führen.

Fette sind ebenfalls wichtig für Hormonproduktion, Leitungsfähigkeit der Nerven, Blutgerinnung, Organfunktionen und Augen und können den Cholesterinwert senken. Die Omega-Fette wirken zudem entzündungshemmend. Außerdem sind Fette Energielieferanten, ermöglichen die Aufnahme von Vitamin A, D, E und K, schützen die Organe und wirken körperisolierend.

Fettreiche Nahrungsmittel wie Nüsse lagert man am besten im Kühlschrank, damit sie nicht ranzig werden. Geschrotete oder gemahlene Samen wie Leinsamen sollten frisch verwendet und Reste ebenfalls im Kühlschrank gelagert und innerhalb weniger Tage aufgebraucht werden. Einmal zerkleinert, sind sie der Oxidation ausgesetzt – und ranziges Fett wirkt zellschädigend.

Gesättigte Fettsäuren

Jegliche fettige Nahrung enthält eine Mischung verschiedener Fette, aber bei Zimmertemperatur feste oder streichfähige Fette haben einen höheren Anteil gesättigter Fettsäuren. Sie werden meist aus Fleisch- oder Molkereiprodukten gewonnen, die Vollmilch enthalten (Butter, Sahne, Käse, Schmalz). Diese Fette sind sehr stabil und können problemlos erhitzt werden. Einige Studien sehen einen Zusammenhang zwischen einem hohen Verzehr von tierischen Fetten und manchen Krebsarten, die Ergebnisse sind aber nicht eindeutig. Ich vermute, der Zusammenhang ergibt sich wegen der ungesünderen Fette bei Tieren aus Massenhaltung und der Pestizide und Hormone, denen sie durch ihr Futter ausgesetzt waren. Giftstoffe und Hormone aus Fleisch sammeln sich in Fettzellen an. Wer also viele tierische Fette zu sich nimmt, verzehrt auch mehr dieser Stoffe. Daher sollte man auf Fleisch aus artgerechter Haltung zurückgreifen und seinen Fleischkonsum einschränken.

Kokosnuss- und Palmöl sind pflanzliche Quellen für gesättigte Fette, die kein Cholesterin enthalten. Sie können aber dennoch den Anteil des gesunden HDL-Cholesterins steigern. Kokosnussöl gilt als sehr gesund und eignet sich gut zum Kochen, da seine chemische Struktur sehr stabil ist, wodurch es auch hohe Temperaturen verträgt.

Mehrfach ungesättigte Fettsäuren

Diese Fettsäuren bleiben bei Zimmertemperatur flüssig. Zu meidende mehrfach ungesättigte Fettsäuren stecken in Pflanzenölen wie Maiskeimöl und raffiniertem Sonnenblumenöl und allgemein in allen in Plastikflaschen verkauften Billigölen. Chemikalien aus dem Kunststoff können ins Öl übergehen, und viele dieser billigen Pflanzenöle sind hochgradig verarbeitet und so bereits wertlos. Am besten kauft man hochwertiges Öl und verwendet es sparsam. Achten Sie auf dunkle Glasflaschen, in denen das Öl sicher vor dem Sonnenlicht ist.

Omega-3-Fettsäuren: Die gesunden mehrfach ungesättigten Omega-3- und Omega-6-Fettsäuren sind die essenziellen Fettsäuren (EFS), die in jeder Ernährung enthalten sein sollten. Besonders Omega-3-Fettsäuren wie Alpha-Linolensäure sind wichtig für eine gesunde Zellfunktion. Sie werden in die Zellwand eingebaut und halten sie flexibel. So können unsere Zellen optimal arbeiten, Nährstoffe aufnehmen und Abfallstoffe ausscheiden. Omega-3-Fettsäuren sind auch wegen ihrer entzündungshemmenden Wirkung wichtig. Leider weisen viele von uns einen Omega-3-Mangel auf.

Zu den Lieferanten gehören unter anderem Fettfisch, wie Lachs, Makrele, Sardellen, Sardinen, Hering, Thunfisch, Forelle und Sprotten, aber auch Fleisch und Milchprodukte von Weidevieh. Pflanzliche Quellen sind Leinsamen, Walnüsse und Kürbiskerne. Grundsätzlich kann unser Körper die Omega-3-Fettsäuren aus fettreichen Fischen einfacher verwerten als die aus Nüssen und Samen.

Leider können besonders Fettfische mit (Methyl-)Quecksilber und anderen Schadstoffen aus dem Meer belastet sein. Daher empfiehlt die DGE (Deutsche Gesellschaft für Ernährung), pro Woche nicht mehr als ein bis zwei Portionen Fettfisch zu essen, und rät Schwangeren und Stillenden, den Verzehr noch stärker einzuschränken. Je größer und älter die Fische sind, desto mehr Schadstoffe lagern sie in ihrem Gewebe ein, da sie höher in der Nahrungskette stehen und schon länger im Meer schwimmen. Sie sollten daher nicht öfter als einmal pro Woche genossen werden. Thunfisch aus der Dose zählt nicht zu den Fettfischen, da sich die Fettmenge durch die Verarbeitung reduziert. Andere Dosenfische, wie etwa Sardinen, sind aber gute Fettlieferanten.

2013 fand eine Studie eine Verbindung zwischen hohen Werten an Omega-3-Fettsäuren im Körper und einem erhöhten Prostatakrebsrisiko. Die Forscher untersuchten die Menge an Omega-3-Fettsäuren im Blut und fanden heraus, dass sie bei Prostatakrebspatienten höher lagen als bei gesunden Männern. Dies kann aber verschiedene Gründe haben, und die Forscher gestanden Schwächen ihrer Studie ein. Zudem widersprechen die Ergebnisse anderen Studien, die darauf hinweisen, dass Omega-3-Fettsäuren schützend wirken. Es bleibt trotz allem schwierig, eine Verzehrmenge zu empfehlen, da Omega-Fettsäuren genetisch bedingt unterschiedlich gut verstoffwechselt werden können. Laboruntersuchungen zum Einbau der Fette in die Zellmembranen wären ideal. Bis diese vorliegen, wird empfohlen, bei Fisch, Nüssen, Samen und ihren Ölen auf eine bunte Vielfalt zu setzen.

Bei Brustkrebserkrankungen hat sich der Verzehr großer Mengen an Omega-3-Fettsäuren als positiv erwiesen. Ein systematischer Forschungsüberblick über Omega-3-Fettsäuren, Krebs und Kachexie (krankhafte Abmagerung) fand heraus, dass eine tägliche Gabe von 1,5 Gramm Fettsäuren über einen verlängerten Zeitraum die Lebensqualität von Menschen mit Krebs im fortgeschrittenen Stadium verbessern und in manchen Fällen Appetit und Gewicht steigern konnte.

Omega-6-Fettsäuren: Diese Fette wie die Linolsäure gehören ebenfalls zu den essenziellen Fettsäuren. Da sie aber einfacher aus der Nahrung aufgenommen werden, leiden weniger Menschen an einem Mangel. Gute Quellen sind Erdnüsse (am besten ungesalzen) und andere Nüsse, wie Walnüsse, Mandeln und Paranüsse, und Samen, wie Sonnenblumenkerne, Sesamsamen, Hanfsamen und Sojabohnen.

Omega-6-Fettsäuren sind wichtig, aber

für eine ausgewogene Ernährung sollten wir Omega-3- und Omega-6-Fettsäuren im Verhältnis 1:4 zu uns nehmen. In der westlichen Welt liegt der Anteil der Omega-6-Fettsäuren aber üblicherweise viel höher, da wir Pflanzenöl, wie Sonnenblumen- und Maiskeimöl, aber auch viele tierische Fette zu uns nehmen, die reich an Omega-6-Fettsäuren sind, zumal Stallvieh mit Kraftfutter aus Mais und Soja gefüttert wird. Übermäßiger Verzehr von Omega-6-Fettsäuren kann aber die Aufnahme von Omega-3-Fettsäuren blockieren und im Körper zu einer Überproduktion von entzündungsfördernden Stoffen führen. Daher ist es empfehlenswert, eine ausgewogene Mischung aus pflanzlichen Omega-3- und Omega-6-Lieferanten in die Ernährung einzubauen, wie auch Fleisch von Bio-Weidevieh. Dies gewährleistet die Zufuhr der gesunden EFS im gewünschten Mengenverhältnis und hält ungesunde Fette, die mit einigen Krebsarten in Verbindung stehen, aus dem Körper fern.

Konjugierte Linolsäuren: Sie ähneln Omega-6-Fettsäuren und kommen in Fleisch und Molkereiprodukten von Weidevieh auf natürliche Weise vor. Sie scheinen die Vermehrung von Krebszellen zu hemmen und dadurch krebsbekämpfend zu wirken. Zudem wird ihnen eine lindernde Wirkung bei chronisch entzündlichen Darmerkrankungen (CED) zugesprochen, weshalb sie sich bei Darmkrebs als besonders wichtig erweisen könnten.

Einfach ungesättigte Fettsäuren

Diese gesunden Fettsäuren liegen zwischen den gesättigten und den mehrfach ungesättigten Fettsäuren und sind bei Zimmertemperatur flüssig, gekühlt aber fest. Sie liegen in vielen Ölen vor, in höchster Konzentration aber in Olivenöl. Das aus der mediterranen Küche nicht wegzudenkende Öl enthält Omega-9-Fettsäuren, die sehr gesund sind. Auch Avocados und Nüsse sind gute Omega-9-Quellen. Eine schwedische Studie mit 60 000 Frauen fand heraus, dass diejenigen, die mehr ungesättigte als gesättigte Fettsäuren verzehrten, ein geringeres Brustkrebsrisiko hatten.

Transfette

Natürliche Transfette finden sich in der Milch von Kühen, Schafen und anderen Wiederkäuern, allerdings in so geringer Menge (2 bis 5 Prozent), dass der Körper sie leicht verarbeiten kann. Bei industriellen Transfetten (s. S. 48), die in Fleischprodukten, Pflanzenfett und einigen Margarinen und in Produkten wie Fertiggerichten, Keksen, Kuchen, Süßigkeiten und Frittiertem wie Pommes frites vorkommen, liegt der Anteil häufig bei bis zu 40 Prozent der Fettsäuren. Mit dieser Menge wird der Körper nicht fertig, und es wird vermutet, dass sie größtenteils im Blut verbleiben und so zu erhöhtem LDL-Cholesterin (schlechtem Cholesterin) und in der Folge zu Arteriosklerose (Arterienverhärtung) und vermehrten Entzündungen führen. Zudem blockieren sie die wichtigen Omega-3- und Omega-6-Fettsäuren und sind definitiv nicht Teil einer gesunden Ernährung. Da die Forschung Zusammenhänge zwischen Krebs und Transfetten sieht, sollte man den Verzehr stark einschränken.

Wenn wir etwas selbst kochen oder backen, wissen wir genau, was in unserem Essen steckt. Das ist die beste Möglichkeit zu verhindern, dass wir größere Mengen dieser schädlichen Fette zu uns nehmen, und wir müssen nicht ewig Etiketten nach verborgenen Inhaltsstoffen durchsuchen. Transfette können sich hinter den Bezeichnungen »Fett / Öl«, »gehärtet«, »teilweise gehärtet« oder »Pflanzenfett« verbergen. Selbst die Aufschrift »ohne Transfette« bedeutet nicht, dass keine enthalten sind, denn bis zu einem Anteil von 0,5 Gramm pro 100 Gramm sind sie nicht deklarationspflichtig.

Kohlenhydrate

Zu den stärkehaltigen Kohlenhydraten gehören Getreide und Kartoffeln, aber auch einige Gemüse, wie Mais und Hülsenfrüchte. Auch Zucker gehört zu den Kohlenhydraten, aber nicht nur raffinierter Zucker, von dem wir wissen, dass er ungesund ist (s. S. 77), sondern auch der natürliche Zucker in Obst und Gemüse. Sowohl Stärke als auch Zucker werden durch die Verdauung in Glukose verwandelt, die als Energielieferant dient. Denken Sie daran, dass viele Krebszellen Heißhunger auf Glukose haben, um ihr Wachstum zu sichern (s. S. 28).

Stärkehaltige Kohlenhydrate

Sie lassen sich in raffiniert und unraffiniert unterteilen. Raffinierte Kohlenhydrate sind alle Getreide, bei denen die äußere Spelze entfernt wurde – also alle Weißmehlprodukte, wie Weißbrot, Nudeln, Kekse und Kuchen, weißer Reis und die Unmengen an Frühstückscerealien, die sich in den Supermarktregalen finden. Das Getreide verliert bei der Verarbeitung seinen Ballaststoffgehalt und den Großteil der natürlichen Nährstoffe, da diese vor allem in den Spelzen sitzen.

Unraffinierte oder komplexe Kohlenhydrate, wie sie auch heißen, finden sich in Vollkornprodukten, wie Vollkornbrot, -nudeln und -cerealien. Diese Kohlenhydrate sollten wir bevorzugen, da sie uns mit gesunden Ballaststoffen und reichlich Nährstoffen versorgen. Aber auch hier ist Zurückhaltung geboten, da auch sie vom Körper in Glukose umgewandelt werden, die wir eher reduzieren sollten (s. S. 78).

Fakten zu Ballaststoffen

Ballaststoffe (auch Faserstoffe genannt) sind ein wichtiger Teil der täglichen Ernährung. Sie finden sich in den Zellwänden von Pflanzen und können durch unsere Verdauungsenzyme nicht zersetzt werden. Sie passieren den Verdauungstrakt also einfach. Für die Gesundheit des Darmtrakts sind sie extrem wichtig und können gegen Erkrankungen wie Divertikulitis, Reizdarmsyndrom (RDS) und Morbus Crohn vorbeugen helfen. Man vermutet, dass sie nicht nur den Blutzucker stabilisieren und den Cholesterinwert senken, sondern präventiv gegen Darmkrebs und Diabetes wirken könnten.

Die in Gemüse, Obst, Vollkorngetreiden, Nüssen und Samen vorkommenden Ballaststoffe helfen auch bei der Regulierung des Testosteronspiegels, indem sie die Produktion von Sexualhormon-bindendem Globulin (SHBG) steigern. Dieses Transportprotein bindet sich im Blut an Testosteron und macht es inaktiv, was das Risiko von Prostatakrebs senken kann. Es verbessert das Östrogen-Progesteron-Gleichgewicht, da überschüssiges, nicht an SHBG gebundenes Testosteron in Östrogen umgewandelt wird (s. S. 31).

Man unterscheidet zwischen löslichen und unlöslichen Ballaststoffen, die sich unterschiedlich auf die Verdauung auswirken.

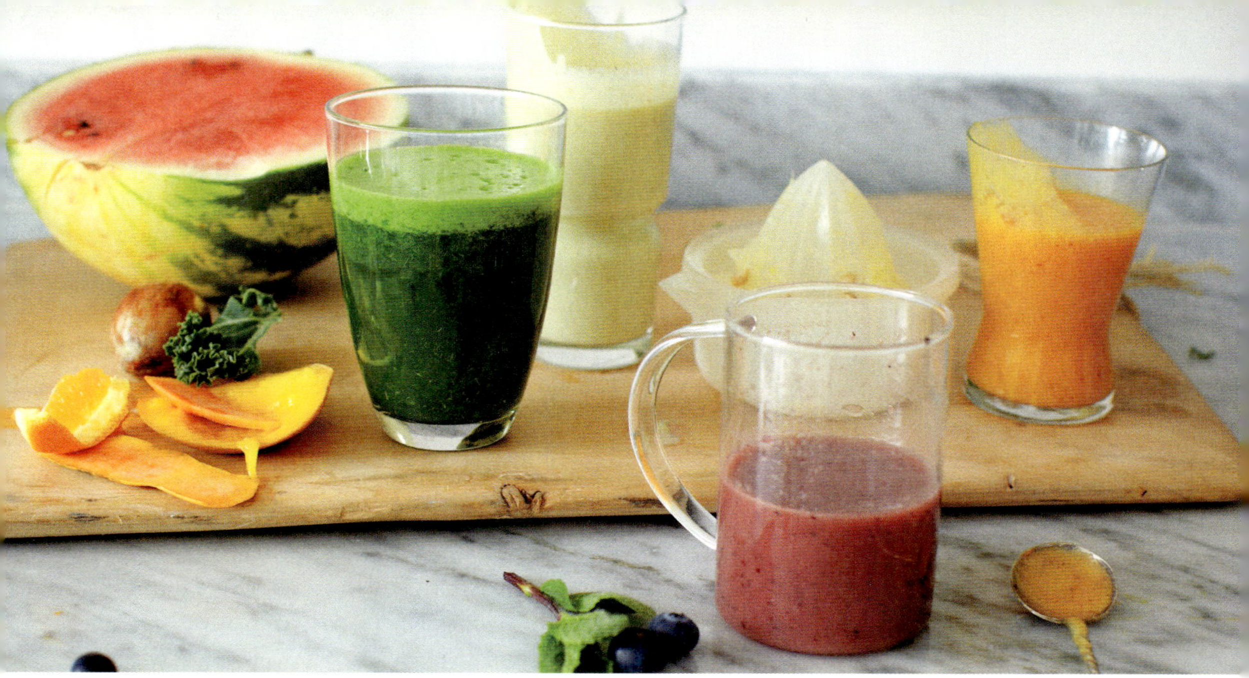

Unlösliche Ballaststoffe

- Fördern das Wachstum bestimmter nützlicher Bakterien.
- Quellen durch Fermentation auf und werden weich, wodurch sie den Darmtrakt schneller passieren können.
- Können Wasser gut binden und fungieren im Darm wie ein Schwamm, wodurch sie Verstopfung lösen und verhindern helfen.
- Können bei der Gewichtsreduktion helfen, da sie ein Sattheitsgefühl vermitteln und den Appetit reduzieren.
- Gute Quellen für unlösliche Ballaststoffe sind Produkte wie Vollkornbrot, Vollkorn-Couscous, Naturreis, Obst-/Gemüseschalen, Staudensellerie, Nüsse und Samen.

Lösliche Ballaststoffe

- Haben die Fähigkeit, sich an cholesterinreiche Gallensäuren zu binden. Dadurch verhindern sie die Resorption von Cholesterin, Hormonen und anderen Entgiftungsprodukten in den Blutkreislauf und fördern deren Ausscheidung aus dem Körper.
- Lösen sich im Dünndarm in Wasser und bilden eine Art Gel, was die Verdauung der Kohlenhydrate verlangsamt und zu einer gleichmäßigeren Glukoseresorption verhilft. Dies hält den Blutzuckerspiegel stabiler, was vor allem für Diabetiker wichtig ist.
- Werden von den Darmbakterien verstoffwechselt und dann zu kurzkettigen Fettsäuren (SCFA, nach dem Englischen *Short Chain Fatty Acids*) fermentiert, die als Treibstoff für die Darmflora dienen. Butyrat, einem Stoffwechselprodukt der Milchsäure, wird eine Schutzwirkung gegen Krebs zugeschrieben.
- Quellen für lösliche Ballaststoffe sind Bohnen, Hülsenfrüchte, das meiste Obst und Gemüse, Haferflocken, Flohsamen, Leinsamen, Roggen und Gerste.
- Durchlaufen den Körper praktisch unverändert.

Gemüse und Obst – jeden Tag ein Regenbogen

Gemüse und Obst sind reiche Quellen für Vitamine, Mineralstoffe und sekundäre Pflanzenstoffe (s. weiter unten) und daher immens wichtig für die Gesundheit.

Natürlich sollte die gesunde Ernährung sowohl Obst als auch Gemüse umfassen, wobei Gemüse einen wesentlich größeren Anteil haben sollte, da es weniger Zucker enthält. Wer eine Vorliebe für süße Früchte feststellt, sollte seine Gemüseauswahl erweitern und besonders die nährstoffreichen grünen Blattgemüse in seinen Speiseplan aufnehmen.

Derzeit empfehlen die Gesundheitsbehörden fünf Portionen Obst und Gemüse am Tag, einige neuere Studien deuten aber darauf hin, dass eine Steigerung auf sieben bis zehn Portionen das Risiko einer Erkrankung signifikant reduzieren kann. So senkte es die Wahrscheinlichkeit, an Krebs zu sterben, um rund 25 Prozent. Daher ist der Verzehr von möglichst viel Gemüse und Obst nach einer Krebsdiagnose extrem wichtig. Es sollte möglichst aus ökologischem, pestizidfreiem Anbau stammen, um den Körper nicht noch zusätzlich mit Chemikalien zu belasten.

Die empfohlene Tagesdosis für Ballaststoffe liegt bei 26 bis 35 Gramm. Wenn Sie Ihren Konsum steigern, sollten Sie auf jeden Fall auch mehr trinken, da sonst Verstopfung droht. Noch laufende Studien des WCRF, die den Zusammenhang zwischen Krebs und Ernährung untersuchen, zeigen bisher, dass Gemüse und Obst das Krebsrisiko senken und auch die Wahrscheinlichkeit des Wiederauftretens reduzieren. Doch leider tun sich viele Menschen schwer, ausreichende Mengen Gemüse und Obst zu essen. Die wichtigste Regel ist daher, dass Gemüse beim Abendessen mindestens den halben Teller ausmachen sollte. Ein paar Anregungen hierzu bietet unser Teller auf Seite 55). Jede Mahlzeit sollte zudem drei verschiedene Sorten enthalten, mittags könnte dies ein bunter Salat sein. Auch das Frühstück sollte möglichst Gemüse und Obst enthalten. Probieren Sie einmal Pilze und Tomaten auf Vollkorntoast oder pochiertes Ei mit etwas Spargel. Obst passt natürlich hervorragend zu Porridge oder Müsli. Wer sich dennoch schwertut, kann einfach täglich einen Gemüse- oder Obst-und-Gemüse-Smoothie trinken, der es leichter macht, eine große Vielfalt an Frischem zu sich zu nehmen. Smoothie-Ideen finden Sie ab Seite 72.

Sekundäre Pflanzenstoffe

Phyto ist Griechisch und bedeutet »Pflanze«, und Phytonährstoffe sind Stoffe, die in Obst und Gemüse in großer Zahl vorkommen. Am reichsten sind sie in den Sorten vorhanden, die kräftige Farben haben. Daher kommt der Ratschlag, täglich »einen Regenbogen« zu essen. Aber auch Vollkorngetreide, Nüsse, Bohnen und Tee enthalten diese Nährstoffe.

In den letzten Jahren sind die gesunden Eigenschaften der sekundären Pflanzenstoffe besonders im Zusammenhang mit Krebs intensiv erforscht worden. Eine Überprüfung von 200 epidemiologischen Studien ergab, dass regelmäßiger Verzehr bunter Früchte, Kräuter und Gemüse mit seltenerem Auftreten von Lungen-, Darm-, Brust-, Gebärmutterhals-, Speiseröhren-, Mundhöhlen-, Magen-, Blasen-, Bauchspeicheldrüsen- und Eierstockkrebs zusammentraf. Stellen Sie sich also einen Regenbogen vor und ver-

Wie viel Obst und Gemüse ergibt eine Portion?

Rohe Blattgemüse wie Spinat oder Blattsalat	1 Tasse	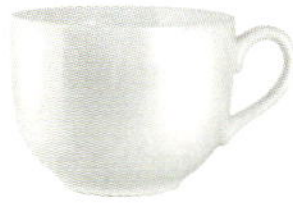
Gekochtes Gemüse (außer Blattgemüse)	½ Tasse	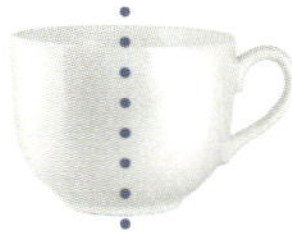
Salat	1 große Müslischale	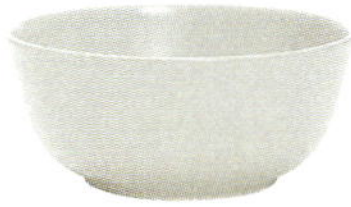
Gekochte grüne Bohnen/Erbsen	½ Tasse	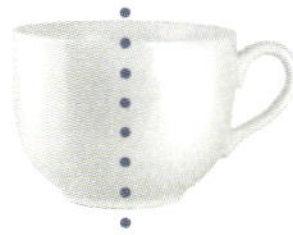
Frisches Obst, zum Beispiel Äpfel	1 Stück, tennisballgroß	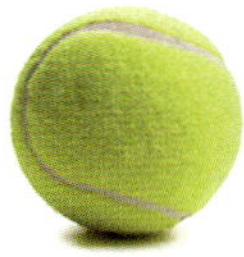
Frisches Obst, zum Beispiel Pflaumen	2 Stück	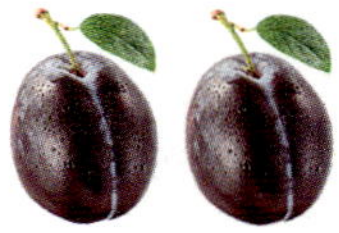
Frisches Obst, zum Beispiel Trauben	½ Tasse	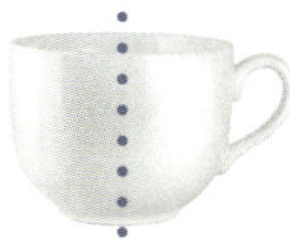
Trockenobst	¼ Tasse	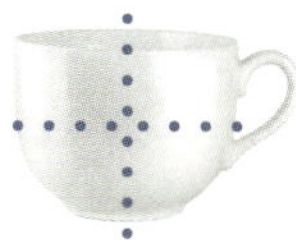
Nüsse	1 kleine Handvoll	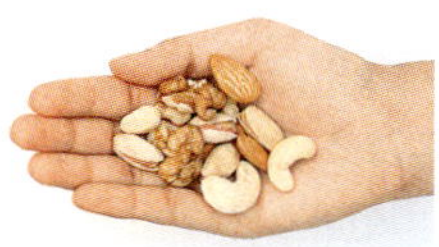

(übernommen von wcrf-uk.org)

suchen Sie, täglich all seine Farben mit Obst und Gemüse abzudecken.

Carotinoide sind eine Gruppe von sekundären Pflanzenstoffen, die in vielen bunten Obst- und Gemüsesorten vorkommen. Eine Studie hat gezeigt, dass es einen deutlichen Zusammenhang zwischen gesteigertem Konsum von carotinoidreichem Gemüse, wie Blattgemüse und Karotten, und einem niedrigeren Brustkrebsrisiko gibt. Ebenso scheint der vermehrte Verzehr von Kreuzblütlern, wie Brokkoli und Spargel, das Risiko von Prostatakrebs zu senken, während grüner Tee, Hülsenfrüchte, Zwiebeln und Soja anscheinend das Risiko von Speiseröhren-, Brust- und Prostatakrebs senken. Der Verzehr von Zwiebeln steht wohl auch im Zusammenhang mit niedrigeren Lungenkrebszahlen – besonders bei Plattenepithelkarzinomen. Und dunkle Zartbitterschokolade senkt das Darmkrebsrisiko. All diese Nahrungsmittel stecken voller sekundärer Pflanzenstoffe.

Man hat inzwischen Tausende sekundärer Pflanzenstoffe entdeckt, von denen viele als Polyphenole (s. S. 33) bekannt sind. Zu ihren vielen schützenden Eigenschaften gehört unter anderem, dass sie (vor allem die in Soja, Hülsenfrüchten und einigen kreuzblütigen Gemüsen vorkommenden Polyphenole) anscheinend durch ihren Einfluss auf die Hormone die Krebsbildung hemmen. Sekundäre Pflanzenstoffe sind für den Darm nicht einfach absorbierbar und müssen von der Darmflora zunächst aufgeschlossen werden. Daher sind ein gesunder Darm und eine intakte Darmflora so wichtig für die Gesundheit (s. S. 88). Sekundäre Pflanzenstoffe helfen Pflanzen, sich vor Pilzen, Bakterien, Schädlingen und anderen Bedrohungen zu schützen. Daher wachsen die Befürchtungen, dass der Einsatz von Fungiziden und Pestiziden auf unserem Obst und Gemüse deren Gehalt an den so wichtigen sekundären Pflanzenstoffen senken könnte.

Hydratation

Unser Körper besteht überwiegend aus Wasser, und unser Elektrolythaushalt ist entscheidend für eine optimale Funktion der Zellen und damit des Körpers. Es gibt unterschiedliche Empfehlungen, wie viel Wasser man am Tag trinken soll, aber im Allgemeinen hängt es davon ab, wie viel man wiegt und wie man sich bewegt und ernährt. Ich empfehle, so viel zu trinken, dass Sie alle zwei bis vier Stunden auf die Toilette gehen müssen. Der Urin sollte hell sein. Ist er dunkel, ist er zu konzentriert, und Sie brauchen mehr Flüssigkeit. Wenn wir dehydriert sind, fühlen wir uns schläfrig und schlapp. Im Extremfall kommt es zu Verwirrtheit und Beklemmungen. Flüssigkeitsmangel kann auch die Blutabnahme erschweren, deshalb empfiehlt es sich, vorher ein Glas Wasser zu trinken. Bei Dehydrierung können zudem Entzündungen im Körper zunehmen (s. S. 29).

Das beste Mittel zur Hydratation ist Wasser, aber auch andere Getränke, einschließlich Tee und Kaffee, helfen. Allerdings wirkt Koffein harntreibend, so dass man viel Flüssigkeit ausscheidet. Besser sind Kräutertees und reichlich Gemüse, Obst und Salate in der Ernährung, die zu 90 Prozent aus Wasser bestehen, sowie Speisen, die ebenso den Flüssigkeitshaushalt stabilisieren, wie beispielsweise Suppen. Bei ausreichender Flüssigkeitszufuhr können unsere Zellen optimal funktionieren, und Toxine können leichter über das Verdauungssystem ausgeschieden werden.

Am besten gewöhnen Sie sich an, immer Wasser bei sich zu tragen, damit Sie auch wirklich ausreichend trinken. Investieren Sie in eine Wasserflasche (vorzugsweise nicht aus Plastik), füllen Sie sie mit Leitungswasser und nehmen Sie sie überallhin mit. Sie sparen bares Geld, entgehen der chemischen Belastung durch Chemikalien aus den PET-Flaschen und tun zudem der Umwelt einen riesigen Gefallen.

Es werden immer wieder Bedenken hinsichtlich der Qualität von Leitungswasser laut, aber Filtersysteme sind meist recht teuer, was einen Rat schwierig macht. Das ändert aber nichts an der Tatsache, dass wir Wasser trinken müssen, und abgesehen davon ist es mehr als unwahrscheinlich, dass wir uns über Leitungswasser mit Cholera infizieren. Natürlich wäre es ideal, wenn wir möglichst viele Verunreinigungen ausfiltern könnten. Zu diesem Zweck gibt es relativ preiswerte Kartuschensysteme und Trinkflaschen mit eingebautem Filter sowie die oft sehr teuren Untertisch- und Hausfiltersysteme. Zu den Anschaffungskosten kommen dann auch immer noch die laufenden, nicht ganz unerheblichen Kosten für den regelmäßigen Filterwechsel hinzu.

Salz

Es ist zwar eher selten, dass wir zu viel Wasser trinken, aber wir dürfen nicht vergessen, dass wir durch das Trinken das Natrium im Körper verdünnen. Durch eine gesunde Ernährung mit mehr kaliumhaltigem Gemüse und weniger salzhaltigen Fertiggerichten nehmen wir deutlich weniger Salz zu uns, und das führt zu einem möglichen Ungleichgewicht zwischen Kalium und Natrium.

Die Hauptverantwortlichen für ein Übermaß an ungesunden Salzen sind Fertiggerichte, Frühstückscerealien, Konserven, Soßen, Pizzen, Sandwiches, Chips, Salznüsse, verarbeitetes Fleisch und Brot. Wir brauchen natürlich Salz, sollten aber lieber zu Meersalz oder Himalajasalz greifen, das zusätzlich gesunde Mineralien enthält, und auf gebleichtes und hochraffiniertes Tafelsalz (s. S. 65) verzichten.

Die empfohlene Tagesdosis für Salz beträgt nicht mehr als 6 Gramm (etwa 1 TL). Auf Inhaltsangaben wird Salz oft als Natrium deklariert, wobei 1 Gramm Natrium 2,5 Gramm Salz entspricht. Natrium kann aber zu gesundheitlichen Problemen wie hohem Blutdruck führen.

Wichtige Vitamine und Mineralien	
Vitamin / Mineral	**Beste Lebensmittel**
Vitamin A / Beta-Carotin	Leber, Lebertran, Eier, Fleisch, Fettfisch, Milchprodukte, gelbes und dunkelgrünes Gemüse (Möhren, Paprika, Spinat), Obst: Mango, Papaya, Aprikose
Vitamin B1 (Thiamin)	Leber, Schweinefleisch, Milch, Käse, Eier, Vollkorngetreide, Naturreis, Bohnen, Nüsse, Gerste, Linsen, Gemüse und Obst, Trockenobst
Vitamin B2 (Riboflavin)	Milch, Eier, Naturreis, Pilze, grünes Blattgemüse, Fleisch (insbesondere Leber) und Fisch
Vitamin B3 (Niacin)	Vollkorngetreide, Eier, Milch, Käse, Erdnüsse, Avocados, Fleisch (vor allem Leber und andere Innereien), Geflügel und Fisch
Vitamin B5 (Pantothensäure)	Hähnchenfleisch, Rindfleisch, Eingeweide, Eier, Milch, Tomaten, Hefe, Rübenkraut, Bohnen, Haferflocken, Naturreis und andere Vollkorngetreide
Vitamin B6 (Pyridoxin)	Milch, Eier, Vollkorngetreide, Weizenkeime, Gemüse (vor allem Kreuzblütler), Fleisch, Leber, Hefe, Bohnen, Walnüsse
Vitamin B12 (Cobalamine)	Tierische Lebensmittel, Fleisch (vor allem Leber), Fisch, Milchprodukte. Mikroorganismen wie Algen (Spirulina, Chlorella), Hefe, Seetang.
Folsäure	Grünes Blattgemüse, Erbsen, Kichererbsen, Hefeextrakt, Naturreis, Leber, Bananen und Orangen
Cholin	Eier, Meeresfrüchte, Fleisch, Leber, Fisch, Kreuzblütler, Spinat, grüner Spargel, Pilze, Nüsse
Vitamin C (Ascorbinsäure)	Obst und Gemüse, Sprossen und Bohnen, Brokkoli und Kohl, Kartoffeln, Tomaten, Orangen, schwarze Johannisbeeren, rote und schwarze Beeren
Vitamin D	Sonnenlicht, Fettfisch, Eier, Pilze (die in der Sonne lagen)
Vitamin E	Pflanzenöle, Nüsse, Samen, Weizenkeime, Fleisch, Geflügel, Milchprodukte
Vitamin K	Spinat, Weißkohl, Blumenkohl, Erbsen, Getreide. Wird von manchen Darmbakterien synthetisiert.
Zink	Eingeweide, Eier, Fleisch, Pilze, Hefe, Austern
Kupfer	Eier, Vollkorngetreide, Bohnen, Rote Bete, Spinat, grüner Spargel, Nüsse, Leber, Fisch

	Wirkung
	Wichtig für gesunde Schleimhäute, Haut und Nachtsicht. Wird im Körper angereichert. Wirkt antioxidativ.
	Wichtig für eine kontinuierliche Freisetzung von Energie aus Kohlenhydraten und Fett. Für die Nervenfunktion (kann bei Neuropathie helfen).
	Setzt Energie frei, vor allem aus Kohlenhydraten und Fetten. Wichtig für gesunde Haut, Haare und Augen. Färbt als Nahrungsergänzungsmittel den Urin leuchtend gelb.
	Wichtig für den Energiestoffwechsel. Gut für Verdauung und Blutzuckerspiegel, Haut, Nerven und Hormonspiegel. Ein Mangel kann zu Appetitlosigkeit führen. Wird durch manche Chemotherapie-Medikamente ausgeschieden.
	Wichtig für den Energiestoffwechsel, vor allem bezüglich Kohlenhydrate und Fette. Produktion von Stresshormonen. Für gesunde Haut und Nerven.
	Für den Energie- und Proteinstoffwechsel. Bildung von Hämoglobin. Für den Hormonhaushalt.
	Für sich schnell teilende Zellen, wie die im Knochenmark, die neue Blutzellen und DNA bilden. Für gesunde Nerven. Problematisch für Vegetarier. Aufnahme kann bei Darmerkrankungen schwierig sein.
	Hilft zusammen mit B_{12} schnell teilenden Zellen. Wichtig für Schwangere. Wird durch Kochen schnell zerstört, Gemüse sollte also roh oder gedämpft verzehrt werden.
	Aufbau von DNA, Nervensystem, Zellmembranen. Hilfreich bei Folsäuremangel.
	Antioxidans. Hilft, Schwermetalle auszuschwemmen und Kollagen zu bilden, gut für Haut, Zahnfleisch, Knochen, Arterien, Gelenke und die Abwehrkräfte.
	Reguliert den Kalziumspiegel (s. S. 66). Wichtig für Knochengesundheit und Immunabwehr. Krebsprävention.
	Für gesunde Haut, Augen und Immunabwehr.
	Wichtig für Blutgerinnung und gesunde Knochen.
	Wichtig für Wundheilung, Abwehrkräfte, Augengesundheit, Zellwände, gesunde Haut und Schleimhäute.
	Verbessert die Eisenaufnahme für Hämoglobin. Gut für eine Reihe von Enzymen.

Wichtige Vitamine und Mineralien	
Vitamin/Mineral	**Beste Lebensmittel**
Selen	Meeresfrüchte, grüne Blatt- und Wurzelgemüse, Fleisch, insbesondere Hähnchenfleisch, Fisch, Eigelb, Vollkorngetreide, Milch, Pilze, Knoblauch, Nüsse (vor allem Paranüsse), Hülsenfrüchte
Jod	Seetang, Meeresfrüchte, Jodsalz, Gemüse und Getreide von jodreichen Böden
Magnesium	Soja, Nüsse, grünes Blattgemüse, Vollkorngetreide, Fleisch, Fisch, Sonnenblumenkerne, Feigen
Eisen	Hämeisen: Fleisch, Eingeweide, Geflügel, Fisch (Blut). Nicht-Hämeisen: Getreide, Bohnen und Linsen, Gemüse (vor allem grünes Blattgemüse), Obst und Milchprodukte.
Mangan	Haferflocken, Weizenkeime, Vollkorngetreide, Nüsse, Tee, Ananas, Pflaumen, Bohnen, dunkelgrünes Blattgemüse, Rote Bete

Die besten Anti-Krebs-Lebensmittel

Ich habe bisher viel über eine nährstoffreiche Ernährung mit reichlich buntem Gemüse und Obst geschrieben, aber es gibt bestimmte Lebensmittel, die Studien zufolge besonders gut gegen Krebs wirken. Allerdings darf man nicht übersehen, dass die meisten dieser Erkenntnisse unter Laborbedingungen gewonnen oder in der Rückschau aus epidemiologischen Studien gefolgert wurden. Zudem verwenden Studien zur therapeutischen Wirkung von Nährstoffen oft große Dosen, wie sie in der täglichen Ernährung einfach nicht vorkommen. Hier könnten Nahrungsergänzungsmittel die Lücke füllen. Allerdings glaube ich fest daran, dass wir unserer Gesundheit auf natürliche Weise viel Gutes tun, indem wir regelmäßig gesunde Lebensmittel essen, die zudem in ihrer gegenseitigen Wechselwirkung zusätzlich therapeutisch aktiv werden. Es ist zugleich wahr, dass man im Krankheitsfall unter Umständen hohe Dosen in Form von Ergänzungsmitteln benötigt, um eine Wirkung zu erzielen (s. S. 120).

Man darf nicht übersehen, dass die therapeutisch wirksamen Bestandteile vieler Speisen durch den Verdauungsvorgang verringert werden, der Körper also gar nicht erst in den Genuss aller anfangs in den Lebensmitteln vorhandenen Stoffe kommt. Essen Sie die folgenden Lebensmittel also regelmäßig im Rahmen einer ausgewogenen Ernährung, damit sie ihre positive Wirkung entfalten können.

Kreuzblütengewächse (*Brassicaceae*)

Zu den Kreuzblütlern zählen alle Kohlarten, wie Grün-, Weiß- und Rotkohl, Brokkoli, Blumenkohl, Rosenkohl, Winterkohl, Brunnenkresse, Pak Choi, Senfblätter, Rübstiel, Rucola, Kohlrabi, Meerrettich, Wasabi, Steckrübe und Radieschen. Medizinische Studien haben wiederholt gezeigt, dass diese Gemüse für positive genetische Verände-

Wirkung
Reguliert Schilddrüsenfunktion, Immunabwehr. Wirkt antioxidativ. Wichtig für Fruchtbarkeit, Energiehaushalt, Krebsprävention.
Wichtig für Schilddrüsenhormone. Hilfreich bei Knoten in der Brust.
Wichtig für Nervenfunktion, Energieproduktion, DNA-Aufbau, gesundes Herz und Arterien. Kann Stress reduzieren.
Für die Hämoglobinproduktion (transportiert Sauerstoff im Blut) und Myoglobin im Muskelgewebe. Mangel führt zu Anämie.
Antioxidans. Wichtig als Enzymaktivator, für Hämoglobinsynthese, Harnstoffproduktion, Knochenbildung, Fortpflanzung, Milchbildung.

rungen im Körper sorgen, die gegen Krebs schützen.

Der Weißkohl ist der König seiner Familie, weil er nicht nur viele Vitamine und Mineralien enthält, sondern auch die höchste Konzentration an hochwirksamen krebshemmenden Inhaltsstoffen hat. Dazu zählt die Gruppe der Senfölglycoside, die dem Kohl seinen durchdringenden Geruch und eine gewisse Bitterkeit verleihen. Sie werden durch das Enzym Myrosinase abgebaut, das beim Kauen des Kohls ausgeschüttet wird. Dadurch entstehen aktive sekundäre Pflanzenstoffe, wie Isothiocyanate, einschließlich Sulforaphan, und Indole, einschließlich Indol-3-Carbinol und seines Produkts 3,3'-Diindolylmethan (DIM). Diese scheinen auf vielfältige Weise krebshemmend zu wirken, indem sie unter anderem die Apoptose auslösen und die Zellproliferation hemmen (s. S. 24), DNA reparieren, Angiogenese (s. S. 31) und Medikamentenresistenz reduzieren sowie den Östrogenstoffwechsel hemmen, weil sie möglicherweise die Östrogenrezeptoren besetzen und deren Expression unterdrücken. Tatsächlich gelten Indol-3-Carbinol und 3,3'-Diindolylmethan als besonders wirksamer Schutz gegen Brustkrebs und wirken ähnlich wie das Medikament Tamoxifen.

Wenn Sie an Mastitis (Brustentzündung) oder anderen Entzündungen leiden, können Sie Kohlblätter äußerlich anwenden, um die Schwellung zu lindern. Dies ist ein altes Hausrezept, das viele Hebammen stillenden Müttern mit entzündeten Brüsten empfehlen und das auch bei anderen akuten Entzündungen wie geschwollenen Knien hilft. Zupfen Sie ein Blatt ab und knüllen Sie es leicht zusammen, um die Enzyme freizusetzen, und legen Sie es auf die entzündete Stelle. Zunächst beruhigt die Kühle die Erhitzung, dann aktiviert die Körperwärme die Enzyme und entzündungshemmenden Verbindungen im Kohlblatt.

Der Verzehr roher Weißkohlblätter und das Trinken des Wassers, in dem der Kohl 3 Minuten sanft geköchelt hat, hilft bei Magen- und Zwölffingerdarmgeschwüren. Das alles macht den Kohl zu einem äußerst wirksamen Lebensmittel.

Auch der Brokkoli ist gut erforscht und enthält große Mengen dieser krebshemmenden Pflanzenstoffe. Frische Brokkolisprossen enthalten sehr viel Glucoraphanin, das sich beim Kauen in Sulforaphan umwandelt.

Sauerkraut, also fermentierter Weißkohl, hat ebenfalls mächtige therapeutische Eigenschaften, und Sie können es sogar selbst machen (s. S. 262). Es versorgt uns nicht nur mit guten Laktobazillen, sondern kann auch der Verdauung helfen, das Immunsystem stärken und Entzündungen im Darm lindern.

Kurkuma (Curcumin)

Der entscheidende Wirkstoff in der Gelbwurz ist das Curcumin. Es gibt starke Belege dafür, dass Kurkuma eine Chemo- oder Strahlentherapie unterstützend begleiten kann und auch in hohen Dosen unbedenklich ist. Die Wurzel kann die Empfänglichkeit der unterschiedlichsten Tumorzellen für diese Behandlungen erhöhen, so dass mehr von ihnen zerstört werden. Sie scheint zusätzlich aber auch gesunde Zellen zu schützen und auf diese Weise einige der schädlichen Nebenwirkungen dieser Therapien abzumildern. Man nimmt an, dass dies auf die antioxidativen Eigenschaften des Cucurmins (s. »Freie Radikale«, S. 29) zurückzuführen ist, das zudem entzündungs- und gerinnungshemmend wirkt, die Apoptose bestimmter Tumorzellen auslöst und Angiogenese und Metastasierung hemmt. Die entzündungshemmende Wirkung ist besonders bei Darmkrebs hilfreich.

Eines der größten Probleme ist, dass Curcumin schlecht aufgenommen wird, weshalb man es am besten mit schwarzem Pfeffer – und dem darin enthaltenen Piperin – kombiniert. Achten Sie bei Nahrungsergänzungsmitteln auf einen renommierten Hersteller und verwenden Sie nach Möglichkeit *Curcuma longa* aus biologischem Anbau.

Wenn Sie frische Kurkumawurzel nehmen, geben Sie sie gerieben an möglichst viele Gerichte. In kleinen Mengen macht sie sich geschmacklich nicht so stark bemerkbar. Allerdings färbt sie intensiv. Wenn Sie nicht wollen, dass Hände und Küche in frischem Gelb erstrahlen, tragen Sie bei der Zubereitung am besten Handschuhe und gehen vorsichtig vor. Sie können Kurkuma auch in heißem Wasser als Tee aufbrühen oder mit Milch (alternativ Mandel-, Kokos- oder Hanfdrink) zu einem leckeren Gutenachtgetränk verrühren. Geben Sie immer ein wenig gemahlenen schwarzen Pfeffer und etwas Zimt hinzu.

Grüner Tee

Grüntee wird aus den jungen Blättern des Teestrauchs *Camellia sinensis* gemacht und enthält mehr wirksame Bestandteile als schwarzer Tee, weil er wesentlich weniger verarbeitet ist. Seine Catechine genannten Flavonole verleihen ihm seine starke krebshemmende Wirkung. Das bedeutendste ist Epigallocatechingallat (EGCG), das etwa 50 bis 80 Prozent der Polyphenole liefert. Sie wirken als Abwehrmechanismus der Pflanze gegen Bakterien und Pilze, weshalb man auch nur Tee aus biologischem Anbau kaufen sollte. Studien haben gezeigt, dass grüner Tee das Risiko zahlreicher Krebsarten senken kann, indem er den Östrogenstoffwechsel reguliert. Außerdem kann er die Aktivität des für die Angiogenese (s. S. 31) entscheidenden VEGF blockieren. Darüber hinaus kann regelmäßiger Genuss der Parodontose vorbeugen, die bei der Krebsbehandlung häufig auftritt.

Es gibt viele verschiedene Teesorten, wobei Sencha und Matcha als die besten gelten. Allerdings hat jeder Grüntee gesundheitlich positive Eigenschaften. Manche Studien basieren auf konzentriertem Grünteeextrakt, was im wirklichen Leben bedeutet, dass man Tee in unglaublichen Mengen zu sich nehmen müsste, um zu den gleichen Resultaten zu kommen. Es wurde nie wirklich erforscht, wie viel Tee man am Tag trinken sollte, aber ich empfehle bei einer akuten Erkrankung rund vier Tassen am Tag. Grüntee enthält Koffein, das sollten Sie beachten, wenn Sie ihn am Abend trinken wollen. Am besten genießen Sie ihn wie die Japaner zu einer Mahlzeit oder zumindest zu einem Snack. Auf leeren Magen kann er ein bisschen stark sein und vor allem morgens direkt nach dem Aufstehen leichte Übelkeit verursachen.

Der Tee muss richtig aufgebrüht sein, um seine volle Wirkung zu entfalten. Verwenden Sie frisch gekochtes, aber nicht mehr kochendes Wasser, damit er nicht bitter wird. Lassen Sie ihn mindestens 10 Minuten in einer Tasse mit Deckel ziehen. Ein Spritzer Zitronensaft kann den Geschmack verbessern und hält die antioxidativen Verbindungen länger aktiv.

Blaue, rote & schwarze Beeren

Dazu zählen rote oder schwarze Trauben, Cranberrys und Granatapfelkerne ebenso wie Himbeeren, Erdbeeren, Heidelbeeren, schwarze und rote Johannisbeeren, Brombeeren und viele weitere. Auch hier liegen die krebshemmenden Eigenschaften in den sekundären Pflanzenstoffen: Anthocyanidine, Proanthocyanidine und Ellagsäure. Sie blockieren wahrscheinlich das Entstehen einer Angiogenese, stimulieren die Immunabwehr, regulieren die Apoptose (s. S. 24, 30, 31), unterstützen die Entgiftung und besitzen erstaunliche antioxidative Eigenschaften (s. S. 29).

Rote Trauben enthalten das Polyphenol Resveratrol, das in Tierversuchen die Apoptose von Tumorstammzellen auslösen konnte. Der Umstand, dass Resveratrol in der Traubenschale vorkommt, ist der Grund, weshalb Rotwein, der ja die ganze Traube nutzt, in Maßen als gesund gilt (s. S. 88).

Beeren sind auch ein großartiges Obst, weil sie wenig Zucker enthalten und dadurch den Blutzuckerspiegel nicht so stark beeinflussen wie andere süße Früchte. Erdbeeren sollen besonders gut Quecksilber im Darm binden, essen Sie sie also am besten zum Nachtisch, um alle Quecksilberspuren zu eliminieren, bevor der Körper sie aufnimmt.

Pilze

Pilze haben in Studien immer wieder ihre krebshemmenden Eigenschaften gezeigt. Ein Großteil dieser Forschung fand in Asien statt, wo man vor allem Shiitake, Maitake, Reishi und Schmetterlings-Tramete untersuchte. Manche dieser Pilze sind sogar von der japanischen Regierung zur Krebstherapie zugelassen worden, da sich in Studien gezeigt hat, dass Pilzextrakte Tumore schrumpfen, die Wirksamkeit einer Chemotherapie erhöhen und einige ihrer Nebenwirkungen mindern sowie die Anzahl weißer Blutzellen erhöhen können.

Alle Pilze enthalten Polysaccharide, die das Immunsystem stimulieren. Man nimmt an, dass die starken krebshemmenden Eigenschaften von Pilzen hauptsächlich mit ihrer

Fähigkeit zusammenhängen, Immunzellen wie Makrophagen, natürliche Killerzellen und T-Zellen zu aktivieren. Außerdem haben sie wohl eine immunmodulierende Wirkung, die entzündliche Prozesse abmildert. Eine australische Studie hat herausgefunden, dass der tägliche Verzehr von Champignons das Brustkrebsrisiko vor den Wechseljahren um 65 Prozent senken kann.

Shiitake und Austernpilze erhält man heute zusammen mit vertrauteren Arten in nahezu jedem Supermarkt. Es spricht also nichts dagegen, sie regelmäßig zuzubereiten, zum Beispiel auf Toast zum Frühstück, roh im Salat zum Mittagessen und gebraten zum Abendessen. Das sind nur ein paar Ideen für dieses wundervoll vielseitige heilende Gemüse.

Knoblauch und Zwiebeln

Diese beiden schwefelhaltigen Angehörigen der Gattung der Lauchpflanzen sind für ihre zahlreichen gesunden Eigenschaften berühmt. Sie sind reich an Polyphenolen, vor allem die Zwiebel, die das für seine antioxidative und entzündungshemmende Wirkung bekannte Flavonoid Quercetin enthält. Etwa eine halbe Zwiebel am Tag scheint das Risiko von Dickdarm-, Kehlkopf-, Lungen- und Eierstockkrebs zu senken. Knoblauch soll gegen Strahlung schützen und kann daher während einer Bestrahlung hilfreich sein. Sowohl Zwiebeln als auch Knoblauch wirken antimikrobiell und können Bakterieninfektionen vor allem in der Mundhöhle vorbeugen helfen.

Auch diese Lebensmittel setzen heilsame Enzyme frei, wenn sie zerdrückt, klein geschnitten oder gekaut werden. Man erkennt diesen Vorgang am vertrauten durchdringenden Aroma dieser Gemüse, allerdings muss man sie frisch essen, um davon zu profitieren. Versuchen Sie, nicht allzu viele Zwiebelschichten mit abzuschälen, denn genau unter der Schale sitzen die meisten Flavonoide, wobei rote Zwiebeln meist einen höheren Gehalt haben als weiße.

Knoblauch sollten Sie idealerweise hacken oder durchdrücken und vor dem Kochen 5 bis 10 Minuten ruhen lassen. Dabei kommen das Aliin und das aktivierte Enzym Aliinase miteinander in Kontakt und bilden Allicin. Wenn man den Knoblauch erhitzt, bevor das Allicin sich gebildet hat, verliert man einen Teil der therapeutischen Wirkung und des Geschmacks, die unglücklicherweise durch das Kochen weiter reduziert werden. Am besten nimmt man Knoblauch daher roh in einem Salatdressing oder einem Smoothie zu sich.

Auch die therapeutische Wirkung der Zwiebel erhöht sich, wenn man sie zwischen dem Schneiden und dem Erhitzen mindestens 5 Minuten ruhen lässt.

Meeresgemüse und Jod

Einer Hypothese zufolge könnte Jodmangel der Grund für die Verbindung zwischen Brustkrebs und Schilddrüsenerkrankungen sein. Jod ist für die Schilddrüsenfunktion wichtig, und immer mehr Menschen leiden unter einem Jodmangel, der als Ursache für die Entstehung von fibrozystischen Brustveränderungen und Knoten in der Brust gilt. Seetang enthält reichlich Jod, und bei Ratten hat die tägliche Einnahme einer Seetanglösung Brustkrebszellen an der Vermehrung gehindert. Im Reagenzglas hat sie bei menschlichen Brustkrebszellen die Apoptose, also den Zelltod ausgelöst. Ebenfalls bei

Ratten konnte Jod die Angiogenese hemmen (s. S. 31). Es wird von jeder Zelle im Körper aufgenommen und wirkt antioxidativ und entzündungshemmend.

Meeresgemüse wird in Japan in großer Menge gegessen, wo Brustkrebs seltener vorkommt als im Westen. Im Rahmen einer europäisch geprägten Ernährung ist es allerdings schwierig, ausreichend Jod aufzunehmen, da unsere Böden und damit unsere Pflanzen arm an Jod sind. Dafür kommt es konzentriert im Meer vor, was auch die hohe Konzentration in Seetang erklärt. Brauner Seetang wie Kelp und Wakame enthält das meiste Jod, er liefert damit bis zu 500 Prozent der empfohlenen Tagesdosis pro Portion und sollte in Maßen genossen werden. Meist sollte schon eine Portion in der Woche ausreichen.

Eventuell muss man sich an den Geschmack erst gewöhnen, aber es stehen viele Sorten zur Auswahl. Sie können Seetang in Pfannengerichten, Salaten und Smoothies verarbeiten, oder Sie kaufen Flocken, die Sie auf Salate, Suppen und Eintöpfe streuen. Es gibt sogar Mischungen aus Seetang und Salz in der Mühle. Sie können auch Jodsalz kaufen, das aber hochgradig raffiniert ist. Die bessere Lösung ist rosa Himalajasalz, das ebenfalls etwas Jod enthält.

Fucoidan ist ein sulfatiertes Polysaccharid, das in Braunalgen und Kelp vorkommt. Es kann die Apoptose auslösen, die Aktivität der Immunzellen steigern und Metastasen hemmen. Man kann es als Nahrungsergänzungsmittel kaufen.

Leinsamen

Leinsamen scheint dank seiner entzündungshemmenden Omega-3-Fettsäuren eine ganze Reihe bemerkenswerter therapeutischer Eigenschaften zu besitzen. Es gibt zahlreiche Studien an Tieren, aber auch Tests am Menschen, in denen sie bei Brust- und Prostatakrebs Wachstum und Vermehrung der Tumorzellen reduzieren konnten.

Die Phytoöstrogene im Leinsamen scheinen hormonmodulierend zu wirken, indem sie an den Östrogenrezeptoren der Zellen andocken und sie vor der schädlichen Wirkung der stärkeren Östrogene des Körpers schützen. Man nimmt an, dass diese Funktion auch die Wirkung von Hormontherapien nach der Behandlung hormonbedingter Krebsarten (s. S. 36, 86) verstärken kann. Darüber hinaus können sie die Symptome der Menopause lindern helfen.

Patienten mit hormonsensitiven Tumoren wird oft empfohlen, Lebensmittel mit Phytoöstrogenen zu meiden, weil sie schädliche Hormone stimulieren. Das Thema sorgt verständlicherweise für einige Verwirrung, aber die Forschung hat deutlich mehr Belege für eine schützende Wirkung als für eine eventuelle Gefährlichkeit.

Die Biochemikerin Dr. Johanna Budwig entdeckte die gesunde Wirkung der Omega-3-Fettsäuren in Leinöl und schloss Leinsamen so in ihre Diät ein, dass sie von den Zellen gut aufgenommen werden (s. S. 117). Zudem enthalten Leinsamen auch Ballaststoffe, die sehr gut für die Darmgesundheit sind.

Mahlen Sie Leinsamen immer frisch und streuen Sie sie über Frühstückscerealien, Smoothies, Joghurt und Obstsalat oder rühren Sie mit heißem Wasser und Leinsamen ein Porridge an. All diese Zubereitungen helfen bei Verstopfung. Sie können Leinsamen auch gemahlen kurz vor dem Servieren in

Eintopf und Bolognesesoße rühren, was sie besonders cremig und nahrhaft macht. Leinsamentee ist ebenfalls sehr gut für den kranken Darm: Lassen Sie 1 EL Leinsamen 10 Minuten in einer Tasse mit kochend heißem Wasser ziehen, seihen Sie anschließend den Tee ab und trinken Sie ihn.

Wichtige Nährstoffe

Die Tabelle auf Seite 58–61 enthält eine umfassende Liste von Nährstoffen und ihren Lieferanten. Sie alle sind auf ihre Weise für die Gesundheit wichtig. Bei den folgenden Nährstoffen war es mir wichtig, sie gesondert zu erwähnen, entweder weil sie uns häufig fehlen oder weil sie durch eine Therapie ausgeschwemmt werden.

Kalzium und Vitamin D

Bei einer längerfristigen Behandlung mit Steroiden besteht das erhöhte Risiko einer Osteoporose. Auch eine Chemotherapie kann vorübergehend den Kalziumspiegel im Körper senken. Den Patienten verschreibt man dann gern Kalzium- und Vitamin-D-Präparate. Aber auch Gesunde machen sich oft Sorgen um eine ausreichende Versorgung mit Kalzium, vor allem, wenn sie bewusst auf Milchprodukte verzichten (s. S. 93). Wenn man sich aber gesund und ausgewogen ernährt, bekommt man auch ausreichend Kalzium und muss sich keine Sorgen machen.

Aber auch die Versorgung mit Vitamin D ist wichtig, da es die Kalziumaufnahme verbessert und äußerst wichtig für gesunde Knochen ist. Daneben spielt es noch weitere Rollen, wie die Regulierung der Tumorzellteilung, die Einschränkung der Angiogenese und die Beschleunigung des Tumorzelltods. Wir gewinnen es vor allem durch Kontakt der bloßen Haut mit Sonnenlicht, dessen ultraviolette Strahlung Cholesterin in Vitamin D_3 umwandelt. Es handelt sich im Grunde um ein Steroidhormon, das wir nur in geringen Mengen aus Lebensmitteln wie Fettfisch und Lebertran, Eiern und Fleisch sowie Milchprodukten von Weidevieh beziehen können. Leider leiden viele Bewohner der Nordhalbkugel unter Vitamin-D-Mangel, der umso wahrscheinlicher auftritt, je dunkler die Haut ist.

Angesichts der Zunahme von Hautkrebserkrankungen müssen wir uns natürlich mit Sonnencreme und Kopfbedeckungen vor Sonnenbrand schützen, sollten aber im Sommer auch so viel ungeschützte Haut wie vernünftig und möglich der Sonne aussetzen. Wir brauchen regelmäßig nur etwa 20 Minuten Sonnenschein auf Gesicht und bloßen Armen, um genügend Vitamin D zu erzeugen, das dann im Körper eingelagert wird. Im Winter ist die Sonne zu schwach für die Produktion, und der Körper greift auf seine Speicher zurück. Frauen sollten beachten, dass die meisten Feuchtigkeitscremes einen Sonnenschutzfaktor besitzen, der die Vitamin-D-Produktion einschränkt.

Die Forschung hat gezeigt, dass hohe Kalziumdosen in der Ernährung und in Ergänzungsmitteln Dickdarmkrebs vorbeugen können. Nehmen Sie aber nur so viel Kalzium (in Verbindung mit Vitamin D) zu sich, wie Ihr Arzt empfiehlt. Ihr Arzt sollte bei einer Krebsdiagnose außerdem Ihren Vitamin-D-Spiegel bestimmen. Lassen Sie sich von ihm beraten, wenn er einen Mangel feststellt. Nehmen Sie ohne ärztlichen Rat keine hohen Mengen an Vitamin-D-Präparaten ein. Weitere Informationen zum Zusammenhang zwischen Vitamin D und der Knochengesundheit sowie zwischen Vitamin D und Krebs finden Sie im Report des Scientific Advisory Committee on Nutrition (SACN) (in englischer Sprache).

Vitamin A – Retinoide und Carotinoide

Vitamin A findet sich in einigen tierischen Lebensmitteln, vor allem aber in Leber. Dazu kommt es in Form von Beta-Carotin von gelben und roten Gemüsen (Süßkartoffeln, Möhren, getrocknete Aprikosen, Netzmelonen, Papayas, rote Paprika, Tomaten) und grünem Blattgemüse. Als fettlösliches Vitamin benötigt es für die Aufnahme Fett in der Nahrung.

Vitamin A und seine Derivate (Retinoide und Carotinoide) spielen eine Rolle bei der Förderung gesunden Zellwachstums. Manche Carotinoide scheinen die Tumorprogression zu blockieren, allen voran das Lycopin in Tomaten, das offenbar das Risiko von Prostatakrebs senkt. Es hilft zudem bei der Heilung der Darmschleimhaut (s. S. 88) und unterstützt die Immunzellen.

Coenzym Q10

Q10 ist ein starkes Antioxidans und spielt eine wichtige Rolle bei der Energieproduktion der Mitochondrien (s. S. 27), vor allem in sehr aktivem Gewebe wie dem Herzmuskel. In der Chemotherapie eingesetzte Anthracycline wie Doxorubicin und Daunorubicin können nachhaltig den Herzmuskel schädigen. Studien haben gezeigt, dass eine Supplementierung mit Q10 während der Chemotherapie wohl unbedenklich ist und zum Schutz der Mitochondrien der Herzmuskelzellen beitragen kann. Eine bislang inoffizielle Dosierungsempfehlung beläuft sich auf 100 Milligramm pro Tag.

Q10 entsteht im Körper, muss also nicht unbedingt über die Nahrung aufgenommen werden. Die wichtigsten Quellen sind Innereien und Fettfisch sowie manche Gemüse.

Selen

Ein zu niedriger Selenspiegel könnte das Risiko vor allem von Prostata-, Brust-, Haut- und Magenkrebs erhöhen. Es ist wichtig für die Immunabwehr und schützt unsere Zellen, indem es die Verteidigung des Körpers gegen freie Radikale stärkt und entzündungshemmend wirkt.

In vielen Ländern, wie auch hier in Großbritannien, wird seit einigen Jahrzehnten immer weniger Selen über die Ernährung aufgenommen, und man sollte dafür sorgen, wieder mehr selenhaltige Lebensmittel zu essen. Die besten Quellen sind Paranüsse (deren Gehalt allerdings schwanken kann), Fisch, Fleisch, Innereien, Eier, Nüsse, Samen, Seetang und Getreide.

Es gibt kaum Tests zu Selenmangel, und hochdosierte Nahrungsergänzungsmittel können schaden, solange man nicht weiß, ob man einen Mangel hat. Nehmen Sie ohne ärztliche Empfehlung nicht mehr als 100 Milligramm am Tag zu sich. In der Regel reichen dazu schon zwei Paranüsse, die aber so frisch wie nur möglich sein sollten. Bewahren Sie sie im Kühlschrank auf, damit sie nicht oxidieren.

Zink

Während der Chemotherapie sinkt häufig der Zinkspiegel. Zink ist wichtig für die Wundheilung, die Immunabwehr und die Aktivität zahlreicher Enzyme. Außerdem ist es an Zellreparatur und -teilung beteiligt und wirkt entzündungshemmend. Ein Mangel wird mit zahlreichen Krebsarten vor allem an Hals und Kopf in Verbindung gebracht. Vegetariern fällt es schwerer, ausreichend Zink über die Nahrung aufzunehmen, da es vor allem in Rindfleisch vorkommt. Andere Quellen sind Milchprodukte, Eier, Samen und Getreide.

Eine Supplementierung sollte nur unter ärztlicher Begleitung stattfinden, da zu viel Zink das Tumorwachstum beschleunigen kann.

Wenn Sie anämisch sind und Eisenpräparate brauchen, nehmen Sie sie zwischen den Mahlzeiten, da Eisen die Aufnahme von Zink aus der Nahrung behindert. Gehen Sie mit Ergänzungsmitteln vorsichtig um, da ein Übermaß an Zink die Funktion der Immunzellen ebenso beeinträchtigt wie ein Mangel. Beraten Sie sich auf jeden Fall mit Ihrem Arzt.

B-Vitamine

Auch hier kann die Chemotherapie zu einem Mangel führen. Die Tabelle auf Seite 58–61 listet viele Nahrungsmittel für jedes der B-Vitamine auf. Das Krebsmedikament Methotrexat kann die Umwandlung von Folsäure in seine aktive Form verhindern, deshalb sollten Sie Vitaminpräparate nur nach Rücksprache mit Ihrem Arzt einnehmen.

Cholin gilt als vitaminähnliche Substanz und ist wichtig für gesunde Zellmembranen und die Nervenfunktion. Außerdem wirkt es entzündungshemmend. Bedeutende Quellen sind Meeresfrüchte, Eier, Geflügel, Fleisch und grünes Blattgemüse.

Küchenkräuter und Gewürze

Kräuter und Gewürze liefern nicht nur Nährstoffe und geben Geschmack, sondern unterstützen auch die Verdauung und Entgiftung und können entzündungshemmend und antibakteriell wirken. Zudem können sie helfen, den metallischen Geschmack durch die Chemotherapie loszuwerden.

Wir haben im Folgenden eine Liste von Kräutern und Gewürzen zusammengestellt, die Sie regelmäßig verwenden sollten. Es gibt aber noch sehr viel mehr zu entdecken und auszuprobieren. Frisch sind sie natürlich am besten, aber auch getrocknete Vorräte sind gut, solange man sie auch wirklich nutzt! Achten Sie möglichst immer auf Bio-Qualität.

Bewahren Sie frische Kräuter in Gefrierbeuteln oder Schraubgläsern im Kühlschrank auf. Manche Kräuter kann man auch gut hacken und für mehrere Monate einfrieren. Verwenden Sie frische und getrocknete Kräuter immer im Verhältnis 2:1, da die frischen weniger aromatisch sind, und geben Sie sie erst zum Ende der Kochzeit hinzu, damit ihre ätherischen Öle und der zarte Geschmack erhalten bleiben.

Kräuter

Basilikum

Die ätherischen Öle des Basilikums entspannen die glatten Muskeln des Verdauungstrakts und erweitern die kleinen Blutgefäße, was die Verdauung fördert und Krämpfe lindert. Kauen Sie ein Basilikumblatt gegen den üblen Geschmack der Chemotherapie. Basilikum passt besonders gut zu Tomaten, aber auch zu vielen anderen Speisen und

Kräutern und ist ein guter Partner für Knoblauch, Thymian und Oregano.

Dill

Dill ist ein Karminativum, das heißt, er hilft gegen Blähungen, und er besitzt antimikrobielle und krebshemmende Eigenschaften. Er hilft der Leber dabei, Giftstoffe aus dem Körper auszuschwemmen, und schmeckt köstlich zu Fisch.

Zitronenstrauch, Verbene

Dieses wundervoll nach Zitrone duftende Kraut hat viele medizinische Eigenschaften. Es ist eine pflegeleichte, laubwechselnde Pflanze mit vielen Blättern, die frisch oder getrocknet als Tee verwendet werden können.

Verbene wirkt extrem beruhigend und kann bei Verdauungsstörungen, Blähungen, Übelkeit und Durchfall helfen und gleichzeitig den Appetit anregen. Sie ist entzündungshemmend und antiviral. Dank seiner leicht sedierenden Wirkung kann ein Aufguss vor dem Schlafengehen bei Schlafstörungen helfen. In Kombination mit Kamille verstärkt sich diese Wirkung noch.

Minze

Minze ist reich an Verbindungen, die Entstehung und Wachstum von Tumoren hemmen können. Sie ist ein großartiges Karminativum und hilft der Verdauung. Dazu kann sie wirksam bei Verdauungsstörungen und den Symptomen des Reizdarms sein. Übergießen Sie die Blätter mit heißem Wasser und lassen Sie den Aufguss einige Minuten ziehen. Sie können auch gleich eine größere Menge in einer Cafetiere aufbrühen und im Kühlschrank aufbewahren.

Oregano

Auch dieses Kraut besitzt starke antioxidative Eigenschaften, oft mehr als die anderen Kräuter, Früchte und Gemüse, selbst mehr als Heidelbeeren! Darüber hinaus wirkt es dank seiner ätherischen Öle Thymol und Carvacrol antimikrobiell. Beide können das Wachstum von Bakterien wie *Staphylococcus aureus* hemmen. Oregano ist eng mit dem Majoran verwandt, und beide sind Angehörige der Gattung der Minzen. Man nennt den Oregano auch »wilden Majoran«, aber Majoran ist etwas milder und süßer. Beide Kräuter lassen sich leicht im Garten oder im Blumentopf ziehen, und ihre Blätter sind wunderbar aromatisch und verleihen Gerichten einen feinen Geschmack.

Petersilie

Die Petersilie wird schon seit langem als Heilkraut genutzt und gilt als hervorragendes Nervenstimulans und Entgiftungsmittel. Ihre ätherischen Öle wirken antiseptisch und krebshemmend. Sie ist reich an Chlorophyll und Carotinen und eine gute Quelle für Vitamin C, Folat, Eisen und zahlreiche andere Mineralien. Sie gehört zur gleichen Pflanzengattung wie Möhren und Sellerie und ist vor allem in einer krausen und einer glattblättrigen Variante zu kaufen. Letztere duftet stärker und schmeckt weniger bitter als die krause Petersilie.

Rosmarin

Der an Flavonoiden und ätherischen Ölen reiche Rosmarin kann helfen, Entzündungen zu lindern, er kann die Abwehrkräfte stärken, die Durchblutung fördern und die Verdauung verbessern. In der Antike glaubte man, er stärke das Gedächtnis, und tatsächlich verbessert er wohl die Blutzufuhr zum Gehirn.

Rosmarin zählt zu den Minzen und besitzt einen angenehm durchdringenden Geschmack und Geruch. Der immergrüne Strauch mit seinen nadelartigen Blättern ist leicht zu ziehen. Streifen Sie die Nadeln mit den Fingern vom Stiel und hacken Sie sie mit einem scharfen Messer klein. Das Kauen auf einer Rosmarinnadel kann gegen den metallischen Geschmack helfen, der oft die Chemotherapie begleitet. Sobald die Öle vollständig freigesetzt sind, können Sie die Nadel ausspucken.

Estragon

Der an Antioxidantien reiche Estragon besitzt auch starke fungizide und antimikrobielle Eigenschaften. Sein süßer Anisgeschmack passt gut zu Fisch, Hähnchen und vielen Gemüsen.

Thymian

Der schon von den alten Griechen genutzte und im Mittelalter als Tee getrunkene Thymian ist reich an Antioxidantien und wirkt krampflösend, antibakteriell und blähungslösend. Studien deuten darauf hin, dass er auch die Hirnfunktion unterstützt. Er schmeckt köstlich zusammen mit Knoblauch und Zitrone als Würze für Backhähnchen.

Gewürze

Kardamom

Dieses vielseitige Gewürz eignet sich sowohl für herzhafte als auch für süße Gerichte. Man kann ihn meist als Kapseln kaufen, aus denen man die Samen lösen und dann mahlen kann. Er wirkt beruhigend auf den Darm und kann die Verdauung fördern. Er erfrischt auch den Gaumen und kann helfen, den metallischen Geschmack während der Chemotherapie loszuwerden.

Chili

Capsaicin ist ein Carotinoid und der Hauptwirkstoff in Chilischoten. Es scheint hochwirksam gegen Krebs zu sein, aber manche Studien warnen auch, dass seine Schärfe gesunde Zellen schädigen und so Tumore verursachen könnte. Deshalb sollte man es mit der Schärfe vielleicht nicht übertreiben. Im Großen und Ganzen aber überwiegen die positiven Eigenschaften, und wir sollten Chilis sehr viel öfter verwenden.

Capsaicin kann Leberschäden vorbeugen und in einer Creme Nervenschmerzen lindern, die oft in Verbindung mit einer Krebsbehandlung auftreten. In einer Studie mit Prostatakrebszellen hat Capsaicin die Apoptose gefördert, in einer anderen seine Fähigkeit gezeigt, die Mitochondrienaktivität in Tumorzellen zu stören, nicht aber die in gesunden Zellen. Je schärfer eine Chilischote ist, desto mehr Capsaicin enthält sie, aber seien Sie lieber vorsichtig, wenn Sie Mundgeschwüre haben.

Zimt

In Studien hat Zimt die Fähigkeit gezeigt, die Durchblutung und die Verdauung zu fördern, und er hat sich als Antikonvulsivum und Diuretikum sowie als Antibiotikum erwiesen. Eine kleine Studie des Fachmagazins *Diabetes Care* untersuchte 2003 60 Männer und Frauen mit Typ-2-Diabetes und fand heraus, dass nur 1 Gramm (etwa ¼ Teelöffel) Zimt für eine Zeit den Blutzuckerspiegel senkte. Das Phänomen muss noch genauer erforscht werden, aber Zimt ist auch ein großartiger Ersatz für Zucker: Er gibt eine feine Süße und ist unter Umständen auch noch in der Lage, den Blutzucker zu regulieren.

Zimt wird aus der Rinde zweier Baumarten gewonnen: dem Ceylon-Zimtbaum, der in Südostasien, Südamerika und auf den Westindischen Inseln wächst, und der Zimtkassie, die in Zentralamerika gedeiht. Er ist in Form von Stangen und als Pulver erhältlich. In früheren Zeiten wurde Zimt so hochgeschätzt, dass er teurer war als Gold. Er ist ein sehr nützliches Gewürz, das sich auch für herzhafte Gerichte eignet.

Gewürznelken

Nelken sind reich an Eugenol, das die Auswirkungen von Umweltgiften im Körper reduzieren kann. Es wirkt entzündungshemmend und beugt Tumoren im Darm vor. Früher gaben Zahnärzte Gewürznelken gegen Zahnschmerzen, weil sie mild anästhetisierend und antibakteriell wirken. Sie können auch bei der Heilung von Mundschleimhautentzündung helfen.

Koriander

Koriander fördert die Verdauung, beruhigt den Verdauungstrakt und kann den Blutzuckerspiegel regulieren helfen. Außerdem wirkt er entzündungshemmend, antibakteriell und kann sogar Beklemmungen lindern. Koriandergrün ist ein guter Lieferant für Eisen und Magnesium sowie für die Vitamine C und K.

Kreuzkümmel

Kreuzkümmel oder Cumin fördert die Verdauung, indem er vor allem die Bauchspeicheldrüsenenzyme stimuliert. Deshalb ist es gut, zum Essen einen Kreuzkümmeltee zu trinken. Möglicherweise wirkt er dank seiner antioxidativen und entgiftenden Eigenschaften auch krebsvorbeugend.

Kreuzkümmel wird in aller Welt genutzt, was wohl vor allem an seinem wunderbar komplexen Geschmack liegt, der zu so vielen Speisen passt. Für einen Tee brühen Sie 2 Teelöffel Kreuzkümmelsamen mit 500 Milliliter Wasser auf und lassen sie abgedeckt 10 Minuten ziehen.

Bockshornklee

Bockshornklee hilft bei Verdauungsstörungen und Magenverstimmungen und wirkt entzündungshemmend. Er wird traditionell zur Linderung von Wechseljahresbeschwerden eingesetzt und scheint dabei zu helfen, den Blutzuckerspiegel zu regulieren. Bockshornkleesamen werden geröstet, dann gemahlen und in Gewürzmischungen und für Currys verwendet. In der indischen Küche nutzt man auch die Blätter getrocknet oder frisch im Salat.

Ingwer

Ingwer ist ein großartiges Gewürz, um die Symptome eines Reizdarms, wie Krämpfe und Blähungen, zu lindern. Am ehesten ist wohl seine Wirkung gegen Übelkeit bekannt, und er wurde auch schon zusammen mit antiemetischen Medikamenten erprobt, deren Wirkung er verstärkte, wobei er allein ebenso stark gegen Übelkeit und Erbrechen wirken kann. Ich habe beobachtet, dass er manchen Menschen hilft, während andere keine Wirkung feststellen. Am besten hilft bei Übelkeit ein Ingwertee: Schneiden Sie zwei dünne Scheiben von der Wurzel und brühen Sie sie mit heißem Wasser auf. Trinken Sie den Tee über den Tag verteilt in kleinen Schlucken.

Ingwer wirkt zudem stark entzündungshemmend und wurde schon erfolgreich bei rheumatoider Arthritis eingesetzt. Sie können ihn als Gewürz in Speisen reiben, aber Vorsicht: Er ist sehr stark.

Safran

Safran wird aus dem Staubfaden einer Krokusart gewonnen. Das ist ein arbeitsintensiver Vorgang mit geringem Ertrag, was sich im Preis niederschlägt. Allerdings kommt man mit ein wenig Safran auch sehr weit, und seine medizinischen Eigenschaften sind den Preis allemal wert!

Das Carotin im orangen Pigment des Safrans verleiht ihm seine antioxidativen und krebshemmenden Eigenschaften. Beim Labortest mit menschlichen Zellen konnte er Tumorzellen hemmen und die Apoptose auslösen, während er gesunde Zellen anregte. Er scheint auch gesunde Zellen vor dem schädlichen Einfluss von Karzinogenen zu schützen und ihre Ausschwemmung zu fördern.

Kurkuma – s. S. 62.

Säfte und Smoothies

Mit selbstgepressten Säften können Sie Ihren Anteil an Obst und Gemüse auf leckere Weise erhöhen. Die Nährstoffe können so besser aufgenommen werden und ihre gesunde Wirkung entfalten, was besonders gut ist, wenn die Darmfunktion infolge einer Therapie oder nach einer Operation beeinträchtigt ist.

Frisch gepresste Säfte enthalten viele Enzyme, die gut für die Verdauung und die optimale Verstoffwechselung von Nährstoffen sind und die durch Kochen zerstört würden. Zudem liefern frisch gepresste und gemischte rohe grüne Gemüse und Sprossen reichlich Chlorophyll, das antioxidativ und krebshemmend wirkt.

Smoothies werden aus ganzen Früchten oder Gemüsen gemacht und enthalten dadurch Ballaststoffe, die die Leberfunktion unterstützen, indem sie überschüssiges Östrogen, Cholesterin und Toxine binden und aus dem Körper schaffen. Daneben fördern sie auch die Darmfunktion. Smoothies sättigen besser als Säfte und eignen sich gut fürs Frühstück.

Tipps zu Entsaftern und Mixern finden Sie auf Seite 147.

Tipps zu Säften und Smoothies

- Grüne Gemüsesäfte sind besser als Fruchtsäfte, weil sie stärker heilen, regenerieren und entgiften und wesentlich mehr Mineralien und Sauerstoff enthalten. Fruchtsäfte enthalten oft mehr Zucker und sollten mit Wasser verdünnt werden, um ein Zuckerhoch zu vermeiden.
- Säfte und Smoothies beginnen auf der Stelle zu oxidieren, sollten also sofort getrunken werden. Wenn das nicht möglich ist, bewahren Sie sie bis zu 24 Stunden in luftdicht schließenden Behältern im Kühlschrank auf und trinken sie unmittelbar nach dem Öffnen.
- Waschen Sie alle Zutaten vor dem Entsaften oder Mixen gründlich ab und verwenden Sie nach Möglichkeit erntefrische Bio-Ware.
- Gurke und Staudensellerie sind eine gute Basis für grüne Säfte, weil sie viel Wasser

enthalten und den starken Geschmack anderer Gemüse abmildern können.

- Weizengrassaft wird aus jungen Weizenschösslingen gewonnen und ist extrem nährstoffreich, so dass die maximale Dosis bei zweimal täglich 50 Milliliter liegt. Er sollte absolut frisch sein und wirkt am besten unverdünnt auf leeren Magen. Man kann getrocknetes Weizengras kaufen, das zwar nicht so gut ist wie frisches, aber immer noch eine gute Alternative darstellt. Frisches Weizengras findet man online und im Reformhaus. Frisch gepresster Saft lässt sich gut in Eiswürfeltabletts einfrieren.
- Keimsprossen enthalten bis zu fünfzigmal mehr Nährstoffe als die ausgewachsenen Pflanzen oder Gemüse und empfehlen sich damit sehr fürs Entsaften. Versuchen Sie Sonnenblumen-, Zuckerschoten-, Alfalfa-, Bockshornklee-, Brokkoli-, Zwiebel- und Radieschensprossen.
- Reduzieren Sie Ihren Konsum an grünem Saft während einer Chemo- oder Strahlentherapie auf ein Glas am Tag, weil Sie sonst die Reaktion des Körpers auf die Medikamente verfälschen, indem Sie die Leberfunktion verändern.

Gute Zutaten für Säfte und Smoothies

Aloe vera
Ananas
Apfel
Avocado
Banane
Basilikum
Beeren
Birne
Brokkoli
Brunnenkresse
Fenchel
Fuchsulme
Grünkohl
Gurke
Ingwer
Joghurt
Kernöle (unraffiniert)
Knoblauch
Korianderblätter
Mandelmilch
Mango
Melone
Möhre
Nüsse / Nussbutter
Okra
Papaya
Petersilie
Rote Bete
Seetang
Spinat
Sprossen
Staudensellerie
Tomaten
Weintrauben
Weißkohl
Weizengras
Zitronen-/Limettensaft
Zucchini
Zwiebel

Ernährungsfragen

Lohnen sich Bio-Lebensmittel?

Ich finde es traurig, dass eine Ernährung mit biologisch angebauten Lebensmitteln oft als Besserverdiener-Hobby abgetan wird. Ebenso schade ist es, dass die Forschung sich oft auf Geschmack und Nährstoffgehalt konzentriert, statt sich mit den Vorzügen geringerer Mengen an Herbiziden, Insektiziden und Fungiziden zu befassen. Dabei entscheiden sich die meisten Menschen für Bio-Ware, weil es gesünder ist, weniger Pestizide zu sich zu nehmen, und nicht so sehr wegen des viel besseren Geschmacks. Der ist ein willkommener Zusatznutzen.

Bis heute werden Vor- und Nachteile einer organischen gegenüber einer konventionelleren Ernährung viel zu selten erforscht, von Langzeitstudien zu den gesundheitlichen Konsequenzen ganz zu schweigen. Es gibt aber auch bedeutsame Erkenntnisse. So haben Forscher herausgefunden, dass Bio-Lebensmittel mehr sekundäre Pflanzenstoffe

(s. S. 54) mit krebshemmender Wirkung und wesentlich weniger Kadmium (ein Toxin) enthalten. Es gibt Belege dafür, dass Bio-Fleisch und Milchprodukte von Weidetieren deutlich mehr entzündungshemmende Omega-3-Fettsäuren enthalten, während industriell erzeugte Produkte von Mastvieh mehr Omega-6-Fettsäuren enthalten, die entzündungsfördernd sein können.

Es gibt auch Hinweise darauf, dass Bio-Produkte ein geringeres Risiko einer Bakterieninfektion tragen, was nicht heißt, dass man sie nicht trotzdem gründlich waschen und gegebenenfalls kochen sollte. Dagegen sind nicht biologisch erzeugte Produkte mit wesentlich höherer Wahrscheinlichkeit mit antibiotikaresistenten Bakterien belastet. Das ist aktuell ein großes Problem, das Bio-Erzeuger dadurch umgehen, dass sie ihre Tiere nicht routinemäßig mit Antibiotika behandeln. Studien haben gezeigt, dass Kinder, die sich vorwiegend biologisch ernähren, wesentlich geringere Pestizidrückstände im Körper haben als diejenigen, die meist konventionelle Produkte essen. Andere Studien weisen darauf hin, dass die Pestizidmengen in Bio-Produkten um 30 Prozent geringer sein können als in Nicht-Bio-Produkten, vor allem bei Zitrusfrüchten, Ananas, Weintrauben und Weizen. Letztere überschreiten sogar hin und wieder die gesetzlich vorgeschriebenen Grenzwerte.

Bio-Qualität preiswerter einkaufen

Den meisten ist klar, dass Bio-Produkte gesünder sind. Aber wie soll man das bezahlen, wo sie doch in der Regel auch spürbar teurer sind als konventionell hergestellte Lebensmittel. Zum Glück gibt es Möglichkeiten, die Kosten im Zaum zu halten:

- Manche Händler bieten Bio-Gemüsekisten im Abonnement an, die hin und wieder deutlich preiswerter sind, als wenn man die Lebensmittel einzeln im Supermarkt kauft, und eine gute Möglichkeit darstellen, die unterschiedlichsten Gemüse zur Auswahl zu haben. Das Angebot reicht vom kleinen lokalen Bio-Bauernhof bis zum Großhändler, der neben Obst und Gemüse auch Fleisch, Milchprodukte und Alltagszutaten anbietet. Bio ist nicht immer auch gleich teurer. Eine gründliche Recherche lohnt sich auf jeden Fall und fördert eventuell das eine oder andere gute Angebot zutage. Machen Sie aber auf jeden Fall einen Bogen um überlagerte Lebensmittel: Wenn ich die Wahl zwischen einem traurig hängenden Bio-Kohl und einem frisch aussehenden konventionell angebauten Kohl habe, nehme ich lieber das konventionell erzeugte Gemüse, das frisch ist und mehr Nährstoffe bietet.
- Überlegen Sie sich, ob Ihnen Bio-Ware die Mehrkosten wert ist. Websites wie die des Pesticide Action Network (in englischer Sprache) führen Listen mit Lebensmitteln und ihrem Pestizidgehalt. Das kann die Entscheidung erleichtern, welche Produkte man lieber aus biologischem Anbau kauft und welche getrost aus der konventionellen Produktion stammen dürfen.
- Die Environmental Working Group (EWG) ist eine amerikanische Website mit einer Fülle von Informationen zu Bio-Produkten, von Lebensmitteln über Putzmittel bis hin zu Kosmetika. Auch Greenpeace und Stiftung Ökotest bieten sich an.

- Ernähren Sie sich hauptsächlich pflanzlich, um Geld zu sparen. Fleisch ist deutlich teurer als beispielsweise Bohnen oder Hülsenfrüchte.
- Kaufen Sie beim Bio-Fleisch preiswertere Stücke ein und garen Sie sie mit Niedertemperaturtechniken.
- Kaufen Sie nachhaltig gefangenen Wildfisch. Bio-Zuchtfisch kann sehr teuer sein.
- Kaufen Sie auf dem Wochenmarkt oder direkt im Hofladen eines Bauernhofs ein. Lernen Sie die Produzenten Ihrer Region kennen, vielleicht entdecken Sie nachhaltig produzierte Lebensmittel, die nicht unbedingt bio sind. Bio-Siegel sind teuer und nicht leicht zu bekommen, aber es gibt auch Landwirte, die nachhaltig und naturnah arbeiten, ohne die entsprechenden Zertifikate vorweisen zu können.
- Tiere, die überwiegend auf der Weide grasen, haben ungeachtet einer Bio-Zertifizierung gesünderes Fett (s. S. 48).
- Bauen Sie Ihr eigenes Bio-Gemüse an. Das mag hoffnungslos idealistisch klingen – ich weiß, wie schwer das ist, seit ich versucht habe, einen Schrebergarten ökologisch zu bewirtschaften. Aber ein paar Kübel oder Pflanzsäcke mit Gemüse und Kräutern passen auch auf den Balkon oder die Terrasse. Auch ein Blumenkasten mit Kräutern und ein, zwei Salate im Topf sind schon eine gute Sache.
- Suchen Sie in Wald und Flur nach wildwachsenden Kräutern, Beeren und Pilzen, aber achten Sie darauf, nicht in fremden Revieren zu wildern.
- Wenn Sie den Platz haben, halten Sie Hühner und Bienen.

Sind Milchprodukte gesund?

Aufgrund widersprüchlicher Ratschläge in den Medien treibt viele die Frage um, ob Milchprodukte gesund sind – vor allem Frauen, die an hormonabhängig wachsendem Brustkrebs leiden. Milchprodukte enthalten Hormone, Wachstumsfaktoren (IGF-1, s. S. 31) und durch die moderne intensive Landwirtschaft vermutlich noch weitere Stoffe dieser Art. Studien aus Asien zeigen, dass Frauen bei geringerem Milchkonsum seltener an hormonempfindlichen Tumoren leiden. Bei der Forschung zu Hormonen in Milchprodukten und erhöhtem IGF-Spiegel fand sich ebenfalls ein Zusammenhang zwischen Milchprodukten und einem häufigeren Auftreten von Brust- und Prostatakrebs. Die Forschung ist auf diesem Gebiet aber weder abgeschlossen noch eindeutig.

Mein Rat wäre daher, sich auf einen moderaten Verzehr von Milchprodukten aus der ökologischen Landwirtschaft zu beschränken. Diese sollten frei von zusätzlichen Hormonen und Antibiotika sein und gesunde Omega-3-Fettsäuren und konjugierte Linolsäuren (s. S. 49–51) liefern. Wer gern Milch im Tee oder Kaffee trinkt, ein wenig Butter und Käse und gelegentlich probiotischen Joghurt isst, ist vermutlich auf der sicheren Seite.

Den meisten Menschen fällt der Verzicht auf Käse am schwersten. Einige kleine Hersteller bieten erstklassige, nicht pasteurisierte, natürlich verarbeitete Käse an. Rohmilch aus guten Quellen ist in vielerlei Hinsicht am besten, da sie noch alle darmpflegenden Bakterien besitzt (s. S. 88–91) – aber natürlich auch schädliche Bakterien enthalten kann. Lebensmittelbedingte Erkrankungen sind immer eine Bedrohung, seien Sie deshalb

Guter Rat vom Bio-Bauern

Guy Watson von Riverford Organics, Devon

Ein mit Muße in der Hügellandschaft Devons gezogener Weißkohl, der Schädlingsattacken überwunden hat, tief in gesunder, an Nährstoffen reicher Erde wurzelt und die Zeit hatte, ein vernünftiges Gewicht zu erreichen, ist ein völlig anderes Gemüse als dieselbe Sorte, die auf dem mit Stickstoffdünger übersättigten Boden wächst, immer wieder mit Insektiziden und Fungiziden besprüht wurde und mit doppeltem Gewicht nach der Hälfte der Zeit geerntet wird. Beide Kohlköpfe sind in Aussehen und Geschmack so verschieden, dass es absurd wäre, anzunehmen, sie hätten nicht auch unterschiedliche Nährwerte. Die Wissenschaft mag hier den Beleg bisher schuldig geblieben sein, aber das ist der Fehler der Wissenschaft und ihrer Anwendung und nicht der meines Kohls.

Die moderne Medizin und Ernährungswissenschaft hat vorbildlich die Auswirkung der Ernährung auf Skorbut und Rachitis erklärt, wobei es sich in beiden Fällen um einen leicht zu identifizierenden Nährstoff und eine relativ akute Erkrankung handelt. Sie haben aber bisher praktisch nichts zum Verständnis der Beziehung zwischen der Ernährungsweise in all ihren Facetten und den meisten chronischen Erkrankungen beigetragen. Ein Experiment, das beispielsweise die Wechselwirkungen zwischen grünem Gemüse und Krebs auf eine Weise untersucht, die wissenschaftlichen Kriterien und fachlicher Überprüfung standhält, wäre unerschwinglich teuer und würde vermutlich Jahrzehnte bis zu seiner Anerkennung brauchen. Ich werde es auf keinen Fall mehr erleben, dass jemand noch einen Schritt weitergeht und den Zusammenhang zwischen der Anbaumethode eines solchen Gemüses und chronischen Krankheiten erforscht. Abgesehen von all den technischen Hindernissen des Experimentaufbaus und der erforderlichen Zeit besteht auch kein wirtschaftliches Interesse daran, eine solche Studie zu finanzieren.

Das Frustrierende an Wissenschaftlern und insbesondere Ärzten ist für mich deren Annahme, dass das Fehlen von Belegen für eine Beziehung zwischen dem Verzehr beispielsweise von Weißkohl (ob nun bio oder nicht) und Krebs schon der Beleg dafür sei, dass es gar keine Beziehung gibt. Alles, was wir bisher sagen können, ist, dass die *Wissenschaft es schlicht nicht weiß* und das nur nicht so gern zugeben mag. In Abwesenheit gesicherter wissenschaftlicher Erkenntnisse müssen wir uns selbst eine Meinung bilden. Indizienbelege und überliefertes Wissen mögen Anhaltspunkte liefern, sind aber meist sehr breit in der Auslegung. Am Ende müssen wir uns auf unsere Intuition verlassen. Dieses Bauchgefühl lässt sich zwar leicht beeinflussen und gerät gefährlich schnell zum Vorurteil, aber es kann kein Zweifel daran bestehen, dass Tiere giftige Pflanzen meiden und heilende suchen (unsere Kühe zumindest tun das). Warum sollten wir es eigentlich anders halten? Das kann allerdings angesichts von Supermarktregalen voller industriell verarbeiteter Lebensmittel zum Problem werden. Eine Abhängigkeit von allgegenwärtigem Zucker, Koffein, Salz und Fett kann uns beizeiten in die Irre führen. Doch mit etwas Hilfe und entsprechenden Auswahlmöglichkeiten wissen die meisten von uns, was gut für sie ist und was nicht.

Intuition und Verstand sagen mir, dass unser Essen umso eher dem entspricht, was unser Körper verarbeiten kann und was uns länger und gesünder leben lässt, je weniger es verändert und mit Zusatzstoffen verunreinigt wurde. Das Gleiche gilt auch für die Landwirtschaft, und genau deshalb haben wir vor dreißig Jahren Riverford zum Bio-Betrieb umgebaut.

vorsichtig, wenn Ihr Immunsystem bereits angegriffen ist.

Wenn Sie aufgrund Ihrer Krebserkrankung lieber auf Milchprodukte verzichten möchten oder sie schlicht nicht mögen, gibt es zahlreiche Alternativen. Achten Sie auf eine ausgewogene Ernährung mit reichlich Fisch, Nüssen, Hülsenfrüchten und Gemüse, damit Sie Ihren Körper mit ausreichend Kalzium versorgen. Der Markt bietet reichlich Milchalternativen, wie etwa Mandelmilch (Rezept s. S. 274), Kokos-, Hanf-, Haselnuss- oder Haferdrink. Daneben versorgt uns auch Bio-Kokos-Joghurt mit reichlich Nährstoffen. Ich persönlich würde von Reis- oder Sojavarianten aufgrund ihrer potenziellen Giftstoffbelastung eher abraten.

Ein weiteres Problem ist, dass Milch teils schwer verdaulich ist. Viele Menschen leiden an Laktoseintoleranz (Milchzuckerunverträglichkeit). Sie kann auch durch eine Darmschädigung bei der Krebsbehandlung entstehen, die die Produktion der zuckerspaltenden Enzyme einschränkt. Wenn Sie nach einem Glas Milch Blähungen bekommen, könnten Sie laktoseintolerant sein. Die meisten Menschen vertragen aber bis zu 300 Milliliter täglich problemlos.

Manche Menschen sind gegen das in der Milch enthaltene Casein oder das Molkeeiweiß Albumin allergisch, was als Immunreaktion Blähungen, Durchfall, Verstopfung, Erbrechen oder Ausschlag hervorrufen kann. Für andere sind die Proteine in Kuhmilch schlecht verdaulich, und sie haben weniger Probleme mit Ziegen- oder Schafsmilch. Butter, die hauptsächlich aus Fett besteht, sorgt kaum für diese Reaktionen, Ghee (geklärte Butter) ist sogar noch gesünder.

Wie ungesund ist Zucker?

Zucker sind Kohlenhydratmoleküle mit der Namensendung »-ose«: Fruktose, Glukose, Maltose, Laktose, Galaktose, Dextrose und fruktosereicher Maissirup. Zucker bringt »leere Kalorien«, wird vom Körper also nicht benötigt und sollte in raffinierter Form gemieden werden. Zudem ist bekannt, dass viele Krebszellen durch Glukose gedeihen (s. »Warburg-Effekt«, S. 28). Wäre allerdings der Verzicht auf Kohlenhydrate und damit auf Zucker die Antwort, wäre die Krebsbehandlung denkbar einfach, was sie natürlich nicht ist. Es gibt aber genügend Hinweise darauf, dass Zuckerverzicht ein wichtiger Faktor bei der Krebsbekämpfung ist, da der süße Stoff Entzündungsprozesse definitiv anheizt.

Wenn wir an Zucker denken, meinen wir fast immer die raffinierten, weißen Körner oder die vermeintlich gesündere Form des dunklen Rohrzuckers. Bei beiden handelt es sich um Saccharose, die zu gleichen Teilen aus Glukose und Fruktose besteht. Saccharose kann vom Körper gut verstoffwechselt werden, lässt aber unseren Blutzucker in die Höhe schießen und ist damit ungesund.

Saccharose wird inzwischen häufig durch Fruktose ersetzt, da sie nicht denselben Effekt auf den Blutzucker hat. In größeren Mengen und in Abwesenheit von ausreichend Glukose wirkt sie aber dennoch schädigend auf den Körper. Während Glukose die Entstehung des Hungergefühls im Gehirn unterdrückt, tut Fruktose dies nicht, so dass wir umso mehr davon essen. Die natürlich in Früchten vorkommende Fruktose ist unbedenklich, weil sie dort mit Glukose kombiniert ist, was den Stoffwechsel unterstützt. Zudem liegt sie in so geringer Menge vor, dass der Körper gut damit zurechtkommt. Ohne Glukose wird die Fruktose im Darm hingegen schnell aufgenommen und löst entzündliche Reaktionen aus, bevor sie in die Leber wandert und dort zu Fett verstoffwechselt wird. Ein hoher Konsum kann zu einer Fettleber führen, die das Risiko eines Typ-2-Diabetes erhöht.

Weißmehl, Weißmehlprodukte und andere stärkereiche Kohlenhydrate wie Kartoffeln werden von der Verdauung sehr schnell zu Glukose verwandelt und lassen den Blutzucker noch schneller steigen als raffinierter Zucker (siehe Grafik S. 80).

Zucker macht süchtig. Er wirkt genau wie andere Suchtmittel auf das Belohnungszentrum im Gehirn, das nach dem Konsum große Mengen an Dopamin ausschüttet, die uns Wohlbehagen, aber auch ein Verlangen nach immer mehr Zucker bescheren. Ich bin überzeugt, dass eine süße Belohnung hier und da etwas Gutes ist, doch wer seine Vorliebe für Süßes nur schwer drosseln kann, sollte dem Verlangen widerstehen lernen, indem er immer eine gesunde Alternative zur Hand hat. Es heißt, man soll 10 Minuten warten, denn Heißhunger legt sich dann, echter Hunger aber nicht. Doch nur durch konsequenten Zuckerverzicht kann man sein Gehirn und seine Geschmacksnerven trainieren, das Verlangen nach Zucker einzustellen. Das Gute ist, dass Zucker sehr bald widerlich süß zu schmecken beginnt, wenn man mit dem regelmäßigen Zuckeressen aufgehört hat. Je mehr Sie zudem über die potenziellen Folgen einer an raffiniertem Zucker und Stärke reichen Ernährung erfahren, desto mehr wird er Ihnen zuwider. Der Schlüssel liegt darin, mit alten Gewohnheiten zu brechen und erlerntes Verhalten abzulegen.

Der glykämische Index (GI) und die Kontrolle des Blutzuckers

Wenn wir Kohlenhydrate zu uns nehmen, wird Glukose im Blutkreislauf freigesetzt und vom Insulin als Energieträger an die Zellen geliefert. Von den Zellen nicht benötigte Glukose wird in der Leber als Fett gespeichert.

Deshalb wird Insulin auch Fettspeicherhormon genannt.

Der glykämische Index (GI) klassifiziert Lebensmittel danach, welchen Effekt sie auf den Blutzuckerspiegel haben. Diejenigen, die auf diesem Index hoch oben stehen, sorgen für einen starken Anstieg von Blutzucker und Insulin. Dazu zählen Kohlenhydrate und Zucker, die im Verdauungstrakt praktisch sofort in große Mengen von Glukose umgewandelt werden. Wenn plötzlich sehr viel Glukose vorhanden ist, reagiert der Körper panisch und stößt große Mengen Insulin aus, um damit fertig zu werden, denn große Glukosemengen sind Gift für unsere Zellen, ganz besonders für die Gehirnzellen.

Ein ständig erhöhter Zuckerspiegel kann zu einer Glukoseintoleranz und Diabetes führen, große Mengen an Insulin fördern eine erhöhte Menge an insulinähnlichen Wachstumsfaktoren (IGF-1, s. S. 31), die beim Tumorwachstum eine Rolle spielen können. Die meisten Krebszellen benötigen viel Glukose für ihr Wachstum (s. S. 28), so dass es Sinn macht, weniger Glukose zu sich zu nehmen.

Neben den bereits beschriebenen gesundheitlichen Folgen eines schnellen Blutzuckeranstiegs muss man beachten, dass der Zucker anschließend genauso schnell abfällt. Niedriger Blutzucker macht uns müde und nervös und kann Heißhunger auslösen. Das sind genau die Momente, in denen wir am ehesten zu ungesunden, überzuckerten Dingen greifen.

Eine Ernährung mit niedrigem GI besteht aus Nahrungsmitteln, die der Körper langsamer in seinen bevorzugten Treibstoff Glukose umwandelt, wodurch der Blutzuckerspiegel stabiler bleibt. Dazu zählen komplexe, unraffinierte, ballaststoffreiche Kohlenhydrate (s. S. 52), die langsam verdaut und in Glukose umgewandelt werden. Die Insulinausschüttung und die Versorgung der Zellen mit Glukose verläuft also kontrollierter. Es ist zudem günstig, Kohlenhydrate gemeinsam mit Proteinen und Fetten zu sich zu nehmen, da der Körper für ihre Verdauung länger benötigt, was die Freisetzung von Glukose weiter verlangsamt. Wer also Lust auf etwas Süßes hat, sollte es am besten als Snack oder Teil einer Mahlzeit essen, die auch Proteine und Fette enthält.

Möglicherweise begegnet Ihnen auch der Begriff glykämische Last (GL). Er ist etwas komplexer, da er bei der Beurteilung der Auswirkungen auf den Blutzuckerspiegel die tatsächliche Kohlenhydratdichte in Betracht zieht. Man sollte bei Nahrung also auf eine möglichst geringe GL achten. Aber ganz ehrlich: Wenn man einmal das Prinzip verstanden hat, dass der Effekt eines Lebensmittels auf den Blutzuckerspiegel umso geringer ist, je weniger es verarbeitet ist, kann man nicht mehr viel falsch machen. Wenn Sie sich also vollwertig mit ballaststoffreicher Nahrung und einer ausgewogenen Menge an Proteinen und Fetten ernähren, können Sie sicher sein, dass die Glukose langsamer ins Blut gelangt als bei verarbeiteten Lebensmitteln.

Körperliche Aktivität hilft ebenfalls bei der Regulierung des Blutzuckerspiegels, da sie die Zellen für Insulin empfänglicher macht und die Muskeln dazu anregt, mehr Glukose aufzunehmen. Das reduziert die Glukosemenge im Blut, die Krebszellen zur Verfügung steht. Regelmäßige Bewegung kann sich langfristig positiv auf den Blutzuckerspiegel auswirken (s. S. 100).

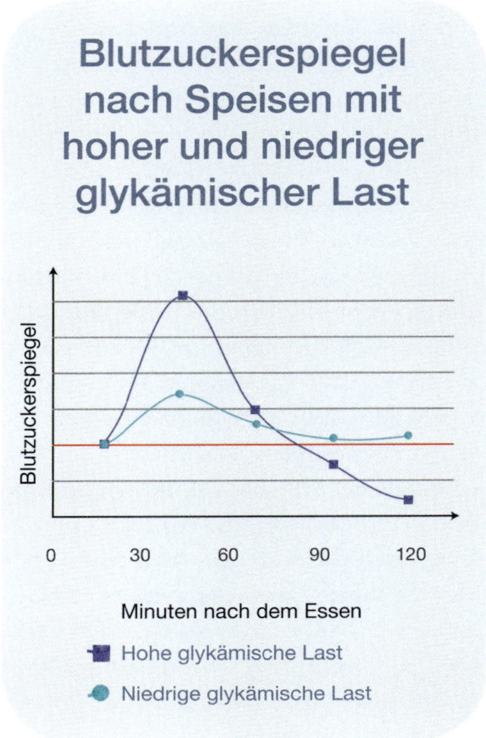

Was essen und was besser nicht?

Zu den Nahrungsmitteln mit niedrigem GI zählen Vollkorngetreide und -produkte, wie Vollkornbrot, Vollkornnudeln, Naturreis und Vollkorncerealien. Sie sind aufgrund ihres hohen Ballast- und Nährstoffgehalts die zu bevorzugenden stärkehaltigen Kohlenhydrate.

Milch und Obst enthalten die natürlichen Zucker Laktose und Fruktose, die den Blutzuckerspiegel nicht so schnell ansteigen lassen wie raffinierter Zucker, da sie mit anderen Nährstoffen wie Fetten und Ballaststoffen kombiniert sind, die die Verdauung und damit die Glukoseabgabe ins Blut verlangsamen. Dennoch sollten sie in einer Ernährung mit niedrigem GI nur in moderaten Mengen verzehrt werden. Grüne Blattgemüse und Beeren sind die beste Wahl, da sie wenig Zucker enthalten. Auch Wurzelgemüse sind gesund, aber etwas zuckerhaltiger.

Die größten GI-Übeltäter sind stark verarbeitete Kohlenhydrate wie Weißbrot und Weißmehlnudeln, raffinierte Frühstückscerealien, Kekse, Kuchen, Erfrischungsgetränke und zuckerhaltige Säfte, aber auch angeblich gesunde Dinge wie Energydrinks, Fruchtsäfte, Reiswaffeln, Cornflakes und Ofenkartoffeln. Wie aber bereits erklärt, lässt sich ihr glykämischer Effekt durch die Kombination mit Fetten und Proteinen senken. So senken Käse und Butter die GL von Kartoffeln, genau wie etwas Nussbutter die von Reiswaffeln. Kombinieren Sie getrocknete Feigen mit ein paar Nüssen und Samen oder geben Sie ein paar gemahlene Nüsse und Samen mit in Ihren Smoothie.

Jeder, der sich an eine Ernährung mit niedrigem GI hält (s. »Ketogene Diät«, S. 114) und seinen Blutzuckerspiegel kontrolliert, weiß, dass der Körper den Zuckerspiegel relativ konstant bei 3,5 bis 5,5 Millimol pro Liter hält. Da unsere Zellen etwas Glukose benötigen, gibt der Körper gespeicherte Glukose in kleinen Mengen in den Blutkreislauf ab. Indem wir aber unsere Kohlenhydrataufnahme beschränken und nur solche mit niedrigem GI zu uns nehmen, bleibt die glykämische Reaktion nach dem Verzehr moderater. Diese Ernährungsweise ist gesünder, da sie starke Schwankungen von Glukose- und Insulinspiegel im Blut verhindert.

Wie viel Zucker verbirgt sich in der Nahrung?

In allen verarbeiteten Nahrungsmitteln verstecken sich Zucker, und wer sich vorwiegend von ihnen ernährt, wird auf jeden Fall zu viel Zucker zu sich nehmen. Lassen Sie sich nicht von Aufdrucken wie »fettfrei« oder »nur ... % Fett« hinters Licht führen: All diese Produkte müssen geschmacklich aufgewertet werden – und was wäre da besser geeignet als Zucker?

Studieren Sie das Etikett, wenn Sie verarbeitete Nahrung kaufen. Nach Transfetten und gesättigten Fettsäuren ist »Kohlenhydrate insgesamt« eine der wichtigsten Angaben, denn darunter werden die enthaltenen Zucker und Ballaststoffe aufgelistet. Wählen Sie immer die Nahrung mit dem höchsten Ballaststoffgehalt, da Ballaststoffe nicht verdaut werden und damit den Blutzucker nicht beeinflussen. Die aufgelisteten Zucker können auch natürliche Zucker aus Milch oder Früchten sein, die nicht so schlimm sind. Wenn Sie die Zucker- und Ballaststoffmenge von der Gesamtmenge der Kohlenhydrate abziehen, wissen Sie in etwa, wie viel Stärke enthalten ist, die ebenfalls Zucker ist. Ein gutes Beispiel sind die Etiketten bei Cerealien. Verarbeitete Cerealien enthalten weniger Ballaststoffe und mehr Zucker und Kohlenhydrate, bei Vollkorncerealien ist es genau umgekehrt, weshalb sie gesünder sind. Denken Sie immer daran: Zucker und Stärke in verarbeiteten Lebensmitteln lassen Blutzucker und Insulin schnell und stark ansteigen, was entzündungs- und potenziell krebsfördernd ist.

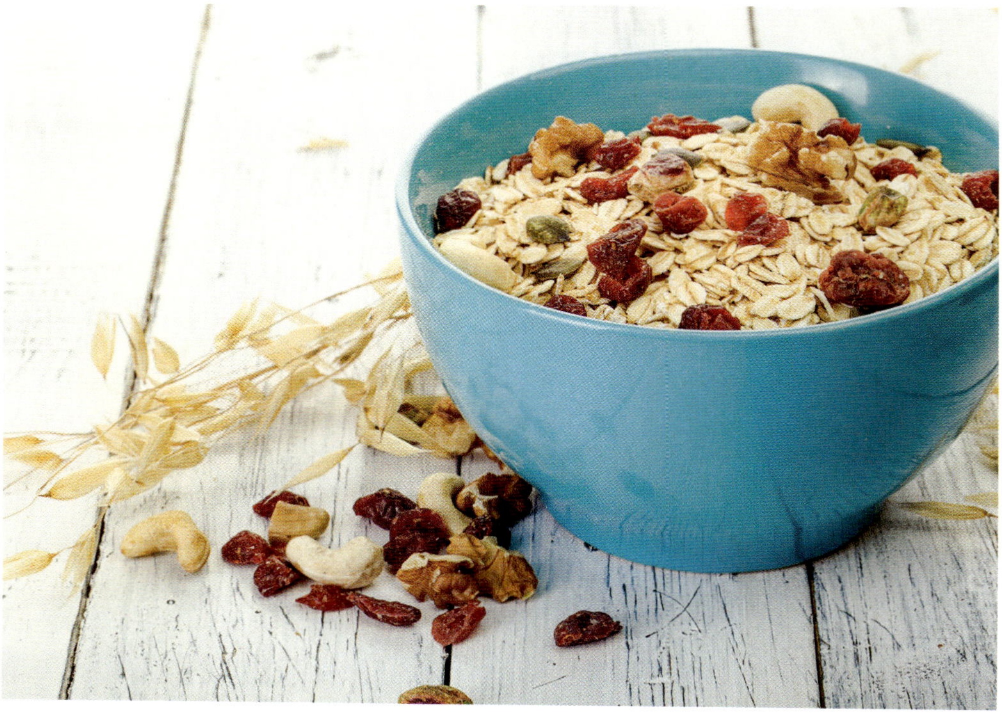

Wissenswertes über Süßstoffe

Die Verwendung von Süßstoffen ist ein weiteres heftig umstrittenes und teils sehr verwirrendes Thema. Hier sind meine Gedanken dazu, nachdem ich mich intensiv damit auseinandergesetzt habe.

Zunächst einmal bin ich kein Freund von Süßstoffen. Sie können extrem süß schmecken, und ich plädiere stets dafür, die Geschmacksnerven auf weniger Süße umzuerziehen. Je mehr Süße wir bekommen, desto mehr verlangen wir danach – egal woher sie stammt.

Wenn eine Speise aber etwas Süße benötigt, würde ich immer zu einer möglichst natürlichen Quelle tendieren. So kann man beispielsweise Frühstücksflocken mit frischen Früchten und Kuchen und Gebäck mit Trockenfrüchten süßen. Wenn Rezepte nach Zucker verlangen, reicht meist die halbe Menge, und es schmeckt immer noch gut. Wer sich einmal an weniger Zucker gewöhnt hat, findet handelsüblichen Zucker viel zu süß. In diesem Buch finden Sie einige sehr leckere Backrezepte, die völlig ohne Zucker und Süßstoff auskommen. Wir verwenden gesündere, nährstoffreichere Alternativen, wie Zuckerrohrmelasse oder Dattelpaste, Kokoszucker oder reinen Ahornsirup.

Zuckerrohrmelasse ist ein Nebenprodukt der Rohrzuckerherstellung, das alle Nährstoffe der Pflanze enthält. Darunter finden sich Mineralien wie Eisen, Kalzium, Magnesium, Mangan und Kalium. Sie enthält zudem eine erhebliche Menge an Vitamin B_6. Das nährstoffreiche Süßungsmittel eignet sich zum Kochen und Backen und schmeckt wunderbar im Porridge. Es hat einen nussigen Karamellgeschmack, der vielleicht nicht jedermanns Sache ist.

Kokoszucker wird aus dem Blütennektar der Kokospalme gewonnen und hat nicht nur einen niedrigeren glykämischen Index (s. S. 78) als Honig oder Ahornsirup, sondern enthält auch weniger Fruktose, wodurch er gesünder ist. Er ist nährstoffreich, zählt also im Gegensatz zu Haushaltszucker nicht zu den leeren Kalorien. Geschmack und Textur erinnern an Vollrohrzucker.

Ahornsirup ist relativ wenig verarbeitet und hat noch einen recht hohen Mineraliengehalt. Er enthält weniger Fruktose als Honig, ist also etwas gesünder. Man sollte beim Kauf aber auf gute Qualität achten, also am besten auf Bio-Qualität. Die ist zwar etwas teurer, aber in meinen Augen lohnt sich die Ausgabe. Man benötigt nur wenig, kommt also lange damit aus – und wir wollten ja eh die Zuckermenge reduzieren.

Bei Honig ist das Verhältnis Fruktose zu Glukose höher als bei Haushaltszucker, er ist aber nur gesünder, wenn man unraffinierten Honig benutzt. Er ist teurer als Industriehonig, wird nicht erhitzt oder druckfiltriert und enthält daher noch alle natürlichen Vitamine, Mineralien und Enzyme. Somit gehört Imkerhonig zu den nährstoffreicheren Zuckern. Imkerhonig ist auf Wochenmärkten, in Bioläden, Reformhäusern oder direkt beim Imker erhältlich.

Übrigens, wer an Heuschnupfen leidet und Wabenhonig aus seiner Region isst, könnte eine Linderung der Symptome verspüren, da die Pollen das Immunsystem »eichen«. Man muss mit dem Verzehr aber weit vor der Heuschnupfensaison beginnen.

Es gibt einige Zuckerersatzstoffe, die als besonders natürlich und gesund angepriesen werden, wie etwa Stevia, Xylit und Agavendicksaft. Stevia wird als gesündester Zuckerersatz beworben, die meisten großen Marken sind aber stark verarbeitet. Als beste Wahl gilt es in natürlicher grüner Form als Pulver oder Flüssigkeit. Stevia hat keinerlei Wirkung auf den Blutzuckerspiegel, keine Kalorien und ist 300-mal süßer als Zucker. Xylit ist ein Zuckeralkohol, wirkt sich ebenfalls nicht auf den Blutzuckerspiegel aus und ist kalorienfrei. Agavendicksaft hat einen hohen Fruktosegehalt und ist kalorienreich. Er wurde lange für eine gesunde Zuckeralternative gehalten, da er den Blutzuckerspiegel nicht beeinträchtigt. Er erhöht aber den Fruktosespiegel im Blut, was heute als problematisch angesehen wird.

All diese Süßungsmittel können für Diabetiker sehr hilfreich sein, einige Studien deuten aber darauf hin, dass süßer Geschmack auf der Zunge Bauchspeicheldrüse und Darm zur Ausschüttung von Hormonen (zum Beispiel Insulin) anregt, selbst wenn kein Zucker im Blut ist. Die Mechanismen sind noch nicht völlig geklärt, doch kalorienfreie Süßstoffe könnten eine stärkere Wirkung haben als bisher vermutet und gesundheitsschädlich sein.

Andere Studien deuten darauf hin, dass künstliche Süßstoffe wie Saccharin, Sucralose und Aspartam Glukoseintoleranz bei Mäusen ebenso wie bei Menschen fördern, indem sie die Darmflora verändern. Zudem wird eine Verbindung zu Krebs und diversen anderen Erkrankungen vermutet, obwohl die Nahrungs- und Gesundheitsindustrie diesen Ergebnissen bisher widerspricht. Künstliche Süßstoffe (NAS – Non-caloric Artificial Sweeteners) finden sich oft in Light-Produkten, wie Getränken, Cerealien und Desserts. Wie alle kalorienfreien Süßungsmittel werden sie im Dünndarm nicht verdaut und erreichen den Dickdarm daher unverändert. Hier scheinen sie einen negativen Effekt auf die Darmflora zu haben, der den Blutzuckerspiegel ansteigen lässt. Daher vermutet man, dass diese Süßstoffe ebenfalls Typ-2-Diabetes und Übergewicht befeuern können – die Krankheiten, die sie eigentlich vermeiden helfen sollen. Vor allem auf dem Gebiet natürlicher kalorienfreier Süßstoffe ist weitere Forschung notwendig, da sie ähnlich wirken könnten. So scheint es bei Süßstoffen jeglicher Art sicherer, möglichst wenig davon zu verwenden.

Die größten Mengen an NAS finden sich in Erfrischungsgetränken – und entgegen der landläufigen Meinung nicht nur in Light-Getränken. Viele Hersteller nutzen in ihren stark zuckerhaltigen Softdrinks immer mehr NAS, da sie preiswerter sind als natürlicher Zucker. Man erhält also ein Doppelpack aus Zucker und Chemie. Das beweist nur, wie wichtig es ist, die Inhaltsstoffe von Lebensmitteln genau zu studieren.

Was ist so schlimm an Gluten?

Gluten ist ein in Getreiden wie Weizen, Gerste und Roggen enthaltenes Klebeeiweiß, das Auslöser für die Autoimmunerkrankung Zöliakie ist. Gastroenterologen glauben, dass viele Menschen mit einer unerkannten Zöliakie leben, die sich durch eine Blutuntersuchung auf Antikörper und durch eine endoskopische Gewebebiopsie diagnostizieren lässt. Zu den Symptomen gehören chronischer Durchfall, Anämie, Gewichtsabnahme, Mangelernährung und Osteoporose. Selbst Menschen, die negativ getestet wurden, können sehr empfindlich auf Gluten reagieren, und inzwischen entscheiden sich viele Menschen freiwillig für eine glutenfreie Ernährung, da sie sie für eine gesunde Alternative zu unserer sonst sehr weizenlastigen Ernährung halten. Für Krebspatienten gilt: Je weniger die Leber gestresst wird, desto besser. Wer die Glutenmenge in seiner Nahrung reduziert, kann durchaus dazu beitragen, sein Immunsystem zu stärken und entzündliche Prozesse im Körper zu reduzieren.

Wer allerdings an Zöliakie leidet, muss komplett auf Gluten verzichten. Wer Symptome zeigt, die auf eine Glutenunverträglichkeit hindeuten, sollte seinen Hausarzt aufsuchen, um Schlimmeres auszuschließen. Das Problem ist, dass viele Menschen zur Selbstdiagnose neigen und auf Produkte mit Gluten verzichten, was potenziell zu Vitamin- und Ballaststoffmangel führen kann.

Gluten findet sich in vielen Produkten, nicht nur in den offensichtlichen Dingen wie Brot, Cerealien und Nudeln. Es wird häufig als Binde- oder Dickungsmittel oder Geschmacksverstärker verwendet, wodurch es schwierig ist, es völlig aus der Ernährung zu verbannen. Derzeit boomt die Industrie für glutenfreie Produkte. Um ihnen aber Geschmack zu verleihen, werden häufig mehr Fette und Zucker zugegeben, was sie wieder nicht so gesund macht.

Manche Menschen vermuten bei sich eine Glutenunverträglichkeit, haben aber tatsächlich eine Weizenunverträglichkeit, eine andere Störung, die sich durch ganz ähnliche Symptome äußern kann. In diesem Fall kann eine Reduzierung des Weizenverzehrs das Wohlbefinden deutlich steigern, was ernährungstechnisch auch viel einfacher umzusetzen ist. Viele Krebspatienten empfinden durch Verzicht auf Weizen oder Gluten eine Minderung der Nebenwirkungen der Behandlung, wie Gelenkschmerzen, Neuropathie und vernebelte Gedanken. Bei Verdacht auf Zöliakie sollten Sie aber immer zuerst den Arzt aufsuchen, denn ist die Glutenaufnahme einmal reduziert, weist der Bluttest vermutlich verfälschte Ergebnisse auf.

Moderner Weizen wird auf einen hohen Glutengehalt hin gezüchtet, es gibt aber Alternativen, die wir hier auflisten. Dazu zählen alte Getreidesorten, die immer beliebter werden, weil immer mehr Verbraucher ihre gesunden Eigenschaften schätzen, aber auch Getreide von anderen Kontinenten, wo Weizen nicht so vorherrschend ist. Zu den glutenfreien Körnern zählen Amarant, Quinoa, Mais, Buchweizen, Hirse, Sorghum und Reis – wobei Reis bedenkliche Mengen an Arsen enthalten kann. Sie alle sind gute Ballaststofflieferanten. Alternativen zu Getreidemehlen sind Kokos-, Reis-, Quinoa- oder Mandelmehl, die sich alle zum Backen eignen (siehe weiter unten).

Dinkel versus moderner Weizen

Obwohl Dinkel eine Weizenart ist, enthält er weniger Gluten als handelsüblicher Weizen und ist eine gute Alternative für den Vorratsschrank. Er ist ein enger Verwandter des modernen Weizens und kam mit der Industrialisierung der Agrarwirtschaft Mitte des 20. Jahrhunderts aus der Mode. Er wurde durch Weizen ersetzt, der einen höheren Ertrag lieferte, einfacher zu dreschen war und mehr Gluten produzierte, wodurch die Teige bei der Brotherstellung stärker aufgingen.

Auch der Wunsch der Konsumenten nach luftigerem, leichterem Brot trug zur Produktion immer glutenreicherer Produkte bei. Möglicherweise ist dies eine Ursache dafür, dass heute immer mehr Menschen an Weizenunverträglichkeit, Glutenempfindlichkeit oder Zöliakie leiden.

Dinkel ist durch seine kräftige Spelze von Natur aus gut gegen Insekten, Umweltgifte und Krankheiten geschützt. Weizen ist weniger krankheitsresistent und benötigt daher mehr Pestizid- und Fungizideinsatz, wodurch Weizen und Weizenprodukte stärker belastet sind.

Die chemischen Verbindungen, die das Glutenprotein im Dinkel zusammenhalten, sind schwächer als die im modernen Weizen und machen ihn einfacher verdaulich. Obwohl Dinkel also Gluten enthält, wird er von Menschen mit Weizenunverträglichkeit besser vertragen.

Dinkel ist ein großartiger Ballaststoff mit hohem Nährstoffgehalt. Mit dem Mehl kann man leckere Brote backen, und da sein Gluten weniger stark gebunden ist, muss der Teig nicht so lange geknetet werden.

Gerste

Gerste ist ein weiteres Getreide, das ein wenig aus der Mode gekommen war, aber wieder an Popularität gewinnt und gut als Einlage in Suppen oder Eintöpfen schmeckt. Es kann auch als Ersatz für Risotto-Reis verwendet werden, benötigt aber eine längere Kochzeit. Den höchsten Ballaststoff- und Nährstoffgehalt hat Vollkorngerste. Perlgraupen (polierte geschnittene Gerstenkörner) sind weniger nährstoffreich, und Kochgerste (ganze polierte Gerstenkörner) liegt bezüglich des Verarbeitungsgrads dazwischen. Gerste enthält Gluten.

Buchweizen

Das Pseudogetreide hat nichts mit Weizen zu tun, sondern ist mit Rhabarber und Sauerampfer verwandt. Es ist glutenfrei. Die Körner eignen sich für Porridge oder als Suppeneinlage, müssen aber gründlich gewaschen werden, um ihre Bitterkeit zu verlieren. Buchweizenmehl kann zum Backen oder für Pfannkuchen mit anderen Vollkornmehlen vermischt werden.

Amarant

Amarant zählt zu den ältesten Nahrungspflanzen und ist glutenfrei. Um ihn zu kochen, benötigt man viel Wasser: Für 1 Teil Amarant benötigt man 6 Teile Wasser. Dann lässt man ihn 15 bis 20 Minuten sanft kochen und lockert ihn mit der Gabel auf. Amarant eignet sich als Suppeneinlage, für Salate und Pfannengerichte, und das Mehl ist zum Backen geeignet.

Quinoa

Quinoa – ausgesprochen »Ki-no-a« – ist eigentlich kein Getreide, sondern ein Samen. Sie ist glutenfrei und enthält viele essenzielle Aminosäuren, was sie zu einer vollwertigen Proteinquelle macht, die für Veganer sehr hilfreich ist. Quinoa muss gründlich gespült werden, um die bitter schmeckenden Saponine zu reduzieren. Sie schmeckt gut in Schmorgerichten, Suppen, Eintöpfen, Pfannengerichten und Salaten. Die Körner werden ähnlich vorbereitet wie Reis und kochen innerhalb von 15 Minuten gar.

Hirse

Hirse ist in Asien und Afrika eines der wichtigsten Getreide. Sie hat einen milden, süßlichen, nussigen Geschmack und ist glutenfrei. Reich an Ballaststoffen und B-Vitaminen, ergibt sie ein cremiges Porridge und eine luftige Vollkornbeilage ähnlich wie Quinoa. Für 1 Teil Hirse benötigt man je nach gewünschter Konsistenz 2 bis 3 Teile Wasser. Sobald das Wasser kocht, reduziert man die Temperatur und lässt die Hirse 25 Minuten zugedeckt köcheln. Rohe Hirse kann zum Backen oder Andicken von Suppen verwendet werden.

Kamut (Khorasan-Weizen)

Kamut ist eine tolle Alternative zu modernem Weizen, da er einen höheren Nährstoffgehalt hat. Er enthält 40 Prozent mehr Proteine und ist reich an Magnesium, Selen und Zink. Er hat eine natürliche Süße und einen nussigen, buttrigen Geschmack. Vor dem Kochen weicht man Kamut am besten über Nacht ein, indem man 3 Teile Wasser auf 1 Teil Getreide gibt. Wenn das Wasser kocht, reduziert man die Temperatur und lässt die Körner je nach gewünschter Konsistenz 30 bis 40 Minuten köcheln. Zum Backen gibt es Kamut-Vollkornmehl.

Chiasamen

Die in Zentral- und Südamerika beheimateten Chiasamen haben sich einen Ruf als Sportlernahrung erworben, da sie kalorienreiche, vollwertige Proteinlieferanten sind, reich an Omega-3-Fettsäuren und eine gute Quelle für Kalzium, Magnesium, Mangan und Phosphor. Sie haben ein ähnliches Nährstoffprofil wie Leinsamen, aber keine äußere Hülle, können also verdaut werden, ohne geschrotet zu sein. Chiasamen bieten zudem reichlich Ballaststoffe, sollten also zurückhaltend in die Ernährung aufgenommen werden (1 bis 2 Esslöffel pro Tag), um Blähungen und Völlegefühl vorzubeugen.

Chiasamen dehnen sich bei Kontakt mit Flüssigkeit stark aus und werden zähflüssig klebrig. Daher eignen sie sich gut als Bindemittelersatz für Semmelbrösel oder Ei. Wer gegen Eier allergisch ist, kann sie beim Backen durch Chiasamen ersetzen: 1 Esslöffel Chiasamen in 3 Esslöffel Wasser rühren und 15 Minuten quellen lassen, bis eine gelartige Masse entsteht.

Am beeindruckendsten ist aber, dass nur 28 Gramm Chiasamen ungefähr 5 Gramm wichtige Omega-3-Fettäuren enthalten, das ist knapp doppelt so viel wie beim Lachs. Daher sind sie eine sehr gesunde Ergänzung für die Ernährung von Menschen, die keinen Fettfisch mögen.

Soja und andere Phytoöstrogene

Soja ist ein preiswertes proteinreiches Lebensmittel, das häufig als Füllstoff in Konserven und anderen Fertigprodukten zum

Einsatz kommt. Wenn man einmal genauer die Etiketten studiert, versteckt es sich in fast allen verarbeiteten Produkten, inklusive Brot. Wenn es sich nicht gerade um Bio-Produkte handelt, ist das verarbeitete Soja mit hoher Wahrscheinlichkeit gentechnisch verändert (gentechnisch veränderter Organismus – GVO oder gv-Soja). Gv-Soja ist gegen das Herbizid Glyphosat resistent, das von der WHO als »für Menschen potenziell krebserregend« eingestuft wurde (wogegen allerdings seither wieder Zweifel aufkamen). Immer mehr Menschen zeigen allergische Reaktionen auf Soja, da wir so viel davon zu uns nehmen.

Soja ist ein häufiger Diskussionspunkt in Ernährungsseminaren, besonders bei Patienten mit hormonabhängigen Krebsarten. Dies liegt an der hohen Konzentration von aktiven Phytoöstrogenen in Soja, die auch als Isoflavone bekannt sind. Sie können die Wirkung natürlicher Östrogene nachahmen und andere steroide Hormone verändern. Dadurch besteht potenziell die Gefahr, dass sie hormonabhängig wachsende Krebszellen stimulieren.

Ursprünglich glaubte man, dass Soja vor Brust- oder Prostatakrebs schütze, da Menschen mit asiatischer Abstammung, die ihr Leben lang regelmäßig Soja zu sich nahmen, seltener an diesen Krebsarten erkrankten. Sobald sie in ein westliches Land zogen und sich westlich ernährten, stieg die Erkrankungsrate schnell auf den landesüblichen Durchschnitt. Etwas in ihrer Ernährung scheint sie also zu schützen, aber das könnte auch die Menge an Fisch oder Seetang sein, die sie verzehren. Unterschiede in der Darmflora der einzelnen Probanden führten zu weiteren Ungereimtheiten in den Studien.

Heute ist die vorherrschende Meinung – besonders in Bezug auf Brustkrebs –, dass Phytoöstrogene eine recht schwache Östrogenwirkung haben und die Östrogenrezeptoren für die körpereigenen Östrogene blockieren. Der Verzehr von geringen Mengen Soja wäre demnach förderlich. Bei Männern kann der Verzehr von Soja den Testosteronspiegel und den anderer Androgene senken und damit möglicherweise eine leichte Schutzwirkung gegen Prostatakrebs bieten, aber auch hier sind die Ergebnisse nicht eindeutig. Bei Patienten, die Tamoxifen oder Anastrozol einnehmen, scheinen Phytoöstrogene die Wirkung nicht zu beeinträchtigen, und in Tierversuchen konnte auch kein verstärkender Effekt festgestellt werden. Dennoch wird zu Vorsicht geraten und eine Beschränkung auf maximal eine Portion am Tag empfohlen.

Die meisten Studien folgern, dass Soja bei Menschen, die in jungen Jahren mit dem Verzehr beginnen, möglicherweise eine Schutzwirkung hat und in geringeren Mengen sicher ist. Es hat aber auch einige ungünstige Eigenschaften. Beispielsweise behindert es durch seinen hohen Phytatgehalt die Aufnahmefähigkeit des Körpers für bestimmte Mineralien und beeinträchtigt vermutlich auch die Schilddrüsenfunktion. In vielen Formen ist es ein stark verarbeitetes Lebensmittel, das in nichts an das Soja erinnert, das fester Bestandteil der asiatischen Ernährung ist. Wer Soja essen möchte, sollte die fermentierten, weniger stark verarbeiteten Formen wählen, wie etwa Tempeh, Miso oder Natto (die gut für die Knochen sind) oder hochwertigen Bio-Tofu. Sojamilch ist stark verarbeitet und sollte daher nur in Maßen getrunken werden. Gesünder sind andere pflanzliche »Milchsorten« (s. S. 77).

Phytoöstrogene kommen in verschiedensten Pflanzen, Nüssen und Samen vor, vorwiegend in Form von Lignanen. Leinsamen sind eine gute Quelle, aber auch sie müssen von der Darmflora in aktive Östrogene umgewandelt werden, die vom Darm nicht gut absorbiert werden können und somit vermutlich eine schwache Östrogenwirkung haben (s. »Leinsamen«, S. 65). Sie hemmen die Aromatase, die Östrogen im Körper synthetisiert, und sind auch sonst in vielerlei Hinsicht gesund.

Wer an einer hormonabhängigen Krebsart erkrankt ist oder eine familiäre Vorbelastung hat, sollte Phytoöstrogene in konzentrierter Form – wie in Nahrungsergänzungen – nur nach Rücksprache mit einem Arzt zu sich nehmen.

Alkohol

Wenn Alkohol im Zusammenhang mit gesunder Ernährung genannt wird, dann beziehen sich die meisten Menschen auf die gesundheitsförderliche Wirkung von Rotwein. Er enthält zwar das Polyphenol Resveratrol, das in roten Traubenschalen enthalten ist und anscheinend vor allem der Herzgesundheit zuträglich ist, dennoch ist es keine gute Idee, zu Alkoholkonsum zu raten. Außerdem kann man das Resveratrol auch zu sich nehmen, indem man rote Trauben isst.

Wie aber lauten die Empfehlungen für Alkohol nach einer Krebsdiagnose? Idealerweise sollte man auf Alkohol ganz verzichten – besonders während der Behandlung, wenn die Leber sowieso mehr als genug leisten muss. Für viele Menschen ist das Glas Alkohol am Abend allerdings pure Entspannung, was auch seinen gesundheitlichen Wert hat. Wer also gern Alkohol trinkt, kann ein Glas genießen, sollte es aber nicht jeden Abend tun und auf Trinkexzesse verzichten. Rauschtrinken kann das Immunsystem stark schwächen, und sei es nur vorübergehend. Zudem erhöht Alkohol den IGF-1-Spiegel im Blut, der für die Vermehrung von Krebszellen von Bedeutung ist (s. S. 31).

Die aktuelle Forschung hat gezeigt, dass schon drei alkoholische Getränke am Tag Leberkrebs verursachen können. Zudem deutet sich ein starker Zusammenhang zwischen Alkohol und Brust-, Darm-, Mund- und Rachenraum- sowie Speiseröhrenkrebs an.

Grundlagen der Gesundheit

Darmgesundheit

»Alle Krankheiten haben ihren Ursprung im Darm«, sagte Hippokrates. Als Ernährungstherapeutin glaube ich, dass ein gesunder Darm der Schlüssel zur allgemeinen Gesundheit ist. Unser Darm schlängelt sich wie ein langer Schlauch durch unseren Körper. Er erstreckt sich von der Mundhöhle bis zum Anus, und seine Schleimhaut ist die Schnittstelle zwischen Außen- und Innenwelt. Ist er gesund, leistet er hervorragende Arbeit, aber häufige Schädigungen der Schleimhaut oder der Mikroorganismen der Darmflora beeinträchtigen seine Funktionen. Leider gibt es viele Dinge, die ihn schädigen können: Stress, falsche Ernährung, Krankheit, Alter und Antibiotika haben alle direkte Auswirkungen auf den Darm. Kommen dann Behandlungen wie Chemo- oder Strahlentherapie oder andere Medikamente dazu, muss unser Darm kämpfen, um gesund zu bleiben. Daher ist es ratsam, vor jeglicher Krebstherapie sicherzustellen, dass der Darm möglichst gesund und in Topform ist. Je mehr Sie über die Funktionsweise des Darms und der Darmflora wissen, desto leichter fällt es Ihnen, dem Darm etwas Pflege und Fürsorge zukommen zu lassen.

Durchlässiger Darm

Der englische Begriff *leaky gut* beschreibt einen durchlässigen Darm, dessen Barriere gestört ist. Die Zellen der Darmwand sind eigentlich sehr eng verbunden und wählen sehr streng aus, was sie in den Blutstrom durchlassen. Wenn diese Barriere aber beschädigt oder durch Medikamente, falsche Ernährung, Stress oder Operationen strapaziert ist, lockern sich die Zellbindungen, und die Barriere wird auch für unerwünschte oder große Moleküle durchlässig. Diese fehlgeleiteten Moleküle können dann eine Immunreaktion auslösen und Allergien oder Lebensmittelintoleranzen verursachen. Lebensmittel, die die Darmheilung fördern, ihm helfen, seine Barrierefunktion und seine Gesundheit zu erhalten, sollten fester Teil des Speiseplans sein (s. S. 107–109).

Lebensmittelintoleranzen

Ein beschädigter Darm kann sich durch Lebensmittelunverträglichkeiten zeigen. Eine der häufigsten Intoleranzen ist die gegen Laktose. Der Körper benötigt das Enzym Laktase, um den Milchzucker Laktose aufspalten zu können. Die Unverträglichkeit äußert sich durch Blähungen und Magenschmerzen nach dem Verzehr von Milchprodukten. Allgemein vertragen die meisten Menschen 300 Milliliter Milchprodukte pro Tag. Joghurt mit lebenden Kulturen, traditionell hergestellter Käse und Butter (besonders geklärte Butter) enthalten wenig Laktose und werden daher häufig gut vertragen.

Ein angegriffener Darm kann auch Probleme haben, Gluten aufzuspalten. Daher kann es hilfreich sein, den Glutenkonsum einzuschränken, was am einfachsten durch die Reduzierung von Weizenprodukten gelingt (s. S. 84).

Wenn Sie den Verdacht haben, an einer Lebensmittelunverträglichkeit oder -allergie zu leiden, sollten Sie sich testen lassen, um dem Körper weiteren Stress zu ersparen. Häufige Symptome sind Blähungen, Magenschmerzen, eine laufende Nase und Niesen. Bei Unverträglichkeiten können die Symptome auch Stunden nach dem Verzehr auftreten, bei einer Allergie reagiert das Immunsystem sofort.

Lebensmittelallergien sind potenziell sehr gefährlich. Das problematische Nahrungsmittel sollte also komplett gestrichen werden. Bei Intoleranzen ist es schon schwieriger, den Auslöser festzustellen. Der einzige Weg führt häufig über eine strikte Ausschluss-Diät, um die Reaktion des Körpers genau überwachen zu können. Ein Ernährungstagebuch kann sehr hilfreich sein, um unverträgliche Nahrungsmittel zu identifizieren (s. S. 280). Allerdings sollten Sie nicht ohne fachlichen Rat auf ganze Lebensmittelgruppen verzichten.

Die Darmflora

Ich habe schon erwähnt, wie wichtig ein gesundes Milieu im Körper ist, und dazu zählt auf jeden Fall auch die Darmflora. Damit sind die Mikroorganismen gemeint, die unseren Darm besiedeln und rund 2 Kilogramm ausmachen. Den Darm bewohnen mindestens 20 Prozent mehr solcher Organismen, als wir lebende Körperzellen haben – wir sind sozusagen der Wirt dieser Bakterien, ihr Versorgungszentrum! Maß früher nur die Naturheilkunde der gesunden Darmflora besondere Bedeutung bei, so ist sie heute auch ein wichtiges Thema in der Schulmedizin. Wer das Mikrobiom vernachlässigt, tut dies auf eigene Gefahr, denn die Darmflora ist immens wichtig für eine gesunde Verdauung, den Stoffwechsel, das Immunsystem und den Ernährungszustand. Ebenso spielt sie eine bedeutende Rolle bei der Bekämpfung von Entzündungen (s. S. 29). Die hilfreichen Mikroorganismen synthetisieren B-Vitamine und unterstützen den Darm bei der Aufnahme von Kalzium und Vitamin K, die wir für gesunde Knochen benötigen. Ebenso helfen sie bei der Aufspaltung von Cholesterin, Hormonen und Toxinen. Erst dadurch können diese Stoffe von Ballaststoffen gebunden und aus dem Körper ausgeschieden werden.

Die neuere Forschung hat auch einen Zusammenhang zwischen der Darmflora und Depressionen festgestellt. Wir wussten bereits, dass Darm und Gehirn miteinander »kommunizieren«. Nun aber hat man erkannt, dass das Gehirn Darm- und Immunfunktionen beeinflusst, die die Zusammensetzung der Darmbakterien bestimmen, welche ihrerseits die Bausteine für chemische Stoffe wie etwa Neurotransmitter erzeugen, die ihrerseits das Gehirn beeinflussen.

Einige Bakterien können sich negativ auswirken. Sie können Verdauungsstörungen hervorrufen und zu einer Zunahme des Enzyms β-Glucuronidase (GUSB) führen, das gebundene Östrogene aufspaltet und ihnen ermöglicht, wieder in den Blutkreislauf einzudringen. Auch daher ist es ab der Diagnose, während der Therapie und im Anschluss daran so wichtig, die Darmflora gesund und funktionsfähig zu halten.

Zu den Dingen, die unsere Darmflora am leichtesten aus dem Gleichgewicht bringen, gehören orale Antibiotika. Sie können viele der gesunden Bakterien abtöten, weshalb es wichtig ist, nach einer Antibiotikabehandlung die Darmflora wieder aufzubauen. Leider enthalten Fleisch- und Milchprodukte aus der konventionellen Landwirtschaft oftmals Antibiotika, die das Gleichgewicht der Darmflora ebenfalls stören.

Der Verzehr größerer Mengen präbiotischer Lebensmittel fördert eine gesunde Darmflora. Dies sind Lebensmittel mit hohem Gehalt an löslichen Ballaststoffen, wie etwa Oligofruktose, von der sich unsere Darmbakterien gern ernähren. Die höchsten Konzentrationen präbiotischer Ballaststoffe bieten Topinambur, Lauch, Zwiebeln, Bohnen, Erbsen, Linsen und Haferflocken.

Probiotische Lebensmittel hingegen enthalten die guten Bakterien, die wir in unserem Darm ansiedeln möchten. Sie finden sich in fermentierter Nahrung, wie etwa Bio-Joghurt, Sauerkraut, Kimchi und Miso. Nach einer Antibiotika-Behandlung sind auch probiotische Nahrungsergänzungsmittel sinnvoll, die in Drogeriemärkten und Apotheken erhältlich sind. Der Hausarzt kann sie ebenfalls verschreiben. Die besten Präparate enthalten ein großes Spektrum an Bakterien.

Für Untersuchungen, wie etwa eine Darmspiegelung, muss der Darm im Vorfeld vollständig entleert werden. Wer an zu starkem Bakterienwachstum leidet, empfindet danach vermutlich sofortige Linderung. Es ist aber wichtig, den Darm im Anschluss wieder mit den richtigen Bakterien zu besiedeln, denn die Darmreinigung hinterlässt eine Leerstelle, die wir nicht mit unerwünschten Bakterien füllen wollen. Vorsicht gilt vor allem bei zuckerreicher und stark verarbeiteter Nahrung, denn genau davon ernähren sich die schädlichen Bakterien. Am besten geben Sie ihnen erst gar keine Chance, indem Sie sich an zuckerarme, ballaststoffreiche Nahrung halten, von der sich die gesunden Darmbakterien gern ernähren. Sie werden es Ihnen mit einer gesunden Verdauung danken. Auch nach einer Darmreinigung sind Probiotika sinnvoll.

Wir können das gesunde Milieu unseres Körpers zudem durch Produkte wie Seifen, Zahnpasta, Putzmittel und Küchenutensilien schädigen, die antibakterielle Stoffe verwenden, und auch dadurch, dass wir uns Chemikalien aus der Landwirtschaft, wie Fungiziden und Herbiziden, aussetzen.

Seien Sie gut zu Ihrer Leber

Ihre Leber arbeitet extrem hart, um Sie gesund zu halten, seien Sie also gut zu ihr. Sie erfüllt viele Funktionen und ist daher eines der am meisten beanspruchten Organe. Sie besitzt aber auch eine erstaunliche Regenerationsfähigkeit – selbst wenn 75 Prozent entfernt wurden. Sie ist für die Galleproduktion zuständig, reguliert den Blutzucker, baut Hormone und Cholesterin auf und zerlegt sie, verarbeitet Nahrung, Nährstoffe, Alkohol und Medikamente und neutralisiert Umweltgifte. Ein gesunder Darm ist der beste Weg, die Leber zu unterstützen, denn je weniger Giftstoffe, Hormone und Cholesterin wir über den Darm aufnehmen, desto mehr erleichtern wir ihr die Arbeit.

Im Alltag sind wir immer mehr Giftstoffen ausgesetzt, von verschmutzter Luft bis hin zu belastetem Essen. Der Schlüssel zur Gesundheit liegt in unserer Fähigkeit zur Entgiftung, und die Nahrung, die wir essen, hat einen größeren Einfluss auf unsere Leber, als die meisten von uns ahnen. Wir alle wissen, dass Alkohol die Leber belastet, aber wie viele wissen, dass auch stark zuckerhaltige Nahrung sie gefährlich schädigen kann?

Den meisten ist vermutlich auch nicht bewusst, welchen Einfluss bestimmte Nahrungsbestandteile auf die Leberenzyme haben, die den Entgiftungsprozess entweder beschleunigen oder verlangsamen. Naringenin, das in großer Menge in Grapefruits enthalten ist, ist ein gutes Beispiel. Es kann den Blutspiegel bestimmter Medikamente beeinflussen, indem es deren Abbau in der Leber blockiert. Daher sollte man niemals Medikamente mit Grapefruitsaft zu sich nehmen. Andererseits hat man herausgefunden, dass grüne Blattgemüse, dunkle Beeren und grüner Tee die Entgiftung des Körpers besonders gut unterstützen können.

Man kann nicht genug betonen, wie wichtig es ist, die Leber während der Krebstherapie zu pflegen. Ihre Funktion wird während der Behandlung ständig überprüft, und wenn erhöhte Enzymwerte auf Probleme hindeuten, wird die Behandlung unterbrochen. Glücklicherweise können wir unsere Leber mit einer nährstoffreichen Ernährung gut unterstützen. Der Entgiftungsprozess benötigt die Hilfe bestimmter Vitamine und Mineralien, wie etwa B-Vitamine, Zink, Magnesium, Eisen, Selen, außerdem viele Antioxidantien.

Eine ausreichende Proteinversorgung ist ebenfalls wichtig, denn viele der Entgiftungswege basieren auf Proteinen und erfordern ausreichende Mengen an essenziellen Aminosäuren. Da der Körper Proteine nicht einlagern kann, müssen wir sie ihm täglich über die Nahrung zuführen.

Vermeiden Sie große Mengen an Fruktose aus verarbeiteter Nahrung, da die neuere Forschung aufgedeckt hat, welch verhee-

Belastung durch Chemikalien

Bestimmte Krebsarten nehmen von Jahr zu Jahr zu, und es wäre kurzsichtig, den sehr wahrscheinlichen Zusammenhang mit der steigenden Belastung durch Umweltgifte zu ignorieren. Tatsächlich gibt es viele Belege dafür, dass Chemikalien, wie etwa Parabene in Kosmetika, Bisphenol A in Plastikflaschen, Dosenbeschichtungen und Thermopapier-Kassenbons sowie Phthalate in Nagellack und Flüssigseifen (um nur einige Beispiele zu nennen), einen Einfluss auf hormonabhängige Krebsarten wie Brust- und Prostatakrebs haben. Diese Chemikalien sind Xenoöstrogene, die körpereigene Östrogene imitieren können. Sie werden als endokrine Disruptoren bezeichnet. Häufig wird argumentiert, die Konzentration dieser Stoffe sei in den Produkten so niedrig, dass sie kein Grund zur Besorgnis seien. Tatsächlich aber weiß man noch nicht, wie sie im Körper wirken, wie hoch die Konzentration sein muss, um einen Effekt zu haben, ob sie auf Kinder besonders stark wirken und wie sich ein ganzer Cocktail aus Xenoöstrogenen auswirken kann. Neue Stoffe werden grundsätzlich nur isoliert auf ihre potenzielle Gefährlichkeit kontrolliert, nicht aber auf ihr Zusammenspiel mit anderen häufig verwendeten Chemikalien.

Wir sind Xenoöstrogenen auf ganz unterschiedliche Weise ausgesetzt: durch Umweltverschmutzung, Essens- und Getränkeverpackungen, Pharmazeutika, Pestizide, Wasch- und Putzmittel, Kosmetika, Möbel, Lebensmittelzusätze, Elektrogeräte … Das ist schon beängstigend, oder? Und es gibt massenweise weitere Chemikalien und Umweltfaktoren, die sich ebenfalls als krebserregend erwiesen haben.

Sich über Dinge Sorgen zu machen, die wir nicht ändern können, verursacht unnötigen Stress. Was wir brauchen, ist der feste Glaube an die Fähigkeit unseres Körpers, sein Gleichgewicht wiederherzustellen. Dabei benötigt er aber möglichst viel Hilfe. Achten Sie also darauf, was Sie essen, welche Kosmetika, Deos, Badezusätze, Duschgels, Haarwaschmittel oder Reinigungsmittel Sie verwenden. Trinken Sie möglichst kein Wasser aus Plastikflaschen und verwenden Sie Flaschen nicht mehrmals. Lüften Sie nach dem Kauf neuer Möbel oder Teppiche gründlich, um die Belastung durch giftige Flammschutzmittel möglichst gering zu halten. Manche Menschen glauben, man sollte auch elektronische Geräte möglichst wenig nutzen. Die amerikanische Environmental Working Group (www.ewg.org – in englischer Sprache) bietet auf ihrer Website viele Informationen für einen gesunden Lebensstil und wie man Karzinogene meiden kann.

rende Wirkung sie auf die Leber haben kann. Freie Zucker, die in gesüßten Getränken und Konzentraten, Energydrinks, Süßstoffen und vielen anderen verarbeiteten Nahrungsmitteln vorkommen, können im Stoffwechsel dazu führen, dass sich schädliche freie Fettsäuren in der Leber ablagern. Diese Auswirkung scheint Fruktose nicht zu haben, wenn sie in ihrer natürlichen Form in Gemüse und Obst gegessen wird. Ganz im Gegenteil sind dies genau die Lebensmittel, die bei einer abwechslungsreichen Ernährung die Entgiftungsfunktion der Leber unterstützen.

Gesunde Knochen

Vermutlich werden Ihnen während der Krebsbehandlung Steroide verschrieben.

Die besten milchfreien Kalziumlieferanten

In absteigender Reihenfolge:

Sardinen / Makrelen (aus der Dose), mit Gräten
grünes Blattgemüse (leicht gekocht)
Grünkohl (leicht gekocht)
Rhabarber (leicht gekocht)
Spinat (leicht gekocht)
Mandeln
Buckellachs (aus der Dose), mit Gräten
Austern
Blätter und Stengel der Roten Bete (leicht gekocht)
Amarant
Quinoa
Paranüsse
Jakobsmuscheln
Sesamsamen
Tofu
Garnelen
Zuckerrohrmelasse
Okraschoten
Rosenkohl
Brokkoli (leicht gekocht)
Spargel (frisch, leicht gekocht)
Weiße Bohnen (gekocht)
Grüne Bohnen (gekocht)
Weißkohl (frisch, leicht gekocht)
Pak Choi
Möhren (gekocht)
Pastinaken (gekocht)
Zwiebeln (gegart)
Tomaten (aus der Dose)
Kidneybohnen (gekocht)
Linsen (gekocht)
Kichererbsen (gekocht)
Weizenkeime
Haferflocken
Orangen
Haselnüsse
Blumenkohl
Staudensellerie
Speiserüben
Oliven
Petersilie
Erbsen (gekocht)
Grapefruit
Kiwi
Feigen, getrocknet
Birnen (roh)
Rosinen
Sonnenblumenkerne
Eier
Milchalternativen mit Kalziumzusatz

Wenn Sie sie über einen längeren Zeitraum einnehmen müssen, werden Ihre Ärzte Sie über ein erhöhtes Osteoporoserisiko aufklären. Auch Medikamente der Chemotherapie können zum Kalziumverlust beitragen. Daher ist es wichtig, für gesunde Knochen zu sorgen. Viele Menschen befürchten, ihren Körper nicht ausreichend mit Kalzium versorgen zu können, wenn sie weniger oder gar keine Milchprodukte mehr zu sich nehmen. Es gibt aber viele andere Quellen für dieses wichtige Mineral.

- Für den Knochenaufbau wichtige Nährstoffe sind Kalzium, Vitamin D (beides s. S. 66), Vitamin K (grüne Blattgemüse, Natto, Miso), Magnesium (Nüsse, Samen, grüne Blattgemüse, Fisch, Bohnen und Hülsenfrüchte, Vollkorngetreide), Bohr (Kichererbsen, Nüsse, Gemüse), Kupfer (Nüsse, Schalentiere, Innereien), Magnesium (Tee, Nüsse, Getreide, Gemüse), Zink (Fleisch, Schalentiere, Milchprodukte, Vollkorngetreide) und Silizium (Obst, Gemüse, Vollkorngetreide).
- Vitamin D fördert die Kalziumaufnahme. Setzen Sie Ihre Haut im Sommer vorsichtig ausreichend Sonnenlicht aus, das die Vitamin-D-Produktion anregt (s. S. 66). Bedenken Sie, dass UV-Strahlung auch Wolken durchdringen kann.
- Vermeiden Sie zu viel Salz (über 1 Teelöffel pro Tag), denn es löst Kalzium aus den Knochen.
- Ernähren Sie sich basisch mit dem Schwerpunkt auf Gemüse, Obst, Nüssen und Hülsenfrüchten. Bei einer Übersäuerung kann es sein, dass Kalzium aus den Knochen ausgelöst wird, um die Säure abzupuffern.
- Meiden Sie Erfrischungsgetränke mit Phosphaten, da diese ebenfalls Kalzium aus den Knochen lösen.
- Meiden Sie raffinierte Zucker und Stärken sowie künstliche Süßstoffe, da diese zur Übersäuerung des Körpers beitragen. Nutzen Sie lieber Zuckerrohrmelasse zum Süßen, denn sie enthält viele Mineralien, darunter auch reichlich Kalzium.
- Dosenfisch wie Sardinen und Lachs (mit Gräten) sind sehr kalziumreich: Das Kalzium steckt in den Gräten, und die Konservierung macht sie weicher, wodurch sie besser verdaulich werden.
- Grüne Blattgemüse sind kalziumreich, ihr Kalzium wird aber vom Körper nicht so einfach aufgenommen wie tierisches Kalzium. Deshalb müssen sie gekocht werden.

Säure-Basen-Haushalt

Der pH-Wert gibt an, wie sauer oder basisch eine Substanz oder Lösung ist. Für unseren Körper ist ein pH-Wert von 7,4 ideal, denn in diesem leicht basischen Milieu laufen die Körperfunktionen optimal ab. Der pH-Wert unseres Magens ist mit 3,5 oder darunter saurer, wodurch sich die Nahrung auflösen kann. Der Urin sollte einen pH-Wert von 6,5 bis 7,25 haben, er kann aber, je nachdem, was wir gegessen oder wie viel Wasser wir getrunken haben, durch Umweltbelastungen oder auch Stress schwanken.

Der Körper arbeitet hart, um den optimalen pH-Wert zu halten, und wir sollten ihn durch eine basische Ernährung dabei unterstützen. Grundsätzlich gilt, dass basische Lebensmittel, die reich an Mineralien wie Kalium, Natrium, Magnesium, Kalzium, Zink, Kupfer oder Eisen sind, alkalisieren. Das heißt, dass eine gemüse- und obstreiche

Lebensmittel zur basischen Ernährung

Gemüse

Blumenkohl
Brokkoli
Brunnenkresse
Champignons
Erbsen
Gartensalat
Grüne Bohnen
Grünkohl
Gurke
Kartoffeln
Knoblauch
Kürbis
Lappentang
Möhren
Meeresgemüse
Paprika
Pastinaken
Petersilie
Radieschen
Rosenkohl
Spargel
Spinat
Spirulina
Sprossen (aus Samen)
Staudensellerie
Süßkartoffeln
Tomaten
Weißkohl
Zwiebeln

Obst

Äpfel
Aprikosen
Avocados
Bananen
Birnen
Datteln
Erdbeeren
Feigen
Himbeeren
Mandarinen
Mango
Pfirsiche
Pflaumen
Rhabarber
Rosinen
Tropische Früchte
Wassermelone
Weintrauben

Saure Früchte mit basischer Wirkung

Beeren
Ananas
Cantaloupe-Melone
Cranberrys
Grapefruit
Honigmelone
Johannisbeeren
Kirschen
Limetten
Nektarinen
Orangen
Pflaumen
Zitronen

Getreide

Amarant
Brauner Reis (Naturreis)
Buchweizen
Dinkel
Hirse
Kamut
Quinoa

Bohnen und Hülsenfrüchte

Cannellini-Bohnen
Dicke weiße Bohnen
Kichererbsen
Kidneybohnen
Linsen
Mungbohnen
Sojabohnen
Wachtelbohnen

Nüsse und Samen

Esskastanien
Haselnüsse
Kokosnuss
Kürbiskerne
Leinsamen
Macadamianüsse
Mandeln
Paranüsse
Sesamsamen
Sonnenblumenkerne

Gewürze und Würzsoßen

Apfelessig
Currypulver
Ingwer
Kurkuma
Miso
Zimt

Ernährung einen ausgeglichenen Säure-Basen-Haushalt fördert.

Junkfood voller Zucker und ungesunder Transfette kann das Säure-Basen-Gleichgewicht stören und für eine Übersäuerung sorgen. Der Blut-pH-Wert wird immer auf 7,35 bis 7,4 eingepegelt, kleinste Veränderungen in Richtung Säure können schon negative Konsequenzen haben, indem sie Enzymaktivitäten, Proteinstrukturen, zelluläre Prozesse und Hormonfunktionen beeinträchtigen und die Insulinsensibilität und Glukosetoleranz verschlechtern. Ein saureres Milieu in den Körpergeweben kann zudem die Funktion der Mitochondrien schädigen (s. S. 27), unsere Gene destabilisieren und möglicherweise Tumorwachstum anregen. Proteinreiche Nahrung, Milchprodukte, Getreide und koffeinhaltige Getränke sind auch meist leicht sauer, aber ihr Effekt ist vernachlässigbar, wenn sie mit basischen Gemüsen und Früchten kombiniert werden.

Die Lebensmittel der Liste auf S. 95 sorgen für einen ausgeglichenen Säure-Basen-Haushalt und eine möglichst feindliche Umgebung für Krebszellen.

Wohlfühlessen

Der Darm wird häufig auch als »zweites Gehirn« bezeichnet. Er ist mit dem Gehirn über den Vagusnerv verbunden, und Darm und Gehirn kommunizieren ständig über das enterische Nervensystem, die Hormone und das Immunsystem miteinander. Die Stoffe, die für diese Kommunikation verantwortlich sind – die sogenannten Neurotransmitter –, entstehen im Darm. Ist der Darm also geschädigt oder angegriffen, kann sich dies unverzüglich in unserer Stimmung und unserer Belastbarkeit bemerkbar machen. Dies könnte auch erklären, warum sich unsere Gefühle oft im Bauch bemerkbar machen und wir uns gern auf unser »Bauchgefühl« verlassen.

Die Neurotransmitter Serotonin, Dopamin, Adrenalin, Noradrenalin und γ-Aminobuttersäure (GABA) werden in einem komplexen Prozess synthetisiert, an dem Enzyme beteiligt sind, die auf ausreichende Mengen bestimmter Mineralien und Vitamine angewiesen sind, ganz besonders auf Magnesium, Zink und Vitamin B_6. Ein Nährstoffmangel behindert die Produktion und Funktion dieser Neurotransmitter, die wichtige Funktionen im Körper erfüllen. So stabilisiert Serotonin unser Wohlbefinden und fördert den Schlaf, Dopamin fördert Antriebskraft und Motivation, GABA hilft bei der Entspannung. Auch sie werden durch ein Übermaß an raffinierter, verarbeiteter Nahrung, Alkohol, Koffein und anderen Stimulanzien aufgebraucht.

Kohlenhydrate werden durch die Verdauung in Glukose umgewandelt und versorgen unsere Zellen – insbesondere die Hirnzellen – mit Energie. Die meisten wissen, wie ausgelaugt, reizbar und unkonzentriert sie sind, wenn der Blutzucker abfällt. Langsam verdauliche, unraffinierte Kohlenhydrate gleichen den Blutzuckerspiegel, aber auch die Stimmung aus. Raffinierte Kohlenhydrate liefern hingegen einen kurzfristigen Energieschub, lassen den Blutzucker stark ansteigen und danach genauso schnell wieder abfallen, was zu Stimmungsschwankungen führt. Menschen, die sich an eine kohlenhydratarme, fettreiche ketogene Diät (s. S. 114) halten, empfinden auch häufig eine stimmungsstabilisierende Wirkung, wenn das Gehirn auf sogenannte Ketonkörper als Energielieferanten umgestellt ist.

Proteine sind für gute Laune äußerst wichtig, da Tryptophan, eine essenzielle Aminosäure (s. S. 46) für die Serotoninherstellung benutzt wird. Serotonin ist unser wichtigster Wohlfühl-Neurotransmitter, auf dem auch viele Antidepressiva basieren. Obwohl Tryptophan in Serotonin umgewandelt wird, müssen wir unseren Körper in ausreichender Menge damit versorgen, denn wenn zu wenig vorliegt, leitet er es an andere Stellen weiter. Nimmt man über die Nahrung komplexe Kohlenhydrate gemeinsam mit einer proteinreichen Tryptophanquelle auf, kann der Körper es besser verarbeiten. Die wichtigsten Quellen für Tryptophan sind Fleisch (vor allem Pute), Fisch, Eier, Milchprodukte und Vollkorngetreide. Die Liste auf S. 98 nennt viele vegetarische Optionen, mit der Sie Ihren Körper in ausreichendem Maß mit Tryptophan und Kohlenhydraten versorgen können.

Es gibt auch einige Lebensmittel, wie Avocados, Bananen, Pflaumen, Ananas, Kiwis, Kochbananen, Tomaten und Walnüsse, die Serotonin enthalten, das unser Gehirn aber leider kaum erreicht.

5-HTP (5-Hydroxytryptophan) ist ein Tryptophanderivat und ist als Nahrungsergänzung erhältlich. Die Forschung deutet darauf hin, dass es bei der Behandlung von Depressionen ebenso gut helfen kann wie Selektive Serotonin-Wiederaufnahmehemmer, aber es sind noch weitere Studien nötig, um die korrekte Dosierung zu bestimmen. Es empfiehlt sich daher, diese Nahrungsergänzung nur unter ärztlicher oder ernährungsberaterischer Anleitung zu nehmen, und sie sollte niemals mit Antidepressiva kombiniert werden.

Gesunde essenzielle Fette, wie Omega-3-Fettsäuren, unterstützen die Hirnfunktion. Menschen mit Depressionen weisen häufig einen Fettsäuremangel auf. Transfette aus verarbeiteten Lebensmitteln blockieren zudem die Aufnahme der guten Omega-Fette (s. S. 49–51).

B-Vitamine sind die wichtigsten Vitamine, um die Stimmung zu heben. Vitamin-B-Mangel kann Müdigkeit, Niedergeschlagenheit und Gereiztheit verursachen. Insbesondere Vitamin B_6 fördert die Produktion und Funktion von Serotonin. Es findet sich vor allem in Fleisch, Fisch, Milchprodukten und Vollkorngetreiden.

Niacin (Nicotinsäure) ist ein B-Vitamin, das der Körper aus Tryptophan selbst produzieren kann. Da wir aber möchten, dass unser Körper Tryptophan in Serotonin verwandelt und nicht vom Niacinbedarf abgelenkt wird, ist es ratsam, ausreichend Niacin zu sich zu nehmen. Leber, Geflügel, Fisch, Vollkorngetreide, Eier, Milchprodukte, Erdnüsse und Avocados sind geeignete Quellen.

Folat ist ein weiteres B-Vitamin, das die Stimmung beeinflusst. Es kann vor allem mit steigendem Alter aufgebraucht sein. Ausreichenden Nachschub kann man durch den Verzehr von Leber und anderen Innereien, grünem Blattgemüse, Nüssen, Eiern, Bananen, Orangen und Hülsenfrüchten sicherstellen.

Ein Eisenmangel kann zur Anämie (Blutarmut) führen, bei der die Konzentration von Hämoglobin, das Sauerstoff im Blut transportiert, sinkt. Müdigkeit und Lethargie sind die Folgen. Wenn Sie sich also erschöpft fühlen, sollten Sie sich auf Eisenmangel testen lassen. Rotes Fleisch, Geflügel, Fisch, Eier, Bohnen, Spinat und einige Trockenfrüchte

Gute vegetarische Tryptophan-Quellen		
Nahrungsmittel	**Portionsgröße**	**Tryptophan pro Portion**
Kidneybohnen	170 g	180 mg
Haferflocken	85 g	175 mg
Linsen	200 g	160 mg
Kichererbsen	200 g	140 mg
Kürbiskerne	30 g	120 mg
Sonnenblumenkerne	30 g	100 mg
Ofenkartoffel mit Schale	1 große	75 mg
Tahin (Sesampaste)	1 EL	56 mg
Paranüsse	25 g	50 mg
Mandeln	25 g	40 mg
Walnüsse	25 g	40 mg

liefern das Mineral. Kombinieren Sie diese mit Vitamin-C-reichem Obst und Gemüse, um die Aufnahme zu unterstützen. Zink, ein Mineralstoff, den diese Nahrungsmittel ebenfalls fast alle liefern, ist wichtig für die Regulierung der Neurotransmitter, und einige Forschungsergebnisse weisen darauf hin, dass ein Zinkmangel für Essstörungen anfällig machen könnte.

Dies alles zeigt, dass auch das Essen uns für Stimmungstiefs anfällig machen kann. Eine abwechslungsreiche, nährstoffreiche Ernährung hilft zudem, das Gehirn vor schädlichen freien Radikalen (s. S. 29) zu schützen, sie fördert den Einbau von essenziellen Fettsäuren im Gehirn und hilft, Tryptophan in Serotonin umzuwandeln.

Vergessen Sie nicht, dass Bewegung die Ausschüttung von Endorphinen steigert, die ebenfalls die Stimmung heben und als natürliche Schmerzmittel wirken (s. S. 100).

Nahrung, die das Gehirn überlistet

Koffein, Schokolade, Alkohol, Nikotin, zuckerreiche Nahrung und chemische Zusatzstoffe haben alle eine ähnliche Wirkung auf das Gehirn. Im Übermaß können sie es so sehr stimulieren, dass es für die körpereigenen Neurotransmitter weniger empfindlich wird, und seine gesunde Aktivität beeinträchtigen. Wenn das Gehirn mit künstlichen Stimulanzien geflutet wird, machen die Rezeptoren der Gehirnzellen dicht, bis der Überschuss abgebaut ist. Dadurch kann ein Teufelskreis entstehen, denn das Gehirn benötigt anschließend mehr Stimulanzien, um denselben Effekt zu erzielen, was schließlich in Sucht mündet. Eine natürliche, ausgewogene Ernährung stellt sicher, dass ein natürliches Gleichgewicht an Stimulanzien vorliegt und wir auf unnatürliche Zusatzstoffe verzichten können.

Garmethoden

Langsames und sanftes Garen ist für die meisten Lebensmittel am besten. Wird Fleisch wie beim Grillen oder Braten bei hohen Temperaturen gegart, entwickeln sich karzinogene Stoffe, wie etwa heterozyklische aromatische Amine (HAA) oder polyzyklische aromatische Kohlenwasserstoffe (PAK). Aufgrund ihrer DNA-schädigenden Wirkung stehen sie unter Verdacht, krebserregend zu sein. Vermutlich müssen wir sehr viele dieser Substanzen zu uns nehmen, damit sie einen gesundheitsschädigenden Effekt entwickeln, aber es lohnt sich, generell im Hinterkopf zu behalten, dass langsameres und schonenderes Garen proteinreicher Lebensmittel wie Fleisch und Fisch gesünder ist. Eintöpfe, Schmorgerichte und Niedertemperaturgaren sind ideal. Übrigens verringert sich die Bildung der karzinogenen Stoffe, wenn man Fleisch oder Fisch vor dem Garen bei hohen Temperaturen mit Kräutern mariniert oder mit Knoblauch einreibt.

Auch Geräuchertes sollte in Maßen gegessen werden, denn auch beim Räuchern entstehen Karzinogene.

Kohlenhydratreiche Nahrungsmittel, die Zucker und Stärke enthalten, produzieren beim Garen bei hohen Temperaturen ebenfalls karzinogene Substanzen. Sie werden Acrylamide genannt und finden sich in vielen verarbeiteten, vorgegarten Waren, wie etwa Plätzchen, Kräckern und Knäckebrot, Pommes frites, Chips, Brot und sogar in Babynahrung. Backofen-Pommes-frites schneiden besonders schlecht ab, da sie mit einer Zuckerlösung behandelt, vorgegart und vom Verbraucher noch einmal erhitzt werden. Zigarettenrauch und Röstkaffee enthalten ebenfalls hohe Mengen an Acrylamiden. Studien zeigen, dass große Mengen Acrylamid im Blut das Krebsrisiko steigern können, aber es liegen kaum Forschungsergebnisse beim Menschen vor.

Genau wie bei Fleisch und Fisch ist es auch bei Kohlenhydraten besser, sie nicht zu heiß zuzubereiten. Toasten Sie Brot nur leicht und lassen Sie Speisen nicht anbrennen. Backen Sie bei möglichst niedrigen Temperaturen (s. Kräcker, S. 169).

Wenn Sie Gemüse und Zwiebeln anbraten, garen Sie sie sanft und erhitzen Sie das Öl nie bis zum Rauchpunkt. Dämpfen ist die beste Garmethode für Gemüse, denn so bleiben fast alle wasserlöslichen Vitamine, wie etwa Vitamin C, erhalten. Ein einfacher Dämpfeinsatz ist preiswert und lässt sich in jedem Kochtopf verwenden. Es gibt aber auch elektrische Dampfgarer. Beim Dämpfen oder Kochen ist vor allem wichtig, dass Sie das Gemüse nicht übergaren, denn einige wichtige sekundäre Pflanzenstoffe und Nährstoffe können sonst verlorengehen. So wird etwa das krebshemmende Sulforaphan, das in Kreuzblütlern wie Kohl und Brokkoli vorkommt, bei zu starkem Garen zerstört.

Die Nutzung von Mikrowellen ist umstritten. Mikrowellenöfen beschießen das Essen mit hochfrequenten Strahlen, die die molekulare Struktur der Nahrung verändern. Es besteht die Befürchtung, dass der Körper die Speisen dadurch schlechter verdauen und Nährstoffe schlechter aufnehmen kann, aber dafür gibt es noch keine Belege. Ich würde raten, die Mikrowelle nie zum Kochen zu nutzen, sondern nur zum einfachen Aufwärmen. Rühren Sie aufgewärmtes Essen gut um und lassen Sie es vor dem Essen ein paar Minuten ziehen, damit sich die Hitze gleichmäßig verteilen kann und keine kalten Stellen bleiben, an denen Bakterien lauern könnten.

Achtsam essen

Der Begriff der Achtsamkeit taucht inzwischen immer häufiger auf (s. S. 132) und lässt sich gut auf unser Essverhalten anwenden. Wer achtsam, also bewusster, isst, baut eine intensivere Beziehung zu seiner Nahrung auf, sensibilisiert seine Sinne und kann dadurch besser verdauen. Die Forschung hat gezeigt, dass achtsames Essen bei der Gewichtskontrolle und bei Verdauungsproblemen helfen kann.

Eine bessere Verdauung ermöglicht auch eine bessere Nährstoffaufnahme. Sie beginnt im Mund, wo langsames und gründliches Kauen die Nahrung noch vor dem Schlucken aufzubrechen beginnt. Enzyme aus dem Speichel helfen ebenfalls dabei, die Nahrung zu zerlegen. Das ist besonders wichtig, wenn die Darmfunktion beeinträchtigt ist. Durch Kauen vergrößern wir zudem die Oberfläche der unlöslichen Ballaststoffe, wodurch sie Toxine im Darm besser binden und aus dem Körper transportieren können.

Unter Stress neigen wir dazu, schneller zu essen. Stellen Sie daher sicher, dass Sie in Ruhe essen. Setzen Sie sich zum Essen hin und vermeiden Sie das Essen am Schreibtisch. Nehmen Sie sich Zeit für Ihre Mahlzeiten. Auch Essen in Gesellschaft kann zum entspannten Genießen beitragen.

Wenn wir in Bewegung oder angespannt sind, leitet unser Körper das Blut, das wir eigentlich für die Verdauung benötigen, an unsere Muskeln oder unser Gehirn weiter. Außerdem verhindert schnelles und unbedachtes Essen, dass das Gehirn das Signal erhält, dass wir satt sind. Es kann also dafür sorgen, dass wir zu viel essen.

Bewegung

Reichlich Forschungsergebnisse belegen, dass regelmäßige Bewegung von mindestens drei Stunden in der Woche für Krebspatienten gut ist. Sie senkt den Hormonspiegel, den Blutzucker, reduziert Entzündungsprozesse, fördert das Immunsystem und die Verdauung, verbessert die Blutzirkulation und erhöht die Sauerstoffsättigung. All das unterstützt gesunde Zellen und hemmt Krebszellen.

Auch wenn es manchmal schwer ist, sich aufzuraffen, weil man erschöpft und voller Sorgen ist: Ein Spaziergang kann die Energiereserven mobilisieren und die Stimmung erheblich verbessern. Wenn man sehr zu kämpfen hat, sind ein paar Übungen im Sessel oft besser als nichts. Sanftes Training wie Yoga, Tai-Chi oder Qi-Gong kann ebenfalls helfen, den Kopf frei zu bekommen. Aber auch regelmäßige intensivere Trainingsphasen in kurzen Intervallen können hilfreich sein. Bauen Sie nach Möglichkeit ein wenig Seilspringen, Tanzen oder Auf-der-Stelle-Laufen in Ihr regelmäßiges Training ein. Menschen mit größerer Ausgangsfitness scheinen während der Behandlung weniger an Nebenwirkungen zu leiden.

Sport nach dem Krebs: Was dafür spricht

Carolyn Garritt, Personal Trainer

Es gibt immer mehr Belege dafür, dass körperliche Aktivität für Krebspatienten gut ist. In Großbritannien hat der Macmillan Cancer Support die Kampagne *Move More* gestartet: eine Reihe von Projekten und Maßnahmen, die gezielt und zugleich umfassend darüber informieren, wie wichtig körperliche Aktivität für die Rezidivrate ist, aber auch, wie wichtig sie als Hilfsmittel ist, um mit den Folgen einer Krebsbehandlung fertig zu werden. Sein Bericht »Physical activity the underrated ›wonder drug‹« fasst die Forschungsergebnisse, die zu dieser Kampagne geführt haben, sehr schön zusammen und zeigt, welche Maßnahmen daraus entstanden. Macmillan stellt zudem allen, die Dienstleistungen in diesem Bereich anbieten möchten, kostenlos weiteres Informationsmaterial (in englischer Sprache) zur Verfügung und bietet motivierende Übungsmaterialien für Sportwillige an.

Einer der Klinikärzte, die die *Move More*-Kampagne am stärksten vorantreiben, ist Professor Robert Thomas, beratender Onkologe am Addenbrooke's Hospital und Dozent an der Universität Cambridge. Er hat viel zum Thema Lebensweise und Behandlungserfolg bei Krebs publiziert und führt derzeit die weltweit größte prospektive Studie zur Lebensführung mit Prostatakrebspatienten durch. Professor Thomas hat zudem den ersten Fortbildungskurs für Trainer entworfen, die mit rekonvaleszenten Krebspatienten arbeiten. Diese Fortbildung ist heute eine anerkannte Qualifikation im britischen Gesundheitswesen (Level 4 Exercise in Cancer Rehabilitation). Sie vermittelt Trainern detailliertes Wissen darüber, welche Auswirkungen Krebserkrankungen und -behandlungen auf den Körper haben, damit sie ihre Trainingsprogramme entsprechend anpassen können.

4 Häufige Nebenwirkungen von Krebs und Krebstherapien

Viele Krebspatienten, aber längst nicht alle, erfahren in unterschiedlicher Schwere eine oder mehrere der folgenden Nebenwirkungen der Erkrankung selbst oder auch ihrer Behandlung. Ein durch gesunde Ernährung, ausreichend Bewegung und eine positive Einstellung gut gewappneter Körper hat eine bessere Chance, mit diesen Nebenwirkungen zurechtzukommen und positiv auf die Behandlung anzusprechen.

Stress vermeiden – einfacher gesagt als getan!

Wenn man selbst oder ein geliebter Mensch gerade eine Krebsdiagnose erhalten hat, scheint der Rat, sich von Stress zu befreien, recht unsensibel. Das ändert aber nichts daran, dass man sich diesem Thema stellen und das Problem lösen muss, denn Stress beeinträchtigt den gesamten Körper und löst Entzündungen aus. Achtsamkeit (s. S. 132) kann beim Umgang mit Angst und Stress sehr helfen.

Erschöpfung

Krebs ist körperlich, mental und emotional erschöpfend. Das liegt vermutlich vor allem an entzündlichen Vorgängen, Stoffwechselveränderungen in Tumorzellen und einer veränderten Energieproduktion. Kommen aggressive Medikamente, Beklemmungen, Schlafstörungen, Appetitmangel und reduzierte Nährstoffaufnahme dazu, wundert es kaum, dass manche Patienten zutiefst erschöpft sind und Schwierigkeiten bei der Bewältigung des Alltags bekommen.

Während einer Chemotherapie werden Sie unter Umständen ein Muster erkennen, nach dem Ihre Energie schwankt. Meist sinkt sie in den ersten Tagen und erholt sich danach allmählich wieder. Bei der Strahlentherapie nimmt die Erschöpfung meist über die gesamte Behandlungsdauer hinweg zu.

Wenn sie überhandnimmt, sollten Sie das Problem mit Ihren Ärzten besprechen. Unter Umständen gibt es eine bisher unerkannte Ursache, wie Schilddrüsenprobleme, Anämie oder Depression.

So können Sie die durch Krebs verursachte Erschöpfung mildern:

- Verbessern Sie Ihre Nährstoffversorgung und kontrollieren Sie Ihren Blutzucker (s. S. 58, 78).
- Bleiben Sie so aktiv wie möglich. Suchen Sie sich eine Bewegungsform, die Sie anspricht. Regelmäßige kurze Spaziergänge geben oft neuen Schwung und sind leicht einzuplanen.
- Versuchen Sie, 7 oder 8 Stunden gesunden Schlaf in der Nacht zu bekommen.

Das Schlafzimmer sollte dunkel sein, damit Ihr Melatoninspiegel steigt und Sie in einen guten Schlaf-Wach-Rhythmus finden.

- Machen Sie über den Tag verteilt mehrfach kurze Nickerchen. Wenn Sie zu lange oder zu fest schlafen, stören Sie Ihren Schlafrhythmus.
- Besuchen Sie einen Stressbewältigungskurs.
- Organisieren Sie sich Hilfe beim Kochen und im Haushalt. Wenn Sie wissen, wann Sie vermutlich besonders erschöpft sein werden, können Sie rechtzeitig Helfer engagieren.

Gewichtsverlust und Kachexie

Viele Krebspatienten verlieren Körpermasse, was vor allem an der Kachexie, einem Abbau der Skelettmuskulatur, liegt. Der Hauptgrund ist ein abnormaler Stoffwechsel aufgrund einer Zunahme entzündungsfördernder Chemikalien sowohl durch den Tumor als auch durch die Reaktion des Körpers auf den Krebs (s. S. 29). Die Folge ist Appetitlosigkeit bei gleichzeitigem Völlegefühl und Erschöpfung. Daraus resultiert fast immer ein Gewichtsverlust. Es hilft aber nicht, einfach mehr zu essen, denn dadurch löst man die zugrundeliegenden Probleme nicht.

Die Ärzte versuchen einem besorgniserregenden Gewichtsverlust meist mit einer erhöhten Zufuhr von energiereichen zucker- und fetthaltigen Speisen beizukommen, weil Lebensmittel mit hoher glykämischer Last schnell Energie spenden, ohne dass Kalorien im Verdauungsvorgang verbraucht werden (s. S. 78). Aber die Antwort kann nicht in einem Übermaß an Zucker und Fett liegen. Stattdessen sollten die benötigten zusätzlichen Kalorien aus reichlich gesunden, energiereichen Speisen stammen.

Aufbau-Drinks (s. S. 166 f.) spenden Kalorien, sind leicht zu trinken und zu verdauen und belasten den Körper nicht so sehr wie feste Nahrung. Sie können sie mit reichlich Makronährstoffen (Fette, Proteine und Kohlenhydrate) vollpacken und gezielt an Ihren Geschmack und Ihre Bedürfnisse anpassen. Molke, Hanf und Erbsenprotein liefern die Aminosäuren Leucin, Isoleucin und Valin, die die Symptome der Auszehrung lindern und Körperzusammensetzung sowie Lebensqualität verbessern können. Kaufen Sie möglichst hochwertiges Proteinpulver ohne Zusatzstoffe, Sie bekommen es in Reformhäusern und über das Internet.

Erhöhen Sie gezielt Ihre Proteinaufnahme mit Fisch (vor allem Fettfisch), Fleisch, Hähnchen, Eiern und Milchprodukten sowie mit vegetarischen Lebensmitteln wie Bohnen, Hülsenfrüchten, Nüssen und Reis, die wichtige Aminosäuren bieten. Achten Sie auch auf reichlich gesunde Fette aus Kokos- und Olivenöl, Milchprodukten (Butter und Sahne) sowie Mus und Öl von Nüssen und Samen.

Trinken Sie eine unserer Brühen (s. S. 266) oder nehmen Sie sie als Grundlage für eine eiweiß- und fettreiche Gemüsesuppe. Sie steckt voller Proteine, die helfen, Muskelmasse zu erhalten und Entzündungen zu reduzieren. Die Gelatine verhilft zu einer gesunden Verdauung.

Machen Sie Ihre Suppen mit Wurzelgemüsen wie Kürbis, Süßkartoffel, Rübchen, Knollensellerie, Möhren und Pastinaken so energiereich wie möglich. Entzündungshemmende Kräuter und Gewürze senken die oxidative Belastung und verbessern den Geschmack (s. S. 68–72). Wenn Sie den Anblick fester Nahrung auf dem Teller nicht ertragen, können Sie die Speisen jederzeit pürieren. Das hilft nicht nur dem Darm, sondern verhindert auch, dass allzu viele Kalorien für die Verdauung verbraucht werden. Interessanterweise kann Suppe länger satt machen als feste Speisen, deshalb sollten Sie über den Tag verteilt mehrere kleine Portionen zu sich nehmen, um Ihre Kalorienzufuhr zu steigern.

Fischöle enthalten die entzündungshemmende Omega-3-Fettsäure Eicosapentaensäure und können dem Verlust von Muskelmasse vorbeugen, vor allem wenn man sie zu sich nimmt, bevor die Kachexie einsetzt. Die Cannabinoide in medizinischem Marihuana regen bekanntermaßen den Appetit an und können bei Kachexie helfen, aber es fehlt noch ein wissenschaftlicher Nachweis (s. S. 127).

Trainieren Sie für den Muskelaufbau nicht auf leeren Magen und trinken Sie reichlich Flüssigkeit. Essen Sie innerhalb von 2 Stunden vor dem Training eine eiweißreiche Mahlzeit oder trinken Sie einen Aufbau-Smoothie (s. S. 166), um die Muskulatur zu nähren und zu erhalten.

Appetitlosigkeit

Es überrascht wohl niemanden, dass viele Menschen nach einer Krebsdiagnose vor Angst und Stress den Appetit verlieren. Ich empfehle zwar immer eine gesunde Ernährung, aber manchmal tut es auch gut, einfach das zu essen, wonach einem gerade ist. Als es meinem Sohn Sebastian besonders schlechtging, wollte er nichts anderes als diese fürchterliche Mikrowellenpizza voller Karzinogene, Zusatzstoffe und Transfette. Ich konnte und wollte sie ihm nicht dauernd vorenthalten, also habe ich Möglichkeiten gefunden, ihn zwischendurch gesund zu ernähren, um all das Widerliche wieder wettzumachen!

Um den Appetit anzuregen und Kalorien zu erhalten:

- Suchen Sie nach Wegen, Angst und Stress zu reduzieren. Bewegen Sie sich so viel wie möglich, ohne sich zu überanstrengen. Ein Spaziergang durch die Natur kann den Endorphinspiegel heben, so dass Sie entspannen und vielleicht auch wieder Appetit entwickeln.
- Entwickeln Sie einen Essensplan und planen Sie mehrere Tage voraus, wenn Sie ambulante Behandlungen haben, damit Sie immer nahrhafte, appetitliche Speisen zur Hand haben und nicht auf das Essen in der Krankenhauskantine angewiesen sind.
- Essen Sie oft und in kleinen Portionen. Dadurch nehmen Sie in der Regel mehr zu sich und müssen nicht unappetitlich große Portionen bewältigen.
- Wenn Sie nicht genügend Kalorien aufnehmen können und deshalb abnehmen, sehen Sie zu, dass Sie über den Tag verteilt energiereichere Speisen mit gesunden Fetten und ausreichend Proteinen essen. Fisch ist oftmals die richtige Wahl, wenn es einem nicht gutgeht.
- Versuchen Sie, besonders nährstoffreich zu essen, wenn Sie hungrig sind, um Mängeln vorzubeugen, wenn Sie gerade keinen Appetit haben.
- Flüssigkeitsaufnahme ist zwar wichtig, aber Sie sollten sich nicht mit zu vielen Getränken ohne Nährwert und Kalorien, wie Kaffee und Tee, übersättigen. Verzichten Sie lieber auf das Glas Wasser

vor einer Mahlzeit, weil es Sie schneller satt sein lässt.
- Versuchen Sie es mit nährstoffreichen Suppen und Smoothies, die schnell verzehrt und leicht verdaulich sind.

Gewichtszunahme

Es gibt viele Hinweise auf einen Zusammenhang zwischen Übergewicht und einem erhöhten Krebsrisiko. Wenn Sie übergewichtig sind, werden Ihre Ärzte das vermutlich ansprechen, vor allem bei Brust- und Prostatakrebs. Leider bergen manche Krebstherapien das Risiko einer Gewichtszunahme in sich.

Während der Behandlung können ein gesunder Ernährungsplan, der den Blutzucker kontrolliert, und so viel Bewegung wie möglich einer Gewichtszunahme entgegenwirken und eine gesunde Körperzusammensetzung erhalten. Dies ist nicht die Zeit für drastische Diäten, es sei denn, sie erfolgen unter strenger ärztlicher Aufsicht (s. S. 116).

Verdauungsstörungen

Chemo- und Strahlentherapie schädigen die DNA der gesunden Zellen ebenso wie die der Tumorzellen, aber den größten Schaden nehmen die sich schnell teilenden Zellen, wie die in Mund, Darm und Haarfollikeln. Die Therapien sollen die Zellvermehrung verlangsamen, was aber auch bald zu einem Stillstand bei der Erneuerung der Darmzellen führt, die alle ein bis zwei Tage ausgetauscht werden.

Am härtesten trifft es die Zellen der Darmschleimhaut. Entzündungen und Beschädigungen dort nennt man Mukositis. Diese Zellen werden zwar durch eine Krebsbehandlung auf jeden Fall gestört, aber das Ausmaß der Schäden ist individuell unterschiedlich. Die Symptome reichen meist von Schluckbeschwerden über Magenverstimmung und Sodbrennen bis hin zu Übelkeit, Verstopfung, Durchfall und Resorptionsstörungen von Nährstoffen. Man kann jedoch einiges tun, um diese Probleme durch eine Ernährung mit vielen heilenden Lebensmitteln abzumildern. Vor allem empfiehlt es sich, den Darm im Vorfeld der Behandlung vorzubereiten (s. S. 88, Tabelle ab S. 107).

Krebsbehandlungen wie Chemo- oder Strahlentherapie und Steroide können die Darmflora verändern, weil die Mikroorganismen auf der geschädigten Schleimhaut den Halt verlieren und sehr leicht ausgeschwemmt werden können.

Seien Sie mit probiotischen Nahrungsergänzungsmitteln zurückhaltend, wenn Ihr Immunsystem geschwächt ist, weil die Therapie Ihre Leukozytenzahl verringert hat. Probiotika sind zwar an sich gut für den Darm, aber es sind immer noch Bakterien, und es besteht ein – wenn auch kleines – Risiko, dass sie Entzündungen im Körper verursachen, wenn sie durch die Darmwand ins Blut gelangen. Nehmen Sie keine Probiotika zu sich, wenn Sie neutropenisch sind (s. S. 110).

Chemo- und Strahlentherapie verstärken Entzündungen im Körper (s. S. 29), die man durch reichlich entzündungshemmende Lebensmittel lindern kann. Essen, das gesunde Fette enthält, beeinflusst die Produktion entzündungshemmender Stoffe im Körper, während Polyphenole helfen können, entzündungsfördernde Enzyme zu blockieren (s. Tabelle a S. 107).

Trockener Mund und Schluckbeschwerden

Chemotherapie, Strahlung, Operationen und Medikamente können die Speicheldrüsen schädigen, was wiederum das Schlucken und Sprechen schwierig machen kann.

- Essen Sie weiche, feuchte Speisen, wie Suppen, Eier, Avocados und Joghurt. Soßen und Öle erleichtern das Schlucken.
- Trinken Sie regelmäßig Wasser.
- Trinken Sie nahrhafte Smoothies.
- Pürieren Sie feste Speisen oder trinken Sie stattdessen nahrhafte Aufbau-Drinks (s. S. 166).
- Meiden Sie salzige oder stark gewürzte Speisen.
- Kaugummikauen kann die Speichelproduktion anregen.

Mundgeschwüre

Geschwüre im Mund und ein entzündeter, gereizter Darm sind häufige Begleiterscheinungen von Chemotherapie-Medikamenten und Bestrahlungen in Mund- oder Darmnähe. Auch hier helfen weiche, gut rutschende Speisen und das Trinken mit einem Trinkhalm gegen Schmerzen. Meiden Sie saure oder stark gewürzte Gerichte, die die Schleimhaut reizen können.

Mundspülungen mit Kräutern, zudem Kurkuma, Aloe-vera-Saft, Joghurt und viele entzündungshemmende Lebensmittel können Linderung bringen (s. folgende Tabelle).

Geschmacksveränderungen

Ein seltsamer Geschmack im Mund ist während der Chemotherapie ganz normal. Die meisten beschreiben ihn als metallisch oder bitter, und er kann einem selbst die Lust auf die Lieblingsgerichte verderben. Sehr häufig helfen hier pikante Speisen. Mein Sohn Sebastian aß mit sieben Jahren liebend gern scharfe Currys, die er vorher links liegengelassen hätte. Bei anderen hingegen verschlimmert Pikantes das Problem. Meiden Sie auf jeden Fall scharfe Speisen, wenn Sie Mundgeschwüre haben.

Das Kauen gaumenreinigender Kräuter oder Gewürze wie Verbene, Minze, Rosmarin, Basilikum, Kardamomkapseln oder Gewürznelken kann helfen, aber sie sollten nicht so stark sein, dass sie das Problem verschlimmern. Sie können Kräuter auf der Fensterbank selbst ziehen, damit Sie sie immer als gesunden Kaugummiersatz zur Hand haben. Sie können sie auch zum Würzen von Speisen verwenden, um den unangenehmen Geschmack zu übertönen, dazu sind sie auch noch stark entzündungshemmend.

Schreiben Sie sich auf, welche Speisen Sie vertragen und welche nicht. Zum Glück gibt sich die Geschmacksveränderung wieder, sobald die Behandlung abgeschlossen ist.

Übelkeit

Übelkeit lässt sich heute sehr gut mit Medikamenten lindern. Zusätzlich helfen diese Maßnahmen:

- Ingwertee (mit heißem Wasser aufgebrühte Ingwerscheiben) in kleinen Schlucken.
- Minze-Verbene-Tee. Lassen Sie frische oder getrocknete Kräuter mindestens 10 Minuten in kochend heißem Wasser ziehen.
- Sprudelwasser mit ein wenig Ingwersirup.
- Meiden Sie stark aromatische oder fettige Speisen.

Heilende Lebensmittel für den Darm	
Zutat	**Wirkung**
Weiß- und Grünkohl	Sehr heilend. Sehr gut bei Magengeschwüren, Magenverstimmung, Schmerzen, Blähungen und Übersäuerung. Kann in kleinen Mengen in Säften eingenommen werden.
Shiitake-Pilze (frisch)	Stärken die Immunabwehr durch Vermehrung weißer Blutkörperchen. Sehr gute Quelle für Enzyme. Wirken krebshemmend. Kochen Sie sie oder geben Sie 4 bis 5 Stück in einen Smoothie. Lässt man sie 1 Stunde in der Sonne liegen, produzieren sie Vitamin D.
Ananas	Enthält das entzündungshemmende Enzym Bromelain, das wohl noch weitere krebshemmende Eigenschaften besitzt. Kann für manche Menschen zu sauer sein, aber die Enzyme helfen, Mundgeschwüre zu heilen, und fördern die Verdauung.
Papaya	Eine hervorragende Quelle für das Enzym Papain, das die Eiweißverdauung fördert. Weichen Sie auch die Samen 24 Stunden in Wasser ein (im Kühlschrank) und trinken Sie das abgeseihte Wasser als erfrischendes Tonikum.
Topinambur	Ein guter Lieferant des Präbiotikums Inulin, das nützliche Mikroorganismen nährt.
Knoblauch, Zwiebel, Lauch	Präbiotisch, tumor- und entzündungshemmend. Knoblauch wirkt stark antimikrobiell.
Bohnen und Linsen	Präbiotika. Hervorragende Quellen für Ballaststoffe bei Verstopfung.
Äpfel	Regelmäßiger Verzehr (zwei Stück pro Tag) kann die Darmflora regulieren. Pektin ist ein Geliermittel, das die Passagezeit durch den Darm und damit die Nährstoffaufnahme verbessern kann.
Hafer, Gerste	Hervorragende Präbiotika und Ballaststofflieferanten.
Leinsamen, Kürbiskerne, Hanfsamen	Leinsamen können sowohl bei Durchfall als auch bei Verstopfung helfen und geben einen guten Heiltee (s. S. 65). Weicht man sie vor dem Essen ein, mildern sie Säure ab und schützen den Darm. Kürbiskerne liefern viele Ballaststoffe und sind entzündungshemmend. Hanfsamen liefern gesunde Omega-Fettsäuren.
Walnüsse	Enthalten gute entzündungshemmende Omega-Fettsäuren.
Lebende Joghurtkulturen	Joghurt enthält Probiotika und kann als Vorspeise den Darm schützend auskleiden.
Fenchel	Knolle, Grün und Samen helfen bei Flatulenz, Verdauungsstörungen, Erbrechen und Übelkeit.
Okraschoten	Schleimbildend, denn sie enthalten eine matschige Substanz, die den Darm schmiert und beim Schlucken helfen kann. Schwächt die Magensäure ab und kann bei Übelkeit helfen. Geben Sie 4 Stück mit in einen Smoothie.
Dunkelgrünes Blattgemüse	Eine gute Quelle für Vitamin A, das hilft, den Darm zu heilen (nehmen Sie Vitamin A nicht ohne ärztlichen Rat in hohen Dosen ein). Reich an Magnesium und Kalium.
Fettfisch	Omega-3-Fettsäuren wirken entzündungshemmend und sind gut für die Darmfunktion.
Minzeblätter (frisch)	Unterstützen die Verdauung und helfen gegen Übelkeit und Blähungen.

Heilende Lebensmittel für den Darm	
Zutat	**Wirkung**
Rotulme	Schleimbildend, kleidet den Magen als Schutz vor starker Säure aus und kann bei Übelkeit, Erbrechen und Sodbrennen helfen. Geben Sie 1 Teelöffel Pulver pro Glas in einen Saft oder Smoothie oder nehmen Sie 1 Teelöffel in Wasser aufgelöst vor dem Essen ein.
Knochenbrühe	Hilft, die Darmschleimhaut zur reparieren, und lindert Entzündungen.
Aloe vera	Sehr heilend. Geben Sie 2 Esslöffel Saft in Obst- oder Gemüsesäfte oder Smoothies und trinken Sie sie vor dem Frühstück. In Reformhäusern erhältlich.
Zitronen- oder Limettensaft	Die ursprünglich sauren Säfte wirken nach der Verdauung stark alkalisierend. Geben Sie frisch gepressten Saft in Smoothies oder Säfte.
Frischer Ingwer	Kann Übelkeit und Erbrechen lindern. Kann aber bei manchen Sodbrennen verschlimmern. Wirkt entzündungshemmend.
Molkepulver	Enthält spezifische Aminosäuren, die helfen können, den Darm zu heilen. Rühren Sie es in Smoothies ein. Aber nehmen Sie es nur, wenn es wirklich nötig ist.

- Wenn Ihnen starke Küchengerüche Übelkeit bereiten, planen Sie kalte Mahlzeiten ein und essen Sie im Voraus zubereitete und eingefrorene Gerichte, die Sie sich einfach nur aufwärmen müssen.
- Essen Sie wenig und häufig.
- Bereiten Sie gefrorene Fruchtsaft-Lollys (in der Eiswürfelform gefroren) und kleine Eiswürfel zum Lutschen vor.
- Knabbern Sie unsere trockenen Körner-Kräcker (s. S. 169).

Sodbrennen

Sodbrennen scheint während einer Therapie sehr häufig vorzukommen. Jede Schädigung des Darms kann die Klappe schwächen, die verhindert, dass Speisen und Magensäure aufsteigen. Dadurch kommt es zu einem brennenden Schmerz in der Speiseröhre, den wir Sodbrennen nennen. Essen Sie regelmäßig kleine Mahlzeiten und legen Sie sich frühestens eine Stunde nach dem Essen hin. Es lohnt sich, ein Symptomtagebuch zu führen, um festzustellen, welche Nahrungsmittel das Problem verstärken. Gesättigte Fettsäuren, Kaffee, Zitrussäfte und Obst können die Speiseröhre reizen und das Sodbrennen verstärken.

Verstopfung und Durchfall

Häufig gleichen die Verdauungsstörungen während einer Therapie denen des Reizdarms, vor allem in Form abwechselnder Verstopfung und Durchfalls. Beide Beschwerden lassen sich durch Speisen lindern, die Wasser aufnehmen und gelieren können (und eventuell auch noch weitere gesundheitliche Vorzüge haben).

Flohsamen sind ein unverdaulicher, löslicher Ballaststoff und helfen sowohl bei Durchfall als auch bei Verstopfung. Bei Durchfall absorbieren sie überschüssige Flüssigkeit und verfestigen den Stuhl. Bei Verstopfung nehmen Sie die Flohsamen mit reichlich Wasser ein, so dass sie zu einem Gel anschwellen und den Darm gängiger

Heilende Lebensmittel für den Darm	
Zutat	**Wirkung**
Kurkuma (Gelbwurz)	Lösen Sie das Pulver in Wasser auf und spülen Sie den Mund bei durch Strahlentherapie bedingter Mukositis sechsmal am Tag. Wirkt entzündungshemmend. Ergibt in warmer (eventuell laktosefreier) Milch (s. S. 62) ein beruhigendes Getränk.
Kräutertees (Süßholz, Kamille, Verbene)	Viele Kräutertees wirken entzündungshemmend, sie beruhigen und heilen den Darm. Verwenden Sie möglichst frisch getrocknete Kräuter. Süßholz kann die Darmschleimhaut schützen, wirkt entzündungshemmend und mild abführend. Es verbessert die Durchblutung und erhöht den Blutdruck. Trinken Sie bei Bluthochdruck nicht mehr als 1 Tasse am Tag. Kamille wirkt beruhigend und antibakteriell. Der Zitronenstrauch (Verbene) beruhigt den Magen und lindert Übelkeit.
Beeren	Rote, blaue und violette Beeren (Heidelbeeren, Erdbeeren, aber auch Kirschen und Granatapfelkerne) enthalten Anthocyane, die stark entzündungshemmend wirken. Seien Sie bei Divertikulitis vorsichtig mit Beeren mit Kernen.

machen. Leinsamen wirken auf ähnliche Weise. Nehmen Sie bei Durchfall gemahlene Leinsamen und weichen Sie bei Verstopfung Leinsamen über Nacht ein und essen Sie sie als Frühstücksbrei. Auch über Nacht eingeweichte Chiasamen verhelfen zu einer regelmäßigen Darmfunktion. Versuchen Sie unser Porridge mit Chiasamen (s. S. 156).

Trinken Sie bei Verstopfung reichlich Flüssigkeit, vor allem Wasser und Kräutertees. Bewegen Sie sich möglichst viel, denn auch das bringt den Darm in Schwung.

Gegen Durchfall helfen Naturjoghurt und fermentierte Lebensmittel oder auch Probiotika, um die Darmflora zu reparieren, vor allem wenn die Beschwerden durch Antibiotika ausgelöst wurden.

Schlafstörungen

Viele Krebspatienten leiden unter Schlafstörungen. Sie haben entweder Schwierigkeiten, abends einzuschlafen, wachen mitten in der Nacht auf und können nicht wieder einschlafen oder schlafen nicht erholsam. Die folgenden Maßnahmen können da helfen:

- Gewöhnen Sie sich eine regelmäßige Schlafroutine an, bei der Sie am besten früh schlafen gehen und früh aufstehen.
- Schlafen Sie nicht vor dem Fernseher ein und versuchen Sie, vor dem Schlafengehen Ihre Gedanken zu klären.
- Verwenden Sie zwei Stunden vor dem Schlafengehen keine Computer, Tablets oder Telefone mehr, weil diese das Gehirn anregen, statt es zu beruhigen.
- Wenn Sie mitten in der Nacht aufwachen, kann das an niedrigem Blutzucker liegen. Essen Sie kurz vor dem Schlafengehen einen Snack, wie eine Banane oder warme Hafermilch mit Kurkuma und Zimt.
- Auch Orangen, Ananas und Gerste sind reich an Melatonin, das wir zum Schlafen brauchen.
- Versuchen Sie ein pflanzliches Schlafmit-

tel und fragen Sie einen Kräuterheilkundler um Rat. Kamillentee beispielsweise ist ein sehr beruhigender Schlaftrunk.
- Trinken Sie vor dem Schlafengehen keinen Alkohol.
- Besprenkeln Sie Ihr Kissen mit Lavendelöl oder legen Sie einen Lavendelbeutel daneben. Das hilft erwiesenermaßen beim Entspannen.

Neutropenie

Neutrophile sind eine Art der weißen Blutzellen, die unsere primäre Verteidigung gegen Bakterien und Pilze bilden. Eine Neutropenie ist eine Verminderung dieser Neutrophile und kommt häufig während der Chemo- und Strahlentherapie, die beide das Knochenmark angreifen, sowie bei Blutkrebs vor. Sie erfordert eine besonders gründliche Hygiene, um das Infektionsrisiko zu mindern. Meiden Sie Menschenansammlungen wie öffentliche Verkehrsmittel und bitten Sie Freunde und Verwandte, mit ansteckenden Krankheiten fernzubleiben. Setzen Sie sich nicht ins vollbesetzte Wartezimmer Ihres Arztes, sondern warten Sie draußen und lassen Sie sich hereinrufen, wenn Ihr Arzt für Sie bereit ist. Meiden Sie Speisen wie rohe Eier und nicht durchgegartes Fleisch, Frischkäse und Quark, Krustentiere, Joghurt mit lebenden Kulturen und unpasteurisierte Milch. Gemüse und Obst müssen gründlich abgewaschen werden, vor allem Salate aus dem Beutel. Geben Sie beim Abwaschen etwas Essig ins Wasser, um Bakterien abzutöten.

Symptome der Menopause

Manche Therapien lösen eine verfrühte Menopause, die »induzierte Menopause«, aus. Ursachen können die Entfernung der Eierstöcke, Chemotherapie, Bestrahlung des Unterbauchs und Hormontherapie sein. Außer bei der Entfernung der Eierstöcke kann diese Menopause auch nur vorübergehend sein. Die Symptome umfassen:

- Hitzewallungen, Nachtschweiß
- Müdigkeit
- Muskel- und Gelenkschmerzen
- Trockene Schleimhäute
- Depressionen
- Beklemmungen
- Gedächtnisverlust
- Schlaflosigkeit, Schlafstörungen
- Gewichtszunahme
- Wassereinlagerung

Die bereits beschriebenen Maßnahmen in der Ernährung können auch hier helfen:

- Unterstützen Sie Darm und Leber und kontrollieren Sie Ihren Blutzuckerspiegel (s. S. 107–108 und 78–80).
- Essen Sie viel frisches, farbenfrohes Gemüse und Obst sowie andere entzündungshemmende Lebensmittel.
- Essen Sie an Phytoöstrogenen reiche Lebensmittel (s. S. 86).
- Ernähren Sie sich ballaststoffreich.
- Essen Sie Lebensmittel, die gut für die Knochen sind (s. S. 93).
- Essen Sie Lebensmittel, die die Stimmung heben (s. S. 96).

Manche Kräuter können ebenfalls helfen, aber Sie sollten sich professionell beraten lassen. Äußerlich angewandtes Vitamin-E-Öl kann bei Scheidentrockenheit ebenso helfen wie die Omega-7-Fettsäuren in Sanddornöl.

Das »Chemohirn«

Kurzfristiger Gedächtnisverlust sowie Konzentrations- und Koordinationsschwierigkeiten können eine Folge des Krebses selbst oder der Angst sein. Sie können aber auch durch die Therapie verursacht und hartnäckig sein. Gerade 5-Fluoruracil (5-FU) hat eine Wirkung auf die Zellen des zentralen Nervensystems gezeigt, die Myelin produzieren. Seine Funktion ist es, die Nerven zu isolieren. Klappt das nicht mehr, wird der Signalfluss gestört, so dass Nervensignale mit Verzögerung übertragen werden.

Leider ist das Phänomen schon seit einiger Zeit bekannt, aber nicht gut erforscht. Spätfolgenkliniken für in der Kindheit an Krebs Erkrankte kennen das Problem besonders gut und können Beratung anbieten – leider gibt es sie in Deutschland bislang kaum.

Es existieren zwar keine Studien dazu, aber es scheint logisch, dass alles, was die gesunden Hirnzellen während einer Therapie schützt, auch kognitiven Problemen vorbeugen dürfte. Das Gehirn braucht reichlich gesunde Fette, die wir ihm zusammen mit pflanzlichen Lebensmitteln zuführen können. Brokkoli und Kurkuma sind besonders schützend für gesunde Zellen. Eine fettreiche, kalorienarme Ernährung wie die ketogene Diät (s. S. 114) kann das Gehirn möglicherweise vor den Therapiefolgen schützen.

Auch so kann man dem Chemohirn beikommen:

- Achten Sie auf ausreichend Ruhe und Schlaf.
- Treiben Sie regelmäßig Sport.
- Verwenden Sie einen Terminplaner.
- Halten Sie eine Tagesroutine ein.
- Trinken Sie ausreichend Flüssigkeit.

Periphere Neuropathie

Eine periphere Neuropathie ist die Folge einer Nervenschädigung und kann sich als schmerzhaftes Kribbeln oder Taubheitsgefühl vor allem der Hände und Füße ausdrücken. Dazu kommen Muskelzuckungen, verzögerte Reflexe, Krämpfe, Spasmen und Gefühlsverlust. Sie kann in jedem Stadium der Krebserkrankung auftreten und sogar noch einige Zeit danach.

Die Nerven können heilen, aber das kann mehrere Monate dauern. Eine periphere Neuropathie kann schwer zu behandeln sein, aber eine nährstoffreiche Ernährung (ggf. mit Nahrungsergänzungen) können sie lindern. B-Vitamine und Capsaicinsalbe können ebenfalls helfen.

Gesunde Ernährung nach einer Darmoperation

Die Erfahrungen von Patienten mit Magen-Darm-Störungen nach einer Operation oder durch ein Stoma (s. S. 112) sind individuell sehr unterschiedlich. Manche Menschen haben nach einer solchen Operation überhaupt keine Probleme und vertragen Lebensmittel, die anderen große Schwierigkeiten bereiten. Man sollte anfangs auf jeden Fall sehr vorsichtig sein, um Komplikationen zu vermeiden.

Unter Umständen können Sie nach zwei oder drei Wochen wieder ganz normal essen, aber Sie sollten trotzdem ein Lebensmittel nach dem anderen wieder einführen und ein Ernährungstagebuch führen, um eventuelle Symptome zu dokumentieren. Auf diese Weise wissen Sie sofort, welche Lebensmittel Ihnen Probleme bereiten. Denken Sie aber auch daran, dass Essen, das in den ersten

Tagen nach der Operation problematisch ist, dies nicht auf Dauer sein muss.

Stomas

Beim künstlichen Darmausgang lauten die allgemeinen Richtlinien:

- Kauen Sie Speisen gründlich, damit bereits die Enzyme im Mund mit der Verdauung beginnen können.
- Trinken Sie reichlich Flüssigkeit: 1,5 bis 2 Liter am Tag.
- Essen Sie so viele Ballaststoffe wie möglich, um das Risiko einer Verstopfung zu verringern.
- Essen Sie regelmäßig.
- Salzen Sie Speisen am Anfang stärker, um nach der OP verlorengegangenes Kalium aufzufüllen.
- Meiden Sie Lebensmittel wie Zwiebeln, Knoblauch, Weißkohl, Rosenkohl, Blumenkohl, Gurke, Radieschen, Bohnen, Nüsse, Sojabohnen, Erfrischungsgetränke, Alkohol, zu viel Obst, Milchprodukte und Weizen, um Flatulenz und unangenehme Gerüche zu reduzieren. Sprechen Sie während des Essens nicht allzu viel und verzichten Sie auf Kaugummi, da beides mehr Luft in den Darm gelangen lässt.
- Nehmen Sie Petersilie, Fencheltee, Cranberrysaft, Tomatensaft und Joghurt zu sich, um Gerüche zu neutralisieren.
- Meiden Sie Zuckerersatz, wie Stevia oder Xylit, die Blähungen und Durchfall auslösen können.
- Trinken Sie bei weichem oder wässrigem Stuhl reichlich Flüssigkeit. Kokosnusswasser kann helfen, verlorene Elektrolyte aufzufüllen.
- Verwenden Sie Verdickungsmittel nur auf ärztlichen Rat.

Dumping-Syndrom

Dieses Problem betrifft Patienten mit einem Magenpförtner-Bypass oder einer teilweisen Entfernung des Magens. Es entsteht dadurch, dass der Mageninhalt nun schneller in den Dünndarm entleert wird als normal, und äußert sich in extremem Unwohlsein oder überwältigender Müdigkeit nach dem Essen. Wenn man eine große Mahlzeit isst, die möglicherweise auch noch reich an Kohlenhydraten ist, wird viel Flüssigkeit in kurzer Zeit absorbiert, und der Darm kontrahiert als Reaktion auf die hohe Zuckerkonzentration krampfartig, was zu einem sofortigen Durchfall führt. Das passiert hin und wieder jedem von uns, kann aber nach einer Magenoperation zu einem ernsthaften Problem werden.

Bei manchen Menschen erfolgt die Sturzentleerung sehr schnell nach dem Essen, bei anderen etwas später. Hier helfen kleine, aber regelmäßige Mahlzeiten und der Verzicht auf Zucker, Stärke und übermäßig saure Speisen sowie das Trinken zwischen und nicht während der Mahlzeiten. Bei einer Frühentleerung sollte man viel Protein und Fett und wenig Stärke und Zucker essen. Bei einer Spätentleerung helfen mehr komplexe Kohlenhydrate. Die Symptome lassen mit der Zeit nach, oder man lernt, Speisen zu meiden, die das Problem verschärfen.

Ballaststoffarme Ernährung

Unter Umständen hat man Ihnen nach einer Operation am Magen-Darm-Trakt, einer Ileo- oder Kolostomie diese Diät empfohlen. Hierbei essen Sie nur Lebensmittel, die möglichst wenig unverdautes Material im Verdauungstrakt hinterlassen. Das kann für Menschen frustrierend sein, die sich gesund mit unverarbeiteten Lebensmitteln und reichlich Ballaststoffen ernähren wollen. Es ist aber meist nur eine kurzfristige Maßnahme, um Blockaden zu vermeiden und die Heilung zu fördern. Sobald diese abgeschlossen ist, können Sie sich wieder an ballaststoffreichere Speisen herantasten.

In der Tabelle unten finden Sie Lebensmittel, die Sie bei einer ballaststoffarmen Ernährung nutzen oder meiden sollten. Sie sollten sich aber auch gezielt von einer Fachperson beraten lassen.

Wenn Sie sich ballaststoffarm ernähren müssen, können diese Tipps helfen:

- Essen Sie häufiger kleine Mengen.
- Kauen Sie Speisen langsam und gründlich.
- Wenn eine abwechslungsreiche Ernährung nicht möglich ist, lassen Sie sich Multivitamin- und Mineralpräparate verschreiben.
- Tasten Sie sich an neue Lebensmittel heran und führen Sie ein Ernährungstagebuch.
- Bereiten Sie Ihre eigenen geklärten und gefilterten Gemüse- und Fruchtsäfte zu, um möglichst viele Nährstoffe zu erhalten (s. S. 72).
- Kochen Sie Markknochen zu einer Knochenbrühe (s. S. 266) aus, um die Heilung zu fördern.

Ballaststoffarme Ernährung	
Empfohlene Lebensmittel	**Nicht empfohlene Lebensmittel**
Gekochtes Gemüse, geschält, entkernt, entstielt Roher Blattsalat Durchgeseihte Gemüsesäfte Durchgeseihte Tomatensoße, Passata, Tomatenmark Fein gehackte Kräuterblätter oder getrocknete Kräuter Gewürze in Maßen und nach individueller Verträglichkeit Cremige Nussbutter	Rohe Gemüse und alle Gemüse mit Samen, Stielen, Schale oder Fasern: ganze Tomaten, Gurke, Erbsen, Mais, Pilze, Sellerie, Weiß- und Grünkohl, Fenchel, Lauch, Okraschoten, Paprika, Kürbis, Spinat, Sprossen, Yams, Maniok, nur grob gehackte Kräuter Bohnen, Hülsenfrüchte, Nüsse und Samen
Obst: pürierte Früchte, Bananen, Obstkonserven ohne Kerne und Schale, Honig- und Wassermelone (ohne Kerne) Obstsäfte Kokosnussmilch Kräutertees Dünner Tee und Kaffee	Früchte mit Kernen, Stielen und Schale Trockenobst Geraspelte Kokosnuss Smoothies Koffeinhaltige Getränke: starker Tee und Kaffee, Energydrinks und Cola
In Maßen: Weißbrot, Reis, Pasta und asiatische Nudeln, Cornflakes und Reiswaffeln	Vollkornprodukte: Brot, Pasta, Reis, Couscous, asiatische Nudeln, Perlgraupen, Quinoa, Hafer, Weizenkeim, Bulgur, Digestives, Knäckebrot, Haferplätzchen Frühstückscerealien, Weetabix, Müsli, Haferbrei, Kleieflocken
Fleisch und Fisch (alle Arten) Selbstgemachte Knochenbrühe Eier, Tofu Alle Milchprodukte	Knorpeliges, fettes Fleisch, Fischgräten und -haut Milchprodukte mit Nüssen, Samen oder Cerealien

5 Alternative Therapien bei Krebs

Dieses Kapitel befasst sich mit komplementär- oder alternativmedizinischen Ansätzen zur Krebsbehandlung, denen oftmals eine solide Forschungsgrundlage fehlt. Uns allen dürfte bewusst sein, dass es unkonventionelle Strategien gibt, und eine kurze Suche im Internet fördert Unmengen davon zutage. Dies stürzt die meisten, die Hilfe suchen, in heillose Verwirrung. Einige dieser Methoden mögen gemeinsam mit den Standardtherapien oder teils sogar für sich allein gut funktionieren. Ihnen allen gemein ist allerdings, dass es nicht genügend gesicherte Belege für ihre Wirksamkeit gibt, so dass Schulmediziner sie nicht empfehlen können.

Im Folgenden werden einige experimentelle Therapien, neuere Forschungen sowie einige Behandlungen vorgestellt, von denen ich erlebt habe, dass sie Krebspatienten helfen. Dazu zählen Ernährungsweisen / Diäten, Nahrungsmittel und -stoffe mit medizinischer Wirkung (sogenannte Nutraceuticals), Kräuter und zulassungsüberschreitende Anwendungen von Medikamenten (»Off-Label-Use«). Aber es gibt noch viele andere Strategien, die hilfreich sein können.

Ich beschreibe diese Behandlungsmethoden hier, um die Fakten aufzuzeigen und für Klarheit zu sorgen. Ich hoffe, Sie damit nicht weiter zu verwirren. Ein wichtiger Punkt, den man nicht vergessen sollte, ist, dass sich bisher weder eine schulmedizinische noch eine alternative Behandlung als eindeutige Heilung für Krebs erwiesen hat. Ich beurteile diese Therapien nicht oder unterstütze sie in irgendeiner Weise. Ich möchte durch die Darlegung der Forschungs- und Faktenlage (bzw. in den meisten Fällen das Fehlen derselben) dafür sorgen, dass Patienten eine fundierte Entscheidung treffen und selbstbewusst Fragen stellen und nach Antworten suchen können. Im Anhang finden Sie nützliche Websites, die Ihnen zuverlässige Informationen über verschiedene Therapien bieten (s. S. 295).

Ernährungsansätze

Die ketogene Diät

Das wachsende Interesse an der Warburg-Hypothese, Krebs sei eine Stoffwechselerkrankung (s. S. 28), hat zu Überlegungen geführt, wie wir den Stoffwechselunterschied zwischen gesunden und Tumorzellen in der Krebsbehandlung zu unserem Vorteil nutzen können. Es scheint sinnvoll, die Glukosemenge, die Tumorzellen zur Verfügung steht, zu begrenzen, und die ketogene Therapie zeigt sich besonders auf dem Gebiet der Hirntumore tatsächlich als vielversprechend.

Die ketogene Diät ist eine kohlenhydratlimitierte, proteinbilanzierte und fettreiche Ernährung, die seit Jahrzehnten erfolgreich bei der Behandlung von Epilepsie bei Kindern zum Einsatz kommt. Bei dieser fettreichen und zugleich kohlenhydratarmen Ernährung findet eine Stoffwechselveränderung statt, bei der die Fette in der Leber zu chemischen Stoffen, den Ketonkörpern, umgewandelt werden. Die Zellen nutzen diese dann statt der üblicherweise verwendeten Glukose als Treibstoff. Der Glukose- und Insulinspiegel im Blut wird bewusst niedrig gehalten, da Tumorzellen sich nur schwer auf Ketonkörper als Energielieferanten umstellen können und so nicht ausreichend Glukose finden. Auf diese Weise versucht man, die Tumorzellen praktisch »auszuhungern«.

Die ketogene Diät schließt eine begrenzte Menge Kohlenhydrate in Form von Gemüse und Obst, vor allem grünen Blattgemüsen und Beeren, mit ein. Kritiker argumentieren, dass die Tumorzellen jegliche Glukose aufsaugen und sie den gesunden Zellen entziehen. Unsere gesunden Zellen, auch die Gehirnzellen, scheinen aber mit Ketonkörpern als Energiequelle hervorragend und ohne größere Nebenwirkungen zu funktionieren. Tatsächlich berichten die meisten Menschen, nachdem sie sich einmal umgestellt haben, von gesteigerter Energie und Konzentrationsfähigkeit. Es gibt auch Bedenken, Krebspatienten könnten Gewicht verlieren. Dies kann tatsächlich passieren, wenn Fett nicht in ausreichender Menge aufgenommen wird, aber natürlich ist dies bei manchen Patienten auch ratsam. Sind Gewichtserhalt oder -zunahme jedoch wichtig, ist eine ausreichende oder gesteigerte Fettaufnahme angeraten. Tatsächlich kann eine ketogene Diät vor Kachexie schützen (s. S. 103).

Ein Großteil der Forschung ist zwar an Mäusen erfolgt, nach klein angelegten Studien gilt diese Diät aber für Krebspatienten als sicher. Zudem scheint sie die Behandlungseffekte zu verstärken, während sie gleichzeitig die gesunden Zellen schützt. Anhand diverser biochemischer Mechanismen lässt sich außerdem schlüssig erklären, warum eine Kohlenhydratbeschränkung und – vielleicht noch wichtiger – ein niedriger Insulinspiegel Tumorzellen schwächen und eine Progression stoppen können. Sobald die Tumorzellen einmal durch die Verknappung der Glukose geschwächt sind, sind sie

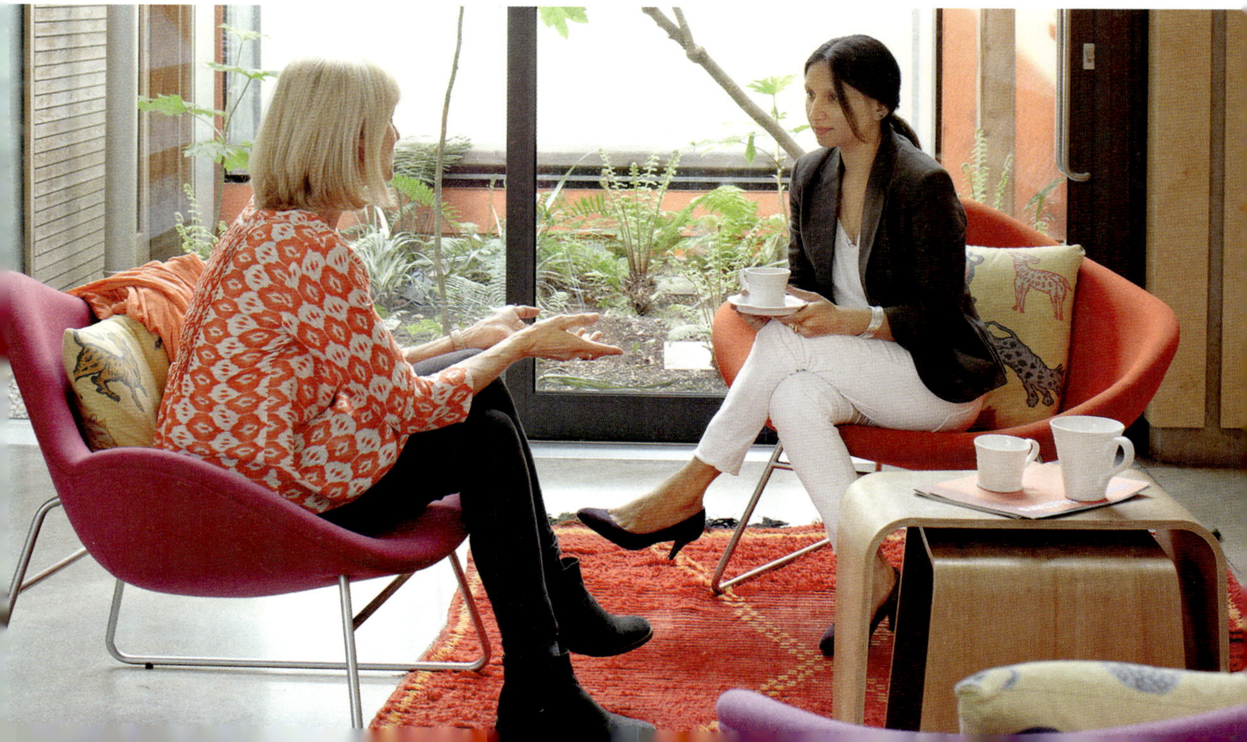

verletzlicher und weniger resistent gegen Chemo- und Strahlentherapie. Die hyperbare Sauerstofftherapie (s. S. 130) hat sich in Kombination mit einer ketogenen Diät auch als probates Mittel zur Beschleunigung des Tumorzellsterbens gezeigt, ist aber bisher nicht wissenschaftlich belegt.

Vom evolutionären Standpunkt aus kann man argumentieren, dass der Konsum größerer Kohlenhydratmengen erst mit Beginn der Landwirtschaft um rund 12000 v. Chr. einsetzte. In der Evolution des Menschen ist dies ein recht junges Phänomen, und man kann wohl behaupten, dass der Mensch sich vor dieser ersten Agrarrevolution hauptsächlich mit Ketonen statt über Kohlenhydrate versorgte und sich vorwiegend von tierischen Proteinen, Nüssen, Samen und Beeren ernährte und immer wieder Hungerperioden durchstehen musste. Viele argumentieren, dass wir Menschen nicht darauf ausgelegt sind, die großen Mengen an stärkehaltigen Kohlenhydraten zu uns zu nehmen, die die moderne westliche Ernährung ausmachen.

Die meisten Krebsarten ernähren sich eifrig von Glukose, aber es gibt auch einige, die weniger davon abhängig sind. Dazu gehören 80 Prozent der Prostatakrebsarten, einige Darmkrebs- und Lungenkrebsarten sowie hochfunktionelle (hormonell aktive) Krebsarten, wie etwa Schilddrüsenkrebs. Ich würde jedem Krebspatienten zu einer Ernährung mit niedriger glykämischer Last (s. S. 79) raten. Eine ketogene Diät ist nur unter ärztlicher Aufsicht ratsam (s. Textkasten S. 118).

Kalorienbeschränkung und Intervallfasten

Es gibt auch ein steigendes Interesse an den Auswirkungen einer Kalorienbeschränkung auf das Wachstum von Tumorzellen. Ähnlich wie bei der ketogenen Diät veranlasst Fasten den Körper dazu, Ketonkörper als Treibstoff zu nutzen. Verfechter der ketogenen Diät raten oft, mit einer Fastenphase einzusteigen, um den Körper schneller umzustellen.

Tierversuche haben gezeigt, dass eine verminderte Kalorienaufnahme eine wirksame Krebsprävention darstellen kann. Eine Analyse aller relevanten Tierversuchsstudien schlussfolgerte, dass Kalorienrestriktion in der Krebsprävention wirksamer sein kann als Intervallfasten. Kleinere Studien zum Intervallfasten beim Menschen haben aber auch positive Ergebnisse gezeigt – vermutlich, weil dies eine einfacher einzuhaltende Form von Diät ist. Intervallfasten ist zudem auf seine Effektivität zur Gewichtsreduktion untersucht worden. Statt absolut zu fasten, werden die Kalorien an nur zwei Tagen pro Woche auf ungefähr ein Viertel der üblichen Aufnahme reduziert. Die »2-Tage-Diät« wurde von Forschern der Universität Manchester konzipiert, die Brustkrebs und behandlungsinduzierte Gewichtszunahme untersuchten (s. S. 140). Sowohl Kalorienbeschränkung als auch Intervallfasten sorgten neben einem Gewichtsverlust für verbesserte Blutwerte bei Entzündungsmarkern und insulinähnlichen Wachstumsfaktoren (s. S. 29–31). Längere Fastenperioden sollten allerdings nie ohne ärztlichen Rat eingelegt werden.

Kurzzeitiges Fasten vor Beginn der Chemotherapie

Weiterhin erforscht wird der Nutzen von 24-stündigem Fasten vor Beginn der Chemotherapie. Dies versetzt den Körper in einen leicht ketonischen Zustand, was bedeutet, dass er Fett in Form von Ketonkörpern als

Energiequelle verbrennt. Dies könnte zum Schutz gesunder Zellen während der Behandlung beitragen, die Tumorzellen für die Medikamente angreifbarer machen und Nebenwirkungen wie Ermüdung und Verdauungsprobleme reduzieren.

Manche Forschung deutet darauf hin, dass Tumorzellen, die begrenzten Zugang zu Glukose haben, den oxidativen Stress, der durch Chemo- und Strahlentherapie verursacht wird, nicht ausgleichen können. So sind sie für die Behandlung anfälliger. Bisher wurden dazu nur kleinere Studien am Menschen durchgeführt.

Die Gerson-Therapie

In den 1920er Jahren kam der Arzt Dr. Max Gerson zur Überzeugung, die Behebung von Stoffwechselstörungen und die daraus folgende Harmonie im Körper könne viele Krankheiten heilen. Er sagte: »Mit Stoffwechselstörungen beginnt die Krankheit ... die Aufgabe ist es, den Körper wieder in seine normale Physiologie zurückzuführen – die nächste Aufgabe ist ... die Physiologie des Stoffwechsels im natürlichen Gleichgewicht zu halten.«

Ein wichtiger Aspekt seiner Therapie war die Förderung eines sauerstoffreichen Milieus innerhalb der Zellen, um den aeroben Stoffwechsel zu steigern – den Prozess, durch den der Körper mit Hilfe von Sauerstoff Energie aus Kohlenhydraten gewinnt. Gerson war überzeugt, dass viel Sauerstoff im Gewebe das Tumorwachstum hemmen könnte, nachdem er Otto Warburgs Arbeiten gelesen hatte (s. S. 28).

Die Gerson-Therapie ist etwas zermürbend und ohne Hilfe vermutlich nicht durchzuhalten, da sie erfordert, große Mengen von Obst und Gemüse mehrfach am Tag zu versaften. Das Gerson Institute bietet Kurse an, aber viele Menschen greifen nur einzelne Aspekte der Therapie auf, wie etwa das Saften und den erhöhten Konsum von Gemüse und Obst, um ihre Ernährung auf zu bewältigende Weise gesünder zu gestalten.

Die Budwig-Diät

Dr. Johanna Budwig war eine deutsche Biochemikerin, die sich damit befasste, welche Rolle Fettsäuren beim Schutz des Körpers vor Krebs und anderen Krankheiten spielen. Angeregt wurde sie durch die Warburg-Hypothese, nach der Zellen, deren Zellatmung gestört ist und die aufgrund des fehlenden Sauerstoffs Massen an Glukose nutzen, kanzerös werden (s. S. 28).

Dr. Budwig verstand, wie wichtig gute Fette für die Ernährung sind, und war bereits in den 1950er Jahren eine der ersten Kritikerinnen von Transfetten in der Lebensmittelproduktion (s. S. 48). Sie forschte und erstellte eine Diät mit elektronenreichem Leinöl, das sie mit schwefelreichen Proteinen wie Quark und Hüttenkäse kombinierte. Der Schwefel unterstützt die Aufnahme der Fettsäuren in die Zelle, um diese mit Sauerstoff anzureichern. Dazu empfahl sie reichlich Vitamin D durch Sonnenlicht, ausreichend Bewegung und weitere Lebensmittel und Nährstoffe. Es gibt reichlich anekdotische Belege für eine positive Wirkung der Budwig-Diät, und da sie keine Nebenwirkungen hat, könnte sie einen Versuch wert sein.

Ich persönlich mag die cremige Kombination aus Leinöl und Hüttenkäse sehr, und daher haben wir sie in unsere Rezepte aufgenommen (s. S. 187). Weitere Informationen zur Budwig-Diät finden Sie über den Anhang (s. S. 292).

Die ketogene Diät

Sue Wood, Dietätikerin, Matthew's-Friends-Kliniken, unterstützt von Matthew's Friends Charity und Astro Brain Tumour Fund

Die gemeinnützige Organisation Matthew's Friends wurde 2004 gegründet, um Patienten, Familien und Mediziner mit Hilfe, Ausbildung und Informationen zur ketogenen Ernährung zu unterstützen, einer speziellen Behandlungsoption bei medikamentenresistenter Epilepsie. Als das Interesse an dieser Therapie auch unter Onkologen anwuchs, nahmen wir 2011 unseren ersten Hirntumorpatienten ins Programm auf. Wir stimmten uns mit Neuroonkologen ab, damit sie die Prinzipien der Therapie und die vorläufigen wissenschaftlichen Erkenntnisse kennenlernten. Seitdem haben wir rund 40 Patienten mit ganz unterschiedlichen Hirntumoren betreut, während ihre Hausärzte und Neuroonkologen die Therapie beobachtend begleiteten.

Diese gemeinsame Erfahrung hat uns gezeigt, dass die ketogene Ernährung Patienten mit niedriggradigem Gliom (ein bösartiger Tumor, der seinen Anfang im Gehirn oder Rückgrat nimmt) hilft, im Alltag besser mit Krampfanfällen und Erschöpfung zurechtzukommen und sich eine gewisse Kontrolle im Leben zurückzuerobern. Darüber hinaus wissen wir leider nicht viel über die Auswirkung der Diät auf niedriggradige Gliome, da es hierzu noch keine Forschung gibt und der Krankheitsverlauf von Patient zu Patient stark variiert.

Für Patienten mit hochgradigem Gliom, die meist nicht unter Krampfanfällen leiden, ist die Wirkung weniger fassbar, aber auch sie leiden unter Erschöpfung – und diese lässt sich lindern. Die Diät wird häufig parallel zu einer Strahlen- oder Chemotherapie begonnen, so dass die umfassenden Umstellungen in der Ernährung eine bereits äußerst belastende Lebensphase zusätzlich verkomplizieren können. Allerdings ist auch das Bedürfnis, in einer als unkontrollierbar empfundenen Situation die Kontrolle zurückzugewinnen, für manche Patienten ein sehr starker Motivator.

Gibt es wissenschaftliche Belege?

1995 wurde erstmals vom Einsatz der ketogenen Diät als zusätzliche Komponente in zwei Fällen hochgradiger Gliome bei Kindern berichtet, bei denen man eine deutliche Reduzierung der Glukoseabsorption der Tumore beobachtete. Beiden wurde vier bzw. fünf Jahre nach der Diagnose eine gute Lebensqualität attestiert. 2007 wurde über eine kalorienlimitierte ketogene Diät (rund 600 kcal / Tag, was zu einem 20-prozentigen Gewichtsverlust führte) bei einer 64-jährigen Patientin berichtet. Die Standardtherapie wurde aufrechterhalten und der Fortschritt mit PET-Scans dokumentiert. Nach zweimonatiger Behandlung konnte man kein erkennbares Hirntumorgewebe feststellen, allerdings fand man zehn Wochen nach Aussetzen der strikten Diät im MRI ein Rezidiv.

2014 wurde eine kleine Studie mit 53 Probanden mit Glioblastom veröffentlicht, von denen sich sechs neben der Standardtherapie ketogen ernährten. Die Autoren berichteten, dass die ketogene Diät unbedenklich und gut verträglich war und den Blutzuckerspiegel selbst dann deutlich zu senken schien, wenn hochdosierte Steroide verabreicht wurden. Sie schlossen daraus, dass die Diät die Reaktion auf die Standardtherapie und die Prognose verbessern kann, und empfahlen weitere Studien zur Bestätigung ihrer Befunde.

Was haben Tierversuche ergeben?

2010 berichteten Studien an einem Mausmodell mit Glioblastom, dass eine uneingeschränkte ketogene Diät (a) das Tumorwachstum verlangsamte, (b) eine Zunahme der mit Tumorwachstum in Zusammenhang stehenden reaktiven Sauerstoffspezies unterband und (c) die übergreifende Genexpression im Tumorgewebe zu einer von gesundem Hirngewebe bekannten Expression veränderte. 2012 berichtete dieselbe Forschungsgruppe, dass eine ketogene Diät beim selben Modell die Wirkung von Strahlung signifikant verstärkte. Dieses Team unternimmt (neben anderen) zurzeit Versuche am Menschen, um zu sehen, ob eine ketogene Therapie die Überlebensrate erhöhen und die Wirkung der üblichen Strahlen- und Chemotherapien auf Glioblastome verbessern kann. Es gibt allerdings immer noch viel über die therapeutischen Wirkmechanismen und Möglichkeiten zu lernen und wie man die Behandlung so anpassen kann, dass sich die Wirkung verstärken lässt.

Weitere Informationen finden Sie unter www.matthewsfriends.org und www.astrofund.org.uk (in englischer Sprache).

Einsatz von Nutraceuticals

Die Einnahme von Nahrungsergänzungsmitteln ist immer zweischneidig, aber die meisten Krebspatienten, die ich kenne, nehmen sie in der einen oder anderen Form. Natürlich hat eine ausgewogene, abwechslungs- und nährstoffreiche Ernährung immer Vorrang und kann durch eine Handvoll Nährstofftabletten nicht ersetzt werden. Der Körper profitiert von der Synergie verschiedener Lebensmittel, nach einer Krebsdiagnose kann aber auch die Einnahme von Nahrungsergänzungsmitteln sinnvoll sein.

Bei den Supplementen sollte man aber nicht wahllos vorgehen, sondern sorgsam aussuchen. Vitamine, Mineralien, Kräuter und andere Nahrungsergänzungen haben sich als unbedenklich erwiesen, und die häufigste Kritik an ihnen ist, dass ihr positiver Effekt nicht wissenschaftlich belegt ist. Oftmals aber waren die in Studien untersuchten Dosen einfach zu niedrig.

Wer andere Ergänzungsmittel nehmen möchte als die üblichen Grundnährstoffe (siehe nebenstehende Tabelle), sollte dies nicht ohne professionellen Rat tun. Konsultieren Sie einen qualifizierten und auf dem Gebiet der Onkologie erfahrenen Ernährungstherapeuten oder Arzt, der Sie individuell beraten und Ihre Ernährung, Lebensumstände, Krebsart und Ihren Behandlungsplan mit einbeziehen kann.

Die Forschung hat positive Wirkungen isolierter Vitamin- und Mineralienergänzungen bei Krebs bisher nur in einigen Fällen belegt, in denen die Patienten an einem Mangel litten. Einige Studien zeigen sogar, dass die Supplementierung bei Menschen ohne Mangel eine schädliche Wirkung haben kann. Dies wurde beispielsweise für Selen bei Prostatakrebs nachgewiesen. Selengaben hatten bei Patienten mit einem Mangel eine deutliche positive Wirkung, waren aber in hohen Dosen bei Patienten ohne Mangel äußerst schädlich.

Studien, die den Effekt von Beta-Carotin-Supplementen bei der breiten Bevölkerung und bei Hochrisikopatienten untersuchten, zeigen ebenfalls eindrucksvoll, warum Vorsicht geboten ist. Einige – wenn auch nicht alle – Studien fanden, dass Beta-Carotin bei starken Rauchern das Risiko von Lungenkrebs erhöhte. Der Zusammenhang zwischen Karzinogenen aus Rauch und Beta-Carotin ist zwar noch nicht verstanden – es könnte an der verwendeten Art von Beta-Carotin liegen oder daran, dass isolierte Substanzen im Körper anders reagieren als eine natürliche Mischung von Carotinen. Solche Studien machen aber deutlich, wie wichtig professioneller Rat in Bezug auf Nahrungsergänzungsmittel ist.

Viele Supplemente haben sich als hilfreich erwiesen, sollten aber im Rahmen des individuellen Behandlungsplans verschrieben werden. Die folgende Tabelle führt grundlegende Nahrungsergänzungsmittel auf, die ich empfehlen würde. Wichtig: Informieren Sie Ihre Ärzte über alle Supplemente, die Sie einnehmen.

Es gibt ein steigendes Interesse an Supplementen aus Vollwertlebensmitteln. Bei ihnen kann man – anders als bei isolierten Einzelkomponenten – das Lebensmittel in möglichst naturbelassenem Zustand einsetzen und sich die positiven Synergieeffekte der einzelnen Wirkstoffe zunutze machen (s. Textkasten S. 122).

Nahrungsergänzungsmittel und ihr Nutzen	
Ergänzungsmittel	Nutzen
Multivitamine und Mineralien	Bei zu geringer Nährstoffaufnahme und geschädigtem Darm. Wählen Sie ein hochwertiges Produkt mit allen wichtigen Vitaminen und Mineralien, vor allem Jod, Selen, B-Vitamine und Vitamin D. Eine tägliche Dosis Multivitamine und Mineralien füllt die Speicher auf, liefert ausgewogene Nährstoffe und ist für den Körper manchmal leichter aufzunehmen als ein einzelnes Vitamin oder Mineral. Ich rate von eisenhaltigen Präparaten ab, es sei denn, Sie leiden unter Eisenmangel.
Probiotika	Man kann die Bedeutung gesunder Mikrobiotika gar nicht überbetonen. Wenn Sie zu wenig Gemüse und Obst essen oder Antibiotika einnehmen mussten, können Breitband-Probiotika helfen. Das gilt allerdings nicht bei einer geschwächten Immunabwehr.
Omega-Fettsäuren	Wenn in Ihrer Ernährung Fettfisch und gesunde Fette fehlen, müssen Sie mehr Omega-3-Fettsäuren zu sich nehmen. Die beste Quelle sind Fischöle, aber auch Leinsamen ist eine gute Wahl, am besten in Kombination mit Hanf- oder Kürbiskernöl.
Sekundäre Pflanzenstoffe	Aktuelle Studien bestätigen den Nutzen diverser sekundärer Pflanzenstoffe, wie sie in Kurkuma, Grüntee, Granatapfel oder Brokkoli vorkommen. Nehmen Sie ein Vollwertpräparat (s. S. 122 im Textkasten).
Vitamin D	Ein Nahrungsergänzungsmittel kann vor allem in den sonnenarmen Wintermonaten helfen, die Versorgungslücke zu schließen. Eine der besten Methoden zur Einnahme sind unter die Zunge gegebene Tropfen. Lassen Sie Ihren Vitamin-D-Spiegel aber am besten vorher testen, um die richtige Dosierung zu bestimmen.

Das Konzentrieren von Lebensmitteln in Nahrungsergänzungspräparaten

Dr. Robert Thomas, Onkologe, Addenbrook's und Bedford Hospitals

Wenn bestimmte Lebensmittel erwiesenermaßen krebshemmend wirken, könnte man annehmen, dass sie in konzentrierter Form als Pille denen helfen können, die unter einem ernährungsbedingten Mangel leiden, aber auch denen einen Zusatznutzen bringen, die sich bereits adäquat ernähren. Für Menschen mit akuter oder überwundener Krebserkrankung sind Nahrungsergänzungen eindeutig attraktiv, da über 60 Prozent von ihnen über eine regelmäßige Einnahme berichten. Allerdings wird ärztlicherseits eine Supplementierung höchstens bei einem erkannten Mangel empfohlen.

In jüngerer Zeit hat sich die Wissenschaft der Untersuchung konzentrierter Vollwertlebensmittel in Pillenform zugewandt, vor allem reichen Polyphenolquellen, wie Kräutern, Gewürzen, grünem Gemüse, Tees und farbenfrohem Obst, über deren krebshemmende Wirkung die belastbarsten Labordaten existieren.

Die bislang größte Untersuchung von Vollwertextrakten war die Pomi-T-Studie des britischen National Cancer Research Network. Diese nicht kommerzielle Studie wurde von einer Gruppe von Wissenschaftlern, Ärzten, Ernährungswissenschaftlern und Diätetikern durchgeführt und kombinierte vier unterschiedliche, an sekundären Pflanzenstoffen (vor allem Polyphenolen) reiche Lebensmittel (Granatapfel, Grüntee, Brokkoli und Kurkuma). Man wählte nach intensivem Studium der internationalen Fachliteratur diese Zutaten, weil sie ein breites Spektrum an synergetisch aktiven Nährstoffen enthalten und gleichzeitig eine Überdosierung eines einzelnen Pflanzenstoffs ausschlossen. Das Supplement war zwar für alle Krebsarten entwickelt worden, aber eine erste große Evaluierung seiner

Antioxidantiengaben während der Behandlung

Eine der häufigsten Fragen, die Krebspatienten während der Behandlung stellen, ist die nach Antioxidans-Nahrungsergänzungen. Dies ist ein sehr verwirrendes Thema, zu dem es noch keine schlüssigen Antworten gibt. Eine neuere Studie, die die Verwendung von Antioxidantien in nordamerikanischen Krebszentren untersuchte, fand heraus, dass die Richtlinien grundsätzlich restriktiver sind, als einige Forschungsergebnisse empfehlen. Da die Wirkung von Antioxidantien auf den Körper sehr komplex ist und die Forschungsergebnisse widersprüchlich sind, sind die Institutionen lieber konservativ und halten sich an die wichtige Maxime, dem Patienten nicht zu schaden.

Manche Experten nehmen an, dass Antioxidantien die Wirksamkeit der Chemo-

Wirkung erfolgte mit 200 Männern mit Prostatakrebs.

Die Ergebnisse wurden der Öffentlichkeit im Rahmen eines mündlichen Vortrags bei der Konferenz der American Society of Clinical Oncology in Chicago vorgestellt, der größten und bedeutendsten Krebskonferenz der Welt. Demnach war bei Männern, die das Supplement einnahmen, ein statistisch bedeutsamer 63-prozentiger Rückgang der mittleren PSA-Progressionsrate im Vergleich zur Placebo-Kontrollgruppe zu beobachten. Eine weitere Analyse von MRI-Scans, die 2015 bei einer Konferenz in Kopenhagen präsentiert wurde, zeigte, dass Größe und Wachstumsmuster der Tumore mit den Veränderungen der PSA-Werte korrespondierten, was die Möglichkeit ausschloss, dass der Effekt sich auf die PSA-Werte bezog statt auf den Tumor. Das vom britischen Hersteller nach Abschluss der Studie Pomi-T genannte Supplement erwies sich als gut verträglich, abgesehen davon, dass bei einer Minderheit der Probanden eine erhöhte Durchfallneigung zu beobachten war, während sich der Stuhl bei anderen eher verfestigte. Eine weitere Analyse, die 2014 bei der Konferenz des National Cancer Research Network in Liverpool vorgestellt wurde, zeigte, dass sich nach sechs Monaten deutlich mehr Männer für eine fortgesetzte Überwachung entschieden, statt sich Strahlentherapie, Chirurgie oder Hormontherapie zu unterziehen, die für die Patienten sehr belastend und für das Gesundheitswesen sehr teuer sind.

Um das Supplement in dieser von der Regierung geförderten Untersuchung evaluieren lassen zu können, mussten sich die Hersteller einem strikten Qualitätssicherungsprogramm unterziehen, das für das aktuell auf dem Markt befindliche Produkt (www.pomi-t.com) auf Reinheit und Authentizität achtete. Seither sind nun umfangreiche Studien angelaufen, die das Potenzial von Pomi-T bei der Behandlung von Hitzewallungen und Arthritis untersuchen, nachdem in Einzelfällen von einer lindernden Wirkung bei diesen verbreiteten Symptomen berichtet wurde.

therapie vermindern könnten, indem sie Tumorzellen schützen. Die Forschung hat aber gezeigt, dass die Supplemente gesunde Zellen schützen und die Wirkung der Chemotherapie auf Tumorzellen verstärken sowie Nebenwirkungen mindern kann.

Ich habe meinem Sohn fast seine gesamte Behandlung hindurch täglich hohe Dosen des Antioxidans Vitamin C gegeben und bekam Panik, als eine Zeitung titelte: »Vitamin C verursacht Krebs«. Mir war schlecht vor Sorge, doch als ich mir die Forschung ansah, stellte ich fest, dass es keine schlüssigen Erkenntnisse gab, und beschloss weiterzumachen, da es ihm so gutging. Ein paar Jahre später stieß ich auf einen Beitrag, der sich speziell mit Leukämie bei Kindern und der Verwendung von Antioxidans-Supplementen während der Behandlung befasste. Ich konnte ihn kaum lesen, da ich fürchtete, meinem Sohn geschadet zu haben. Der Beitrag schlussfolgerte aber, dass die Kinder, die Antioxidantien einnahmen, weniger unter Infektionen und Nebenwirkungen litten. Mir fiel ein Stein vom Herzen!

Wenn man die Forschung genauer studiert, zeigt sich, dass viele Ergebnisse für den Einsatz von Antioxidantien bei vielen – wenn nicht sogar allen – Krebsformen sprechen. Da Antioxidantien aber auch andere Effekte auf Zellen haben, ist ihr Einsatz nicht unkompliziert. So hat man herausgefunden, dass Glutathion Tumorzellen schützt und deshalb nicht eingenommen werden sollte. Auch hier gilt es, sich eingehend beraten zu lassen.

Enzyme

Bauchspeicheldrüsenenzyme sind heute eine wichtige Ergänzung zu vielen Ernährungsprogrammen gegen Krebs, da man ihnen eine wichtige Rolle bei der Reduzierung der Tumormasse beimisst. Die Hypothese geht auf den schottischen Arzt John Beard zurück. 1906 stellte er die Throphoblastenthese auf, die besagt, dass Tumorzellen in Gewebe und Verhalten trophoblastischen Embryonalzellen ähneln, die mit zu den primitivsten Embryonalzellen gehören, die in der Plazenta gebildet werden. Über die letzten hundert Jahre haben sich immer mehr Belege dafür gefunden, dass Tumorzellen und Trophoblasten genetisch identisch sind. In den 1940er Jahren fand man heraus, dass Tumorzellen das Schwangerschaftshormon humanes Choriongonadotropin produzieren, das auch von Trophoblasten hergestellt wird, wie neuere Studien belegen.

Etwa um die achte Schwangerschaftswoche herum hören die fetalen Trophoblastenzellen auf, sich zu teilen. Beard konnte belegen, dass die Bauchspeicheldrüsenenzyme des Embryos die äußere Hülle der Trophoblasten verdauen, woraufhin diese von Zellen des Immunsystems zerstört werden. Aufgrund dieser Ergebnisse begannen Forscher mit Experimenten, um Tumorzellen durch Bauchspeicheldrüsenenzyme so aufzubrechen, dass sie für das Immunsystem angreifbar wurden.

Auch die Gerson-Therapie (s. S. 117) nutzt Verdauungsenzyme, am bekanntesten ist aber die Enzymtherapie des kürzlich verstorbenen Dr. Nicholas Gonzalez aus New York. Er analysierte die erfolgreiche Arbeit Beards mit Krebspatienten und entwickelte ab den späten 1980er Jahren eine eigene Therapie. Neben der Einnahme von Bauchspeicheldrüsenenzymen umfasst sie große Mengen an Nahrungsergänzungsmitteln, individualisierte Diät- und Saftpläne sowie die Entgiftung durch Kaffee-Einläufe. Die gesamte Therapie ist sehr kostspielig.

Eine klinische Studie kam zu dem Ergebnis, dass die Gonzalez-Therapie keinen Nutzen bringt. Gonzalez selbst empfahl, seine Therapie nicht in Verbindung mit Chemo- oder Strahlentherapie anzuwenden.

Misteltherapie

Mistelextrakt wird in Deutschland häufig genutzt – oft sogar in Kombination mit Chemo- und Strahlentherapie. In diesem Zusammenhang sind die meisten positiven Ergebnisse beobachtet worden. Dabei wird von einer Verbesserung der Lebensqualität der Betroffenen sowie einer verbesserten Überlebensrate gesprochen.

Bei einer US-Studie mit Darmkrebspatienten war die Toxizität der Chemotherapie vermindert und ihre krebsbekämpfende Wirkung verstärkt. In anderen Versuchen konnte Mistelextrakt Immunzellen stimulieren und das Tumorwachstum hemmen.

Aprikosenkerne (Vitamin B_{17})

Viele Lebensmittel enthalten Amygdalin, das auch als Vitamin B_{17} bekannt ist, aber keines so konzentriert wie Aprikosenkerne. Amygdalin hat im Laborversuch Tumorzellen abgetötet, aber Forschungsergebnisse zum Amygdalin-Derivat Laetrile fanden keine Belege für einen Nutzen für Krebspatienten. Dessen ungeachtet verabreichen manche Alternativheilkundler Laetrile in Injektionen und Tabletten und beharren auf seiner Wirksamkeit. Dazu kommen Einzelberichte, wonach Krebspatienten eine positive Wirkung der Aprikosenkerne festgestellt haben. Es gibt aber keine Belege, dass Vitamin B_{17} allein Krebs heilen könnte.

Amygdalin enthält Benzaldehyd und Cyanid, die beide giftig sind, deshalb sollte man beim Verzehr von Aprikosenkernen vorsichtig sein, vor allem wenn eine Lebererkrankung vorliegt. Man nimmt an, dass Amygdalin selbst harmlos ist, weil die toxischen Elemente an ein anderes Molekül gebunden und nur schädlich sind, wenn sie gelöst werden. Etwaige krebshemmende Eigenschaften werden dem Umstand zugeschrieben, dass Tumorzellen wesentlich mehr Beta-Glukosidase (die Benzaldehyd und Cyanid innerhalb der Zelle löst) und keine Rhodanase enthalten, die diese Toxine in gesunden Zellen normalerweise eliminiert. Angeblich werden dadurch Tumorzellen zerstört, während gesunde Zellen erhalten bleiben.

Amygdalin ist der Stoff, der manchen Lebensmitteln ihren bitteren Geschmack verleiht. Unglückseligerweise haben wir bittere Speisen zugunsten von Süßem aus unserem Speiseplan verbannt, so dass wir längst nicht mehr so viel Amygdalin erhalten wie unsere Vorfahren. Stammesvölker, bei denen Krebserkrankungen unbekannt sind, nehmen über die Ernährung sehr große Mengen an Amygdalin auf. Dieser Umstand könnte durchaus von Bedeutung sein.

Wir können unsere Aufnahme von Amygdalin erhöhen, indem wir mehr pflanzliche Lebensmittel essen, wie wilde Brombeeren, Maniok, Gerste, Buchweizen, Alfalfa-, Bambus- und Mungbohnensprossen, sowie die meisten Nüsse, Kerne und Bohnen, also viele Zutaten, die wir in unseren Rezepten verwenden.

Essiac-Tee

Kräuter können für Krebspatienten grundsätzlich ausgesprochen hilfreich sein (s. S. 68) und ich empfehle jedem, sich von einem erfahrenen Kräuterheilkundler beraten zu lassen. Für mich ergibt es mehr Sinn, ganze Pflanzen und ihre synergetischen Eigenschaften zu nutzen als einzelne Verbindungen, die mehr Nebenwirkungen haben können (s. S. 120).

Essiac-Tee wurde erstmals von einer Krankenschwester in Kanada verwendet, die für eine Freundin mit Brustkrebs eine Mischung aus einheimischen Kräutern zusammenstellte:

- **Klettenwurzel** hat eine große Bandbreite an therapeutischen Wirkungen, wie Blutreinigung und Stärkung der Immunabwehr. Dazu kommt eine milde Gerinnungshemmung. Außerdem schützt sie die Leber und unterstützt Verdauung und

Appetit, indem sie die Galleproduktion anregt. Sie gilt auch als mildes Laxativum und Diuretikum, das hilft, Giftstoffe auszuschwemmen.

- **Rotulmenrinde** ist als Pulver in Reformhäusern erhältlich, sie wirkt entzündungshemmend und beruhigt die Schleimhäute des Verdauungstrakts. Dadurch hilft sie besonders während einer Chemotherapie, aber auch bei Gastritis, Enteritis, Hämorrhoiden, Magen- und Zwölffingerdarmgeschwüren und bei rauhem Hals. Sie wird schnell aufgenommen und ist dank ihrer Nährwerte sehr hilfreich in der Rekonvaleszenz. Sie ist leicht adstringierend und hilft bei Durchfall. In pulverisierter Form liefert sie reichlich lösliche Ballaststoffe, die helfen können, den Cholesterinspiegel zu senken und den Stuhl zu festigen.
- **Arznei-Rhabarber** ist bitter und adstringierend, regt den Appetit an und ist ein Lebertonikum. In unterschiedlichen Dosen kann er sowohl bei Durchfall wie auch bei Verstopfung helfen und reguliert damit die Verdauung. Er stimuliert den Appetit und fördert den Gallefluss und optimiert so die Wirkung der Verdauungsenzyme, reduziert Leberstauung und verhindert die Entstehung von Gallensteinen.
- **Zwerg-Sauerampfer** besitzt eine ganze Reihe therapeutischer Wirkungen und ist eine wichtige Zutat des Essiac-Tees.

Ich kenne viele Menschen, die diesen Kräutertee während ihrer Behandlung getrunken haben. Er wirkt entzündungshemmend und unterstützt Darm und Leber, kann also wirklich helfen. Die getrockneten Zutaten, fertige Mischungen und Zubereitungsanleitungen sind über diverse Bezugsquellen im Internet erhältlich.

Entgiftung

Die Notwendigkeit einer regelmäßigen Entgiftung des Körpers ist heftig umstritten. Während einer Krebsbehandlung sollte man auf keinen Fall radikal entgiften, da die Medikamente sonst nicht anschlagen. In diesem Fall reicht es, sich ausgewogen zu ernähren. Einige Wochen nach Abschluss der Chemotherapie kann man allerdings der Leber unter die Arme greifen, wobei ich keine aggressive Entgiftung ohne Rat eines Heilpraktikers empfehle, da sie zu starkem Unwohlsein führen kann und so eher schadet als nützt.

Kaffee-Einläufe

Einläufe haben eine lange Geschichte und waren bis vor gar nicht allzu langer Zeit auch im Westen gängige medizinische Praxis. Kaffee-Einläufe sind eine ungewöhnliche Form davon und vermutlich der berüchtigtste Aspekt der Gerson-Therapie (s. S. 117). Gerson empfahl sie zur Entfernung angesammelter Giftstoffe, nachdem er festgestellt hatte, dass die Leberfunktion bei Krebspatienten oft beeinträchtigt ist.

Bei einem Kaffee-Einlauf wird Koffein durch die Hämorrhoidalvenen im Rektum aufgenommen. Von dort gelangt es über die Pfortader in die Leber und die Gallenblase und reizt beide Organe, woraufhin die Gallenblase zu krampfen beginnt. Dadurch wird Galle durch den Gallengang in den Dünndarm gepresst. Galle ist ein Ausscheidungsmedium, das Substanzen abführt, die die Leber entgiftet hat. Wenn sie in den

Dünndarm gelangt, stimuliert das Hormon Sekretin die Leberzellen zur Ausscheidung von Galle, die sich dann in der Gallenblase sammelt. Kaffee enthält ebenfalls Substanzen, die die Entgiftungsenzyme der Leber zur Aktivität anregen.

Kaffee-Einläufe werden parallel zu anderen Therapien, vor allem der Enzymtherapie, angewandt und können zur Schmerzlinderung beitragen. Wenden Sie sie nur nach Beratung mit Ihren Ärzten zeitgleich mit konventionellen Behandlungen an.

Cannabis

In meinen Workshops taucht immer wieder die Frage nach Cannabisöl auf. Das ist natürlich ein schwieriges Thema, da Cannabis in den meisten europäischen Ländern illegal ist. Es wurde bereits über lange Zeit als Medizin verwendet, bis seine Nutzung 1973 illegal wurde. Seitdem tobt ein Streit darüber, ob man es für die medizinische Anwendung nicht doch wieder legalisieren sollte. Es gibt eine Fülle von interessanter alter und neuerer Forschung zum gesundheitlichen Nutzen der Hanfpflanze, darunter auch in der Krebstherapie. Cannabisöl, das aus industriellem Hanf gewonnen wird und nur Cannabidiol (CBD) und kein psychoaktives Tetrahydrocannabinol (THC) enthält, ist heute in der EU legal, aber unglaublich teuer und für die meisten Patienten unerschwinglich.

Studien haben gezeigt, dass Cannabidiol stark entzündungs- und krebshemmend wirkt, und zurzeit wird ein Medikament namens Sativex die Chemotherapie begleitend getestet. Eine frühere Untersuchung der Wirksamkeit von Sativex bei Krebsschmerzen war uneindeutig, es wurde aber als unbedenklich eingestuft. Verordnet wird es bis heute nur Patienten mit Multipler Sklerose.

Viele Menschen argumentieren, dass man Cannabis nicht pharmazeutisch bearbeiten, sondern einfach nur legalisieren muss, so dass die Wirksamkeit der gesamten Pflanze genutzt werden kann.

Auch das in »Zauberpilzen« (*magic mushrooms*) vorkommende Halluzinogen Psilocybin wird daraufhin untersucht, ob es bei Krebspatienten im Endstadium Angstzustände und Depressionen lindern kann.

Homöopathie

Homöopathie ist eine der bekanntesten alternativen Behandlungsformen und beruht auf dem Prinzip, »Gleiches mit Gleichem« zu behandeln. Mit anderen Worten: Eine Substanz, die in hoher Dosierung Symptome auslöst, die denen einer bestimmten Krankheit gleichen, kann in geringster Dosierung diese Krankheit heilen. Sie gilt als unbedenklich, es gibt aber auch keine wissenschaftlichen Belege für eine Wirksamkeit.

Die Homöopathie ist nicht zuletzt in meiner Familie heftig umstritten. Ich habe mich immer für sie interessiert, kann aber Skeptiker verstehen. Mein Sohn Sebastian ist als Biochemiker ein resoluter Skeptiker, aber ich glaube, dass ein homöopathisches Präparat nach seiner Diagnose und zu Beginn seiner Behandlung die Wende gebracht haben könnte. Es ging ihm richtig schlecht, und als er nach der ersten Behandlung das Krankenhaus verließ, hatte er große Schwierigkeiten, Energie zurückzugewinnen. Ich ging mit ihm zu einem Homöopathen, der das Einverständnis seiner Onkologin zu einer Behandlung suchte. Ich bin dieser Ärztin dankbar, dass sie sich nicht querstellte, obwohl sie nichts über Homöopathie wusste. Aber sie war mit mir der Meinung, dass es nicht schaden konnte und wir alles versuchen sollten, an das wir glaubten. Sebastian erhielt nur eine Dosis vor dem Schlafengehen. Er ging als lethargisches, bleiches Kind ins Bett, und als er am nächsten Morgen aufwachte, war er, wie man so sagt, über den Berg und scheinbar wieder ganz sein altes, energiegeladenes Selbst. Er wusste nichts von dem Präparat, weil er viele verschiedene Tabletten schlucken musste, so dass der Placeboeffekt keine wirkliche Rolle gespielt haben konnte.

Die Besserung kann natürlich auch ganz zufällig eingetreten sein oder mit der Chemotherapie zu tun haben. Wir können nicht beweisen, dass das Präparat einen Einfluss hatte, wir können aber auch nicht das Gegenteil beweisen. Ich fürchte, wir laufen Gefahr, eine potenziell hilfreiche und grundsätzlich sichere Therapieform zu unserem Nachteil

Ein Plädoyer für die Entgiftung

Liz Butler MSc, BSc, Dip ION, Ernährungstherapeutin, Body Soul Nutrition

Das Konzept der Entgiftung genießt in manchen Kreisen einen schlechten Ruf, weil man es mit von Prominenten beworbenen Modediäten und oftmals fragwürdigen Produkten in Verbindung bringt, die Teil einer lukrativen Detoxindustrie sind. Wissenschaftler und Gesundheitsexperten haben sich mit der Argumentation gegen die Entgiftung ausgesprochen, dass unser Körper in der Lage ist, sich ganz ohne externe Hilfe selbst zu reinigen. Auch wenn diese Argumente von Menschen mit akademischer Qualifikation stammen, möchte ich ihnen widersprechen. Es ist richtig, dass wir über jahrtausendealte, hochentwickelte Mechanismen zur inneren Säuberung verfügen, die uns gegen Toxine schützen – aber wir leben mit einer bisher nie da gewesenen Belastung durch Chemikalien und Giftstoffe. Unser Körper hatte gar keine Zeit, sich an diesen Ansturm anzupassen, und zeigt nun Schwierigkeiten, damit fertig zu werden, wie man an den steigenden Fallzahlen vieler chronischer Erkrankungen ablesen kann. Dazu kommt, dass unsere heutige westlich geprägte Ernährung nährstoffarm ist und die Entgiftungsmechanismen ohne ausreichende Nährstoffzufuhr nicht vernünftig arbeiten können.

Ein weiteres häufig angeführtes Argument gegen die Entgiftung besagt, dass es keine Belege dafür gibt, dass man die körpereigenen Entgiftungsmechanismen verbessern kann. Das ist schlicht falsch. Es gibt zwar nur sehr wenige Studien zur Untersuchung der Entgiftung unter klinischen Bedingungen (mit Ausnahme der Suchtbehandlung), aber es gibt zahlreiche Studien, die belegen, dass eine Vielzahl von Nährstoffen und Pflanzenextrakten, wie beispielsweise Rosmarin, Zimt und Kurkuma, die körpereigenen Entgiftungsenzyme anschieben können. Dies haben zum Beispiel die Forscher abzutun, weil wir ihre Wirksamkeit nicht beweisen können. Schließlich ist das Leben voller Geheimnisse!

Akupunktur

Ein Akupunkteur stimuliert mittels in die Haut gestochener Nadeln bestimmte Punkte, die das Nervensystem aktivieren. Dies soll die Körperfunktionen verbessern und Schmerzen lindern, indem es die Ausschüttung körpereigener Schmerzmittel stimuliert. Die Akupunktur ist medizinisch anerkannt und kann unter bestimmten Voraussetzungen vom Arzt verschrieben werden.

Therapeutische Hyperthermie

Bei der Hyperthermie behandelt man Tumorzellen entweder örtlich eng begrenzt oder regional mit starker Hitze. Bei Me-

Margaret Sears und Stephen Genuis in ihrer Facharbeit *Environmental Determinants of Chronic Disease and Medical Approaches: Recognition, Avoidance, Supportive Therapy, and Detoxification* anerkannt. Eine ihrer Empfehlungen für eine klinische Nutzung der Entgiftung war die Verwendung »einer Kombination aus optimierter Ernährung und Nährstoffsupplementen«.

In Bezug auf Krebserkrankungen, die ja bekanntermaßen mit Umweltgiften in Beziehung stehen können, glaube ich, dass die Entgiftung eine bedeutende Rolle im Heilungsprozess spielen kann. Eine aktuelle Studie zeigt, dass einer der Schlüsselmechanismen von Kräutern und Gewürzen bei der Krebsprävention ihre Fähigkeit ist, die Entgiftungsenzyme in der Leber und anderen Organen heraufzuregeln.

Man darf die Entgiftung allerdings nicht auf die leichte Schulter nehmen. Ich habe in den Jahren, in denen ich sie zur Unterstützung von Krebspatienten eingesetzt habe, gelernt, dass eine falsche Anwendung oder die Nutzung zur falschen Zeit mehr schadet als nützt. Wenn wir auf dem Gebiet der Heilpraktik oder funktionellen Medizin über Entgiftung sprechen, beschreiben wir im Prinzip Möglichkeiten, die körpereigenen Mechanismen der Ausscheidung und Biotransformation zu unterstützen und zu verbessern, die Toxine so umwandeln, dass sie unbedenklich ausgeschieden werden können. Bei mir umfasst dies einen mehrstufigen Prozess, der sich zunächst auf die letzten Stadien der Ausscheidung (Darm und Nieren) konzentriert, bevor er sich der Leber und anschließend Blut und Lymphsystem widmet. Auf allen Stufen kommen Lebensmittel, Nährstoffe und Kräuterpräparate zum Einsatz sowie spezielle Techniken wie Saunagänge und Darmspülungen.

Wie bereits erwähnt, ist bei der Entgiftung Umsicht angebracht, da es auch Gegenanzeigen gibt. Ich empfehle eine sanfte, aber gründliche Anwendung unter Aufsicht eines qualifizierten Therapeuten.

tastasen erhitzt man den gesamten Körper. Tumorzellen reagieren auf Hitze viel empfindlicher als gesunde Zellen, so dass man sie mit nur geringer Schädigung der gesunden Zellen schädigen oder abtöten kann. Die Hitzebehandlung kann auch die Wirkung einer Chemo- oder Strahlentherapie verstärken und zur Schmerzlinderung beitragen. Die Anwendung und ihre Wirkung müssen noch eingehender erforscht werden, vor allem im Zusammenspiel mit anderen Therapien.

Hyperbare Sauerstofftherapie (HBO-Therapie)

Bei der hyperbaren Sauerstofftherapie atmet der Patient unter Überdruck in einer Druckkammer reinen Sauerstoff ein, um den Körper damit zu sättigen. Dadurch gelangt der Sauerstoff in die Körperflüssigkeiten, Zellen und Gewebe, auch wenn sie schlecht oder gar nicht durchblutet werden.

Chaotische Kapillarnetzwerke sorgen bei Tumoren dafür, dass nicht alle Zellen vom Blut mit Sauerstoff versorgt werden und sich deshalb funktionell auf einen hypoxischen Zustand (unter Sauerstoffmangel) umstellen. In diesem Zustand produzieren sie Hypoxie-induzierte Faktoren (HIF, s. S. 31), die eine Angiogenese (s. S. 31) induzieren und die genetische Instabilität und die Zellproliferation erhöhen. Ein hoher Sauerstoffpegel im Körper kann Onkogene (Gene mit krebsverursachendem Potenzial) ausschalten.

Die Wirksamkeit einer Strahlentherapie steht in direktem Zusammenhang mit dem Sauerstoffgehalt im Tumor. Sättigt man den Tumor vor der Bestrahlung mit Sauerstoff, erhöht dieser den Schaden durch freie Radikale und verstärkt die Wirkung der Therapie. Im hypoxischen Zustand lecken die Tumorzellen, was es Chemotherapie-Medikamenten schwerer macht, in sie einzudringen und sie zu schädigen. Die erhöhte Verwundbarkeit und Empfindlichkeit der sauerstoffbehandelten Tumorzellen kann zu einer wirksameren Behandlung verhelfen.

Die hyperbare Sauerstofftherapie wurde erstmals in den 1950er Jahren zur Erhöhung der Wirksamkeit einer Bestrahlung eingesetzt, und es gibt Belege dafür, dass sie bei der Behandlung von Spätschäden der Bestrahlung helfen kann. Darüber hinaus hat sie sich als besonders wirksam bei der Reduzierung von Nebenwirkungen einer Bestrahlung des Beckenbereichs, wie rektalen Blutungen, erwiesen. Der erhöhte Sauerstofffluss stimuliert und restauriert die Funktion geschädigter Zellen und Organe, einschließlich der Leber und des Gehirns, womit diese Therapie sich auch für die Nachbehandlung vieler Krebspatienten empfiehlt.

Allerdings konnte die HBO-Therapie in den 1970ern den erwarteten Nutzen nicht demonstrieren, wenn sie gleichzeitig mit einer Bestrahlung eingesetzt wurde, da sie nicht nur die Tumorzellen sensibilisierte, sondern auch die Empfindlichkeit des gesunden Gewebes erhöhte und zu einer deutlichen Toxizität führte. Unglückseligerweise fiel diese technisch anspruchsvolle Behandlung dadurch in Ungnade.

Die HBO-Therapie wurde jüngst zusammen mit der ketogenen Diät (s. S. 114) untersucht, und die Kombination scheint die positive Wirkung der Behandlung zu verstärken und zur Tumorschrumpfung beizutragen. Daneben scheint sie auch Patienten mit

Lymphödemen zu helfen. Allerdings braucht es noch weitere Studien, um ihre wirksamste Anwendung einzugrenzen.

Hochdosiertes intravenöses Vitamin C

Vitamin C ist ein bekanntes Antioxidans und wird oft als Nahrungsergänzung empfohlen. Allerdings erreicht man einen hohen Vitamin-C-Spiegel im Blut nur über eine intravenöse Injektion, wobei dies mehrere krebshemmende Mechanismen auszulösen scheint.

Tumorzellen besitzen eine erhöhte Anzahl an Glukosetransportern auf der Zellmembran, die auch Vitamin C ins Zellinnere transportieren. In einer Tumorzelle wird Vitamin C dann zu Wasserstoffperoxid umgewandelt, das die Zelle vergiftet und abtötet, aber für gesunde Zellen völlig ungefährlich ist.

Die intravenöse Vitamin-C-Gabe wurde parallel zu Standardtherapien am Menschen getestet und konnte die Nebenwirkungen der Therapie wie Müdigkeit und Übelkeit lindern, hat aber bedauerlicherweise keinen Einzug in die Routinebehandlung gefunden.

Low-dose Naltrexone (LDN)

Naltrexon ist ein Medikament, das ursprünglich für die hochdosierte Anwendung bei Heroinabhängigkeit entwickelt wurde, weil es die Opiatrezeptoren im Gehirn blockiert. Dann fanden Ärzte heraus, dass es in niedriger Dosierung auch bei der Regulierung des Immunsystems helfen kann. Seitdem wird es hin und wieder zur Behandlung von Erkrankungen aufgrund eines defekten Immunsystems angewendet, darunter auch bei Krebs.

Naltrexon regt den Körper dazu an, mehr Opiate zu produzieren. Immunzellen besitzen Opiatrezeptoren, und erste Untersuchungen haben ergeben, dass dort andockende Opiate ihr Verhalten verändern. Entsprechende Studien fanden bisher nur in kleinem Maßstab statt und sind nicht hundertprozentig schlüssig. Aber die Nebenwirkungen scheinen minimal zu sein, und das Potenzial von LDN bei der Behandlung von Autoimmunerkrankungen und Krebs erscheint gewaltig, weil es offensichtlich entzündungshemmend wirkt, indem es die Immunabwehr reguliert.

Es gibt ein wachsendes Interesse an gut verträglichen, preiswerten Medikamenten, die für eine andere Krankheit entwickelt wurden, aber sich dann als potenziell nützlich für die Krebsbehandlung erweisen. Die Forschung auf diesem Gebiet geht weiter (s. Textkasten Seite 133).

Lymphstimulation

Die Lymphe umspült jede Zelle im Körper und transportiert Stoffwechselabfälle ab. Es gibt keine Pumpe wie beim Herz-Kreislauf-System, sondern sie wird – verkürzt dargestellt – durch Muskelkontraktionen bewegt, wenn wir uns bewegen. Das ist ein weiteres Argument für die Notwendigkeit, Sport zu treiben, zumal sich Tumorzellen, die sich vom primären Tumor lösen, in der Regel in schlecht durchströmten Regionen sammeln. Indem wir unseren Kreislauf und das Lymphsystem anregen, unterstützen wir die Sauerstoffversorgung der Zellen und die Entgiftung.

Mit Gehen, Springen und Joggen bringen wir die Lymphe in Schwung, aber mit der beste Sport ist Trampolingymnastik. Hierbei wird praktisch jeder Muskel im Körper bewegt, und das wiederum pumpt die Lymphe kräftig durch den gesamten Körper. Wie jedes Widerstandstraining kann auch das Trampolinspringen das Osteoporoserisiko verringern.

Auch eine Bürstenmassage unterstützt die Lymphbewegung. Kaufen Sie sich eine Massagebürste und benutzen Sie sie täglich vor dem Duschen, indem Sie von den Zehen, Fingern und vom Kopf aus in Richtung Herz bürsten. Im Internet finden Sie eine Fülle von Videos, die diese Anwendung demonstrieren.

Massage

Eine Massage hilft bei der Lymphdrainage, aber viele Menschen fühlen sich danach auch entspannter, schlafen besser und haben stärkere Abwehrkräfte. Sprechen Sie mit Ihren Ärzten über eventuelle Gegenanzeigen und suchen Sie sich dann einen qualifizierten Heilmasseur, der Erfahrung mit Krebspatienten hat. Manchmal verwenden Masseure Aromatherapieöle, die das Wohlgefühl steigern und die Heilung fördern können, aber auch dies sollte nur ein qualifizierter Masseur tun.

Eine Sonderform der Massage ist die manuelle Lymphdrainage, die bei Lymphödemen hilfreich sein kann. Ein Physiotherapeut kann Ihnen zeigen, wie Sie auf diese Weise Schwellungen reduzieren können.

Reflexzonenmassage

Bei der Reflexzonenmassage massiert man sanft die Füße, um den Energiefluss durch den Körper zu verbessern. Die Theorie dahinter ordnet jeder Körperregion eine Zone an den Füßen zu, so dass der Masseur bestimmte Zonen stimulieren kann, um die Durchblutung zu fördern und Nervenblockaden zu lösen. Einige Studien deuten auch darauf hin, dass die Reflexzonenmassage gegen Schmerzen, Beklemmungen und Depressionen helfen und Entspannung und Schlaf fördern kann.

Auch hier sollten Sie sich nur einem qualifizierten Masseur anvertrauen, der Erfahrung mit Krebspatienten hat. Während einer Chemo- oder Strahlentherapie und nach Operationen sollten Sie besser auf eine Massage verzichten.

Meditation

Meditation wird schon seit Jahrtausenden zur Entspannung genutzt, aber heute weiß man auch, dass sie die Genexpression (die Aktivierung eines Gens) beeinflussen kann. Sie scheint die Produktion von Antioxidantien zu fördern und damit oxidativen Stress zu reduzieren. Achtsamkeitsmeditation (siehe unten) kann unter Umständen bei depressiven Symptomen helfen und Angstzustände lindern.

Achtsamkeit

Das britische National Institute of Clinical Excellence empfiehlt Achtsamkeit als Mittel bei wiederkehrenden Depressionszuständen. Sie gewinnt aber auch zunehmende Popularität bei der alltäglichen Stressbewältigung.

Neue Anwendungen für alte Heilmittel

Jerome Burne, Gesundheitsjournalist

Ein Londoner Krankenhaus arbeitet mit einem kleinen Pharmahersteller zusammen, der eine Fülle von Forschungsmaterial zu einer ganzen Reihe alter (und damit billiger) Medikamente zusammengetragen hat, die bei der Behandlung von Krebs helfen könnten. Die überzeugenden Ergebnisse stammen aus der Zellforschung, aus Tierversuchen und kleinen klinischen Tests an Menschen, die Medikamente werden zurzeit im Krankenhaus getestet.

In den meisten Fällen, ob bei Medikamenten oder Vitaminen, kam die offizielle »wissenschaftliche« Untersuchung zu dem Schluss: »Keine festen Belege, kann man nicht verwenden«. Und damit blieb das alte Medikament oder Vitamin im Regal liegen. Es wurde nicht mehr untersucht, nicht etwa, weil es anerkannt wirkungslos oder gefährlich wäre, sondern weil ein Test zweistellige Millionenbeträge kosten würde und niemand so viel Geld in ein Medikament investiert, das spottbillig ist, weil es dafür kein Patent gibt. Das allerdings hat nichts mit Wissenschaft zu tun, das ist Wirtschaftslogik.

Um diese wissenschaftliche Blockade zu umgehen, haben Ärzte des Krankenhauses – darunter zwei Onkologen – die Medikamente zulassungsüberschreitend verschrieben (eine übliche und akzeptable Praxis), um die Patienten anschließend sorgfältig zu beobachten und ihre Erkenntnisse in einem Fachmagazin zu veröffentlichen. Dieses kreative Verfolgen einer vielversprechenden Idee ist es, worum es in der Wissenschaft eigentlich gehen sollte. Die Klinik gibt einen Cocktail aus vier Medikamenten aus, die alle alt und damit nicht nur billig, sondern auch hervorragend in ihrer Dosierung und ihren Nebenwirkungen dokumentiert sind.

Die Gesamtkosten für die Medikamente liegen im Jahr zwischen 200 und 400 Pfund (230 und 470 Euro), was in der Welt der Krebsmedizin bisher noch nicht da gewesen ist. Wenn diese alternative Behandlung positive Resultate zeitigt, haben wir eine Behandlungsmöglichkeit, die wirksam, billiger und sicherer ist als die Therapien der evidenzbasierten Medizin.

Viele Menschen berichten, dass sie nach einer Krebsdiagnose durch Achtsamkeit viel besser mit dieser Lebensveränderung umgehen konnten.

Achtsamkeit trainiert man meist in einem Gruppenkurs, wo man lernt, sich des Moments bewusst zu werden, Details, wie Gedanken, Gefühle und Emotionen, zu beobachten und sie wertungsfrei zu akzeptieren. Es ist allzu leicht, ganz in Gedanken verloren die Alltagsroutine zu durchlaufen, ohne das Leben wirklich zu leben. Achtsamkeit hilft uns, uns von unseren Gedanken zu lösen und nicht über Dingen zu brüten. Indem wir uns des gegenwärtigen Moments bewusst werden, können wir die Welt um uns herum viel mehr genießen und uns selbst besser verstehen.

Suchen Sie in Ihrer näheren Umgebung Angebote für Achtsamkeitskurse und befassen Sie sich auch mit den anderen Techniken, die das Prinzip der Achtsamkeit anwenden, wie Meditation (siehe vorherige Seite), Yoga, Tai-Chi oder Qi-Gong. Allen gemeinsam ist die Konzentration auf die Atmung, um sich der Gegenwart bewusst zu werden und sich zu entspannen und zu heilen. Unter Stress neigen wir zu einer sehr flachen Atmung, die die Durchblutung reduziert und viele Körpersysteme hemmt. Indem wir lernen, tief in den Bauch zu atmen, verbessern wir die Durchblutung, bringen mehr Sauerstoff in den Körper, bewegen die Lymphe und unterstützen so die Immunabwehr. Zudem steigt die Ausschüttung von »Wohlfühlhormonen«, und die Heilung des Körpers wird unterstützt.

Tiefes, bewusstes Atmen kann in stressbelasteten Zeiten sehr helfen und viele physiologisch positive Mechanismen auslösen. Wenn Sie vielleicht sonst nichts für die Entspannung unternehmen, so setzen oder legen Sie sich zumindest ein- oder zweimal am Tag bequem hin und konzentrieren Sie sich auf Ihre Atmung. Atmen Sie tief ein, so dass Brust und Bauch sich heben, und atmen Sie dann langsam durch Mund oder Nase aus. Das können Sie praktisch überall machen, sogar im Bus oder im Zug auf dem Weg zur Arbeit. Diese Technik hilft auch dabei, nachts vor dem Einschlafen die Gedanken abzuschalten. Zählen Sie anstelle von Schafen einfach Ihre Atemzüge.

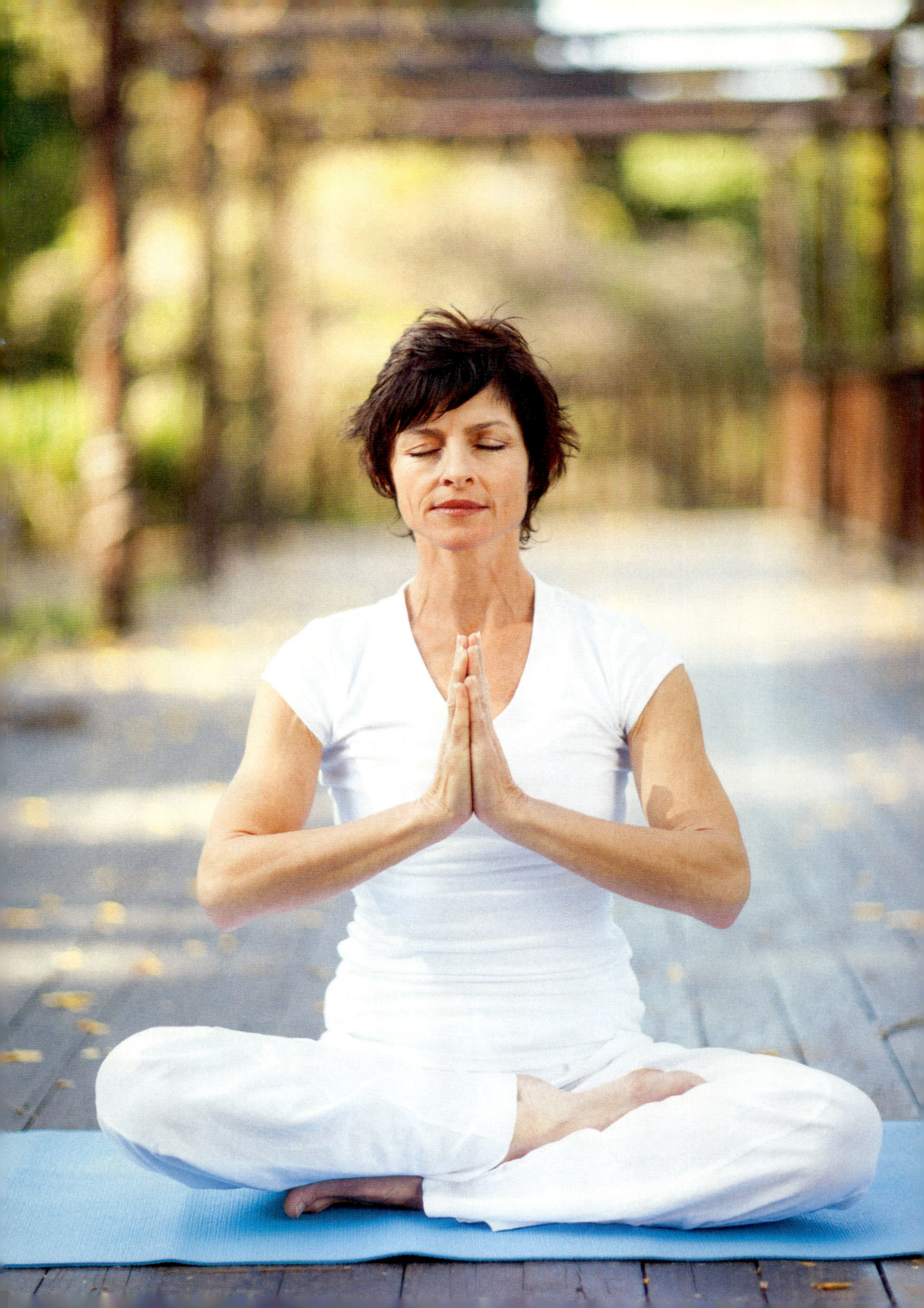

6 Leben nach der Behandlung

Ich höre oft von Patienten, dass das Ende der Behandlung, wenn man ihnen sagt, dass alles in Ordnung ist und sie in Remission seien, tatsächlich eine sehr schwierige Zeit ist. Das mag für Nichtbetroffene schwer verständlich sein, aber wenn einem die schützende Umgebung des Krankenhauses und die Beruhigung der anschlagenden Behandlung von einem Tag auf den anderen genommen werden, fühlt man sich plötzlich sehr unsicher und verletzlich. Auch die Patienten sind von diesem Gefühl überrascht, denn sie haben ja die ganze Zeit während der Behandlung genau diesen Tag herbeigesehnt.

Jetzt benötigen viele Patienten eine andere Art von Unterstützung als in den Monaten davor. Psychologische Beratung kann helfen, die Puzzleteile wieder zusammenzufügen – ein Teil der begleitenden Betreuung, die Maggie's Centres bieten. Viele Krebszentren haben ebenfalls Programme für Menschen nach der Behandlung, die ihnen im Rahmen einer Gruppentherapie helfen, ihre Gedanken und Gefühle zu ordnen.

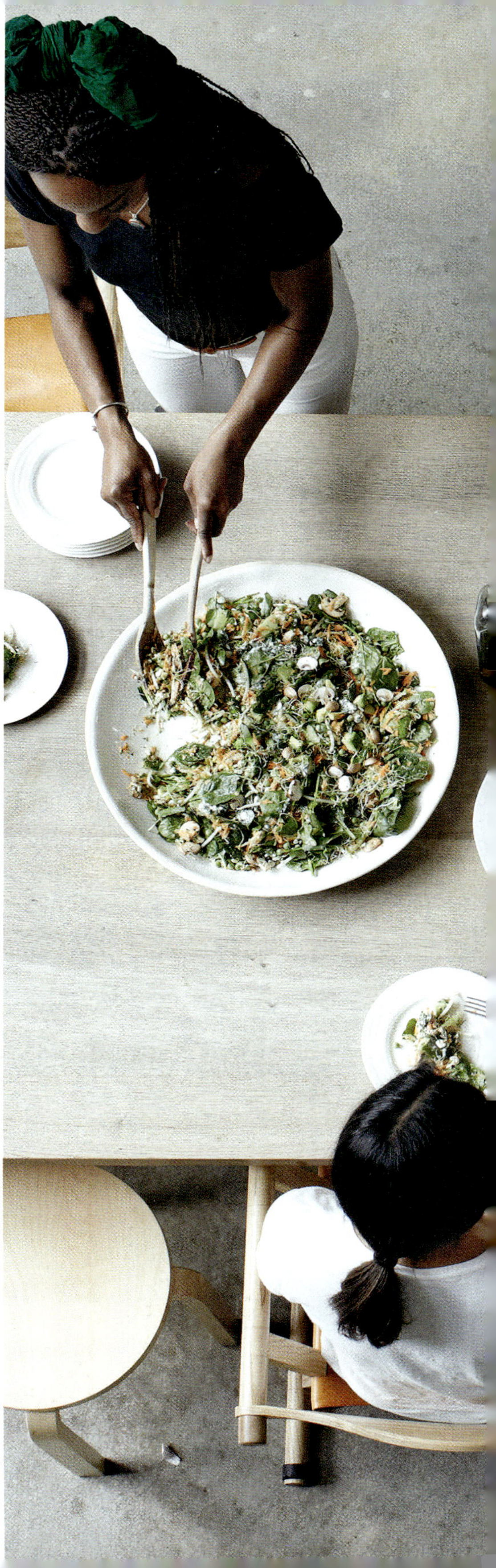

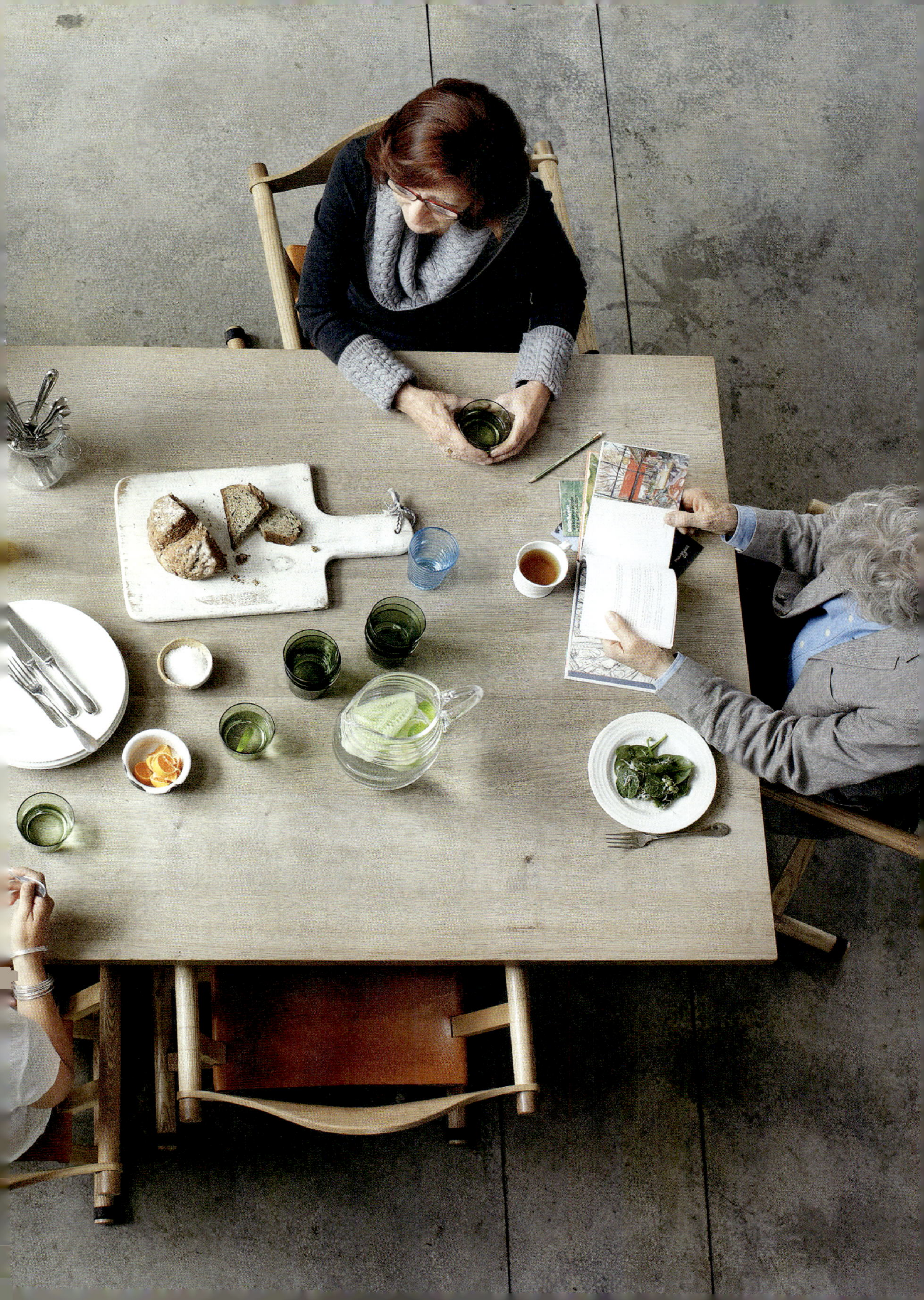

Wege in die Zukunft

Mary Turner, Krebspatientenhilfe, Maggie's West London

Eine Krebsdiagnose bringt viele körperliche und emotionale Herausforderungen mit sich, die sich auf den Patienten, seine Familie und Freunde weit über die Krebstherapie hinaus auswirken. Achtsamkeit bietet die Möglichkeit, Menschen in dieser turbulenten und beunruhigenden Zeit von Diagnose und Therapie zu unterstützen und ihnen auch beim Weg in eine ungewisse Zukunft Halt zu bieten. Achtsamkeit kann verändern, wie wir mit uns selbst und mit anderen umgehen. Sie kann als Gegenmittel für bestehende Krankheitssymptome und Verzweiflung dienen, oder aber als prophylaktische Maßnahme, um einer Stressspirale zu entgehen.

Schlechte und gute Gewohnheiten

Unser Leben ist häufig von Gewohnheiten und erlerntem Verhalten geprägt. Es ist nicht einfach, ungesunde Gewohnheiten abzulegen und sie durch neue, gesündere zu ersetzen. Um lange Praktiziertes zu ändern, wie essen, wenn man nicht hungrig ist, oder Dinge immer aufzuschieben, ist es wichtig herauszufinden, was dieses Verhalten auslöst. Am besten ist es dann, diese Auslöser zu meiden. Da das aber nicht immer möglich ist, müssen wir versuchen, dieses erlernte Verhalten wieder zu »verlernen«.

Es gibt zwei Arten von Auslösern:

- **Externe Auslöser** kommen aus unserem Lebensumfeld und unseren täglichen Abläufen, die unser Verhalten beeinflussen. Sie können eine Reaktion auslösen, die uns zur Wahl eines ungesunden Verhaltens verleitet. Wenn wir diese Einflüsse erkennen, können wir sie möglicherweise meiden oder eliminieren, was ein gesundes Verhalten fördern kann.
- **Interne Auslöser** sind Gedanken, Gefühle und Empfindungen, die bei uns ein bestimmtes Verhalten bewirken. Sie können sehr komplex sein und auch gemeinsam mit externen Einflüssen ungesunde Verhaltensmuster auf den Plan rufen. Solche negativen internen Auslöser lassen sich am besten überwinden, indem wir lernen, selbstzerstörerische Gedanken und negative Gefühle in positive Gedanken und Handlungen umzuwandeln.

Der Umgang mit Auslösern:

- Meiden Sie die Auslöser nach Möglichkeit. Wer beispielsweise kein ungesundes Essen im Haus hat, kann Verführungen leichter aus dem Weg gehen.
- Lenken Sie sich mit alternativen Handlungen ab. Wenn Sie beispielsweise Heißhunger auf etwas Ungesundes haben, kann ein Spaziergang, ein gutes Buch oder ein Telefonat mit einem Freund für Ablenkung sorgen, denn oft ist Langeweile der Grund für Heißhunger. Er taucht normalerweise in Schüben auf und ver-

fliegt nach kurzer Zeit wieder. Im Gegensatz zu echtem Hunger geht Heißhunger nämlich vorüber.

- Lernen Sie, zu widerstehen. Der Griff zu Essbarem, wenn Sie gar nicht hungrig sind, ist meist erlernt. Wir essen Süßigkeiten beim Fernsehen oder kaufen beim Tanken schnell noch einen Schokoriegel. Die gute Nachricht ist, dass wir diese Gewohnheiten »verlernen«, also ablegen können, indem wir den Unterschied zwischen Hunger und Heißhunger erkennen lernen. Ersetzen Sie das Verhalten durch neue Muster, wie etwa zu Hause immer am Tisch zu essen und im Auto immer einen gesunden Snack zur Hand zu haben.
- Stress und Angst können zu Essattacken und Bewegungsmangel führen. Erlernen Sie Entspannungsmethoden wie Atemübungen, Meditation oder Yoga (s. S. 132).
- Positives Denken stützt das Selbstvertrauen und kann dabei helfen, Gewohnheiten zu ändern. Wer davon überzeugt ist, dass er etwas kann, dem gelingt es besser als jemandem, der glaubt: »Ich kann das nicht!« Kleine Schritte führen oft schneller und nachhaltiger zum Erfolg.

Bei Maggie's haben wir einen Kurs mit dem Titel »Was jetzt?«. Er hilft Krebspatienten in der Nachsorge, sich neue Wege zu erschließen und neue Ziele zu setzen. Die Teilnehmer lernen, sich Ziele für ihre körperliche Fitness, für die Ernährung und ihr Wohlbefinden zu setzen. Diese können eine unschätzbare Hilfe sein, wenn es darum geht, negative Verhaltensmuster abzulegen und sich darauf zu konzentrieren, was man wirklich will. Man lernt, dass man das eigene Wohlbefinden selbst mitbestimmen kann.

Gewichtskontrolle

In der Phase nach den Behandlungen fühlen Sie sich vielleicht bereit, Gewichtsprobleme anzugehen. Der Krebsforschung zufolge gehen rund 5 Prozent aller Krebsfälle auf Übergewicht oder Adipositas zurück. Daher ist es wichtig, ein möglichst gesundes Gewicht zu erreichen.

Überschüssiges Körpergewicht ist problematisch, da die Fettzellen systematisch Entzündungsprozesse fördern (s. S. 29), übermäßig Östrogen und andere Hormone produzieren, die das Wachstum von Tumorzellen anregen (s. S. 31) und Insulinresistenz hervorrufen können, was die Insulinmenge und die insulinähnlichen Wachstumsfaktoren im Blutkreislauf erhöht. Beide Faktoren fördern ebenfalls das Krebswachstum (s. S. 31).

Zellulär betrachtet weiß man, dass überfütterte Zellen schlechter arbeiten. Insulinüberschuss regt die Zellen an, mehr Fett zu speichern und zu wachsen, wodurch sie träge werden. Die Anzahl der Mitochondrien (s. S. 27) geht zurück, was zu kranken Zellen mit erhöhtem oxidativen Stress führt. Dadurch wird die DNA geschädigt, was dazu führen kann, dass Gene angeschaltet werden, die mit Krebs im Zusammenhang stehen. Diese Situation können wir aber umkehren, indem wir schützende Antioxidantien aus hochwertiger Nahrung zu uns nehmen.

Viele Menschen beklagen sich, dass sie sich gesund ernähren, sich viel bewegen und trotzdem ihr Gewicht nicht loswerden. Überschüssige Kilos zu verlieren ist nie einfach. Wenn Sie aber die Zusammensetzung Ihres Körpers ändern können, also das Verhältnis von Fett- zu Muskelmasse oder auch nur die Art von Fett, macht es einen riesigen

Unterschied für Ihren Stoffwechsel und vermindert dadurch das Krankheitsrisiko. Verwenden Sie lieber eine Körperfettwaage als eine einfache Waage und machen Sie sich nicht so viele Gedanken über Ihr Gewicht oder die Kleidergröße. Viel wichtiger ist es, sich selbst gegenüber ehrlich darin zu sein, wie man sich ernährt und welchen Lebensstil man pflegt.

Wenn Sie sich vorwiegend von »sauberen« Lebensmitteln (frei von Chemikalien) mit ausreichend Proteinen, gesunden Fetten, reichlich Gemüse und kleinen Mengen stärkehaltiger Kohlenhydrate ernähren und für genügend Bewegung sorgen, können Sie stolz auf sich sein. Sie können sicher sein, dass das etwas ausmacht. Wenn Sie sich weiterhin so ernähren, wird Ihr Körper bald gesünder werden und eine andere Zusammensetzung bekommen. Aber bedenken Sie immer: Wir sind alle Individuen mit individueller Form und Größe und speichern Fettzellen in unterschiedlichen Körperregionen. Auch das Gewicht unseres Skeletts und unserer Organe variiert, ebenso unsere Muskelmasse. Daher ist der Body Mass Index (BMI) auch kein guter Maßstab dafür, wie übergewichtig man ist.

Fett um die Körpermitte, auch Viszeralfett oder intraabdominales Fett genannt, ist am gefährlichsten und meist am schwersten loszuwerden. Der Körper speichert es um die zentralen und lebenswichtigen Organe, um sie zu schützen. Wir möchten aber nicht zu viel davon, denn dann hat das Fett einen verheerenden Einfluss, da es schädigende Stoffe freisetzt. Ein guter Maßstab dafür, wie viel ungesundes Fett man eingelagert hat, ist der unterschiedliche Umfang von Hüften und Taille. Messen Sie Ihre Taille an der dünnsten Stelle und die Hüften an der dicksten Stelle. Teilen Sie den Taillenwert durch den Hüftwert. Liegt er (bei Frauen) über 0,85 oder (bei Männern) über 1,0, sollten Sie definitiv an Ihrer Körperzusammensetzung arbeiten.

Es gibt sehr viele Programme zur Gewichtsreduktion, und einige helfen sehr gut. Wenn Sie aber sehr mit Ihrem Gewicht kämpfen, sollten Sie vielleicht auch Ihr Verhalten überdenken und sich dauerhaft neue Gewohnheiten antrainieren. Viele Diäten führen nur zu einem Jo-Jo-Effekt. Wichtig ist eine gesunde Methode, Ihr Wohlfühlgewicht zu halten.

Dr. Michelle Harvie und Professor Tony Howell haben interessante Studien zum Zusammenhang zwischen Gewichtszunahme und Brustkrebsgefahr durchgeführt. Dies veranlasste sie, das Buch *Die 2-Tage-Diät* zu veröffentlichen, eine Methode zur Gewichtsreduktion, bei der man über längere Zeit pro Woche immer zwei Tage fastet und die restlichen fünf Tage normal isst.

Palliativpflege

Bei der Palliativpflege geht es nicht nur um das Ende des Lebens, sondern sie kann auch während schwerer Krankheiten eine weitere Ebene der Unterstützung bieten. Häufig schränken die Nebenwirkungen einer Behandlung die Lebensqualität stark ein. Genau an dieser Stelle kann ein Palliativteam ansetzen und dem Patienten auf einer individuelleren Basis helfen. Dazu gehören Schmerztherapie, die Linderung anderer leidvoller Symptome, aber auch Unterstützung, damit der Alltag so gut wie möglich gelingt. Ein Team sollte möglichst aus einem Palliativmediziner und einer Palliativpflegekraft bestehen und darüber hinaus Kontakt zu Physiotherapeuten, Ergotherapeuten, Ernährungsberatern, Pharmazeuten, Sozialarbeitern und anderen Spezialisten bieten, die Seelsorge und psychologische Unterstützung leisten können.

Wenn Sie das Gefühl haben, solche zusätzliche Unterstützung zu benötigen, bitten Sie Ihren Arzt um Rat. Es ist immer besser, solche Hilfe frühzeitig anzufordern, damit sie bereitsteht, wenn man sie dringend benötigt. Studien belegen, wie positiv solch eine Unterstützung den Krankheitsverlauf und die Lebensqualität der Patienten beeinflussen kann.

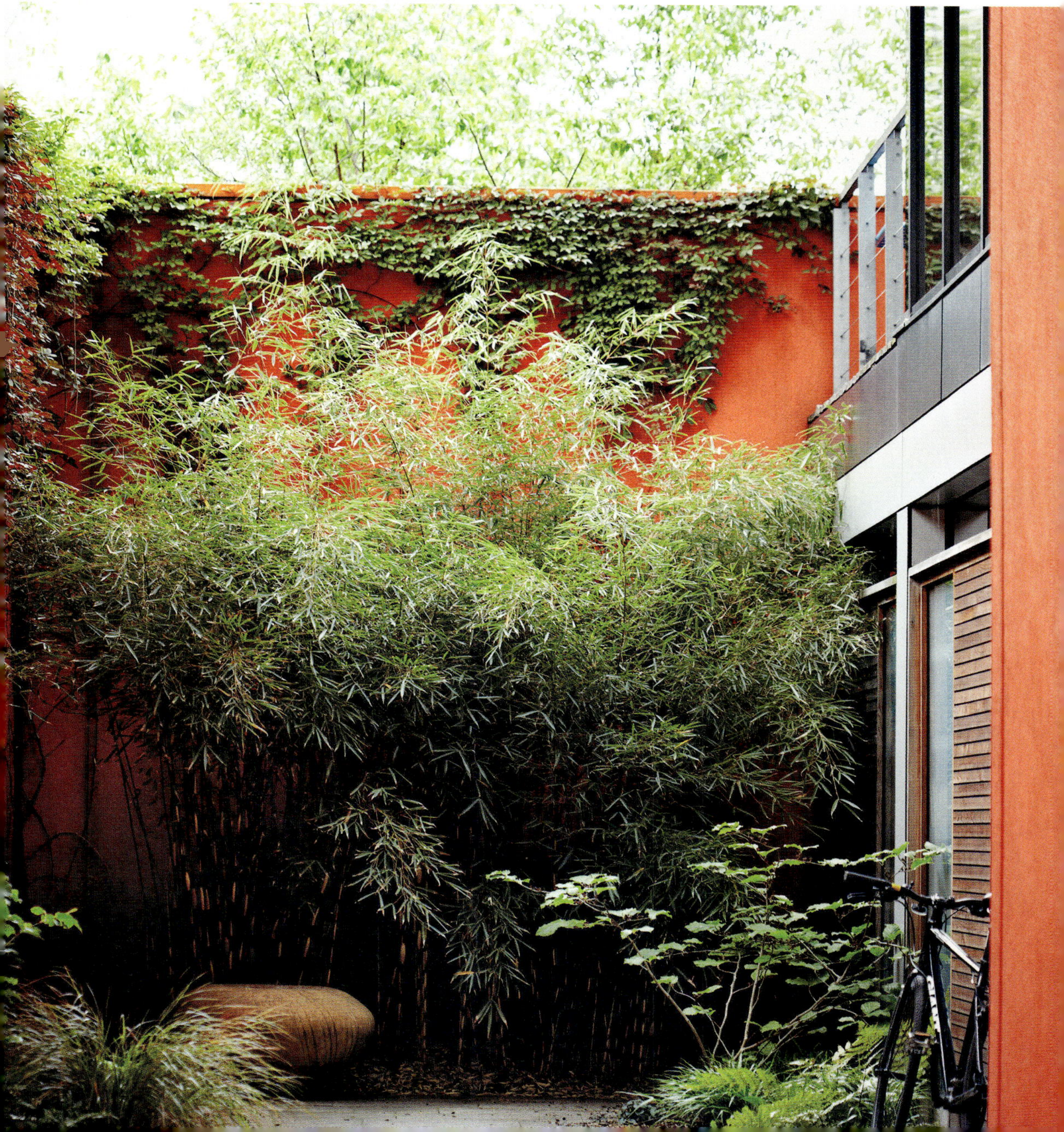

Teil 2

Die Nährstoff-Küche

Vorbereitungen für eine gesunde Ernährung

Catherine und ich haben schon immer gern frisch gekochtes Essen aus gesunden Zutaten gegessen, einfach weil wir unsere Familien und Freunde gern gut und gesund bekochen. Dieses Buch hat mich allerdings vor ganz neue Herausforderungen gestellt, weil jedes Rezept für Menschen geeignet sein sollte, die gerade mit Krebs zu kämpfen haben. Die Gerichte dürfen nicht zu viele Zutaten haben, müssen einfach zuzubereiten sein, alles sollte in jedem guten Supermarkt oder Reformhaus erhältlich sein und vor allem sollten sie nährstoffreich und superlecker sein.

Vor diesem Hintergrund habe ich jedes der Rezepte entworfen, getestet, verbessert und aufgeschrieben. Die Aufgabe war groß, wollten wir doch die besten Gerichte für Krebspatienten in einer schweren Lebensphase schaffen. Ich ging dazu über, mein kreatives Epizentrum »Nährstoff-Küche« zu nennen, weil ich mit jedem Rezept unsere selbstgesetzten Ziele erreichen wollte.

Die besten Rezepte sind nun in den weiteren Kapiteln versammelt. Die wichtigsten Zutaten sind farbenfrohe Gemüse, vor allem Kreuzblütler, dazu Hülsenfrüchte, Nüsse und Samen, Kokos- und Olivenöl, Früchte, vor allem Beeren, Gewürze, allen voran Kurkuma, Getreide, Fleisch von Weidevieh, Geflügel und Meeresfrüchte, Eier und das eine oder andere Milchprodukt. Sie alle tauchen immer wieder in den Rezepten auf, um den Körper zu unterstützen. Was Sie hier nicht finden werden, sind raffinierter Zucker und Weizen.

Grundzutaten

Räumen Sie zuallererst Ihre Küchenschränke und den Kühlschrank durch und entsorgen Sie alles, was nicht der Gesundheit dient. Wenn Sie kein ungesundes, verarbeitetes Essen im Haus haben, werden Sie auch nicht in Versuchung geraten! Hier sind einige Vorschläge für Zutaten, die Sie immer zur Hand haben sollten und die sich größtenteils auch in unseren Rezepten wiederfinden.

Das gehört in Küchenschränke und Kühlschrank

- kaltgepresstes Kokosöl
- Olivenöl
- Milchalternativen aus Mandel, Kokos, Hanf, Hafer, Haselnuss
- Nüsse: ungeschälte Mandeln, Cashewkerne, Walnüsse, Paranüsse (im Kühlschrank gelagert)
- Samen: Kürbiskerne, Sonnenblumenkerne, Hanfsamen, Chiasamen, Quinoa, Mohnsamen, Sesamsamen, Leinsamen
- frische Kräuter
- Gewürze
- Beeren: Heidelbeeren, Himbeeren, Erdbeeren, schwarze Johannisbeeren, Brombeeren

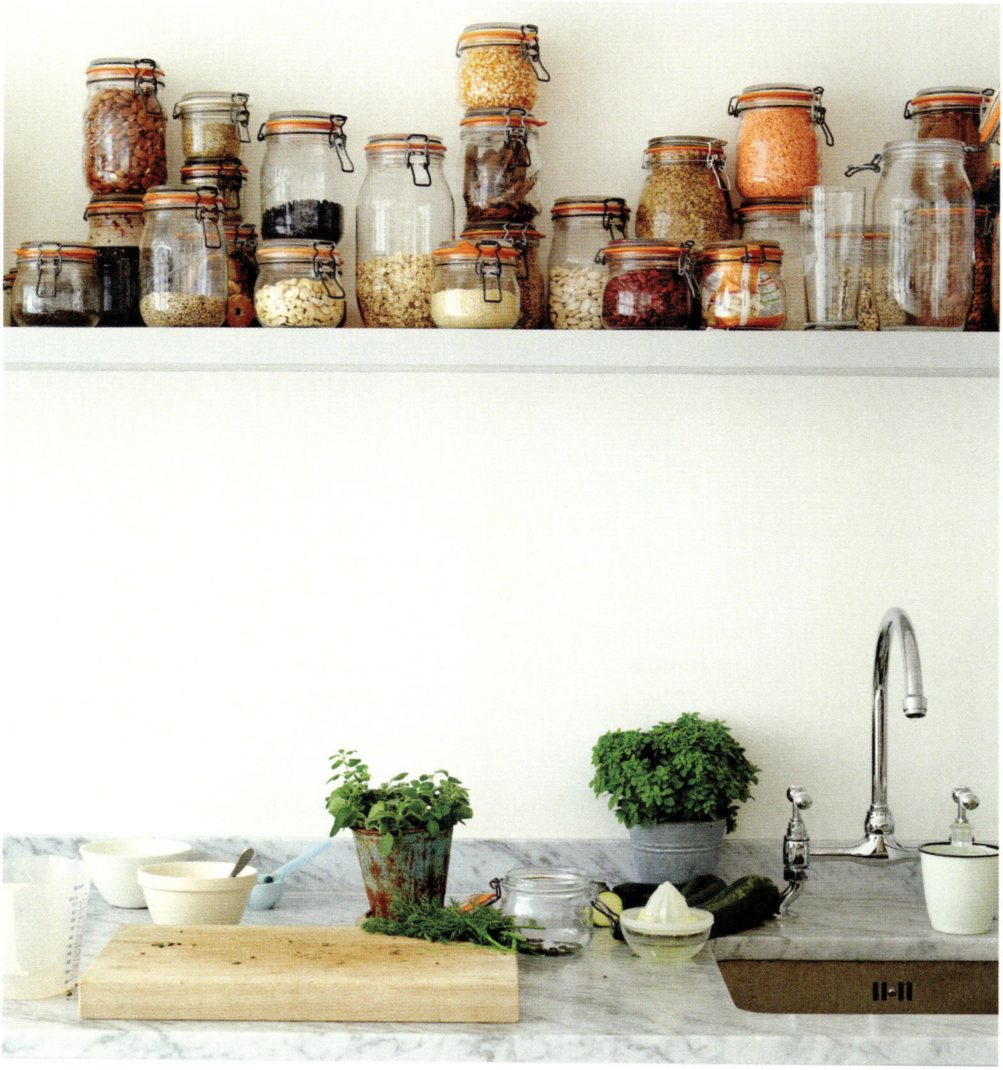

- Kreuzblütlergemüse: Weißkohl, Brokkoli, Grünkohl, Blumenkohl, Rosenkohl, Frühlingskohl, Brunnenkresse
- Avocados
- Fenchel
- Möhren
- Süßkartoffeln
- Rote Bete
- grüner Spargel
- Zwiebeln
- Knoblauch
- Ingwer
- Meerrettich
- Kurkuma (frisch und gemahlen)
- Rucola, Spinat, Gurke, Tomaten, Sprossen
- Mehl aus Dinkel, Kokosnuss, Reis, Buchweizen

- Bohnen: Kichererbsen, Kidneybohnen, schwarze Bohnen, Limabohnen
- Linsen: rot, grün, schwarz
- Obst: Äpfel, Birnen, Orangen, Grapefruits, Trauben, Bananen, Kiwis, Pfirsiche, Aprikosen, Nektarinen, alle Melonen, Papayas, Ananas, Mangos, Kirschen, Passionsfrüchte, Feigen, Kokosnüsse, Datteln
- Mandel- oder Cashewbutter
- Kakao, rohes Kakaopulver, Zartbitterschokolade (85 Prozent Kakaoanteil)

Das gehört aus der Küche verbannt

- gekaufte Kekse, Kuchen und Gebäck
- verarbeitete Cerealien, vor allem solche mit viel Zucker
- Weizenmehl und seine Produkte: Weißbrot, Pasta, Plätzchen
- Fertiggerichte
- verarbeitetes Fleisch
- Chips, Backofen-Pommes-frites
- Milchschokolade, Schokoaufstriche, Trinkschokolade
- Softdrinks und konzentrierte Säfte
- chemische Süßstoffe, wie Saccharin, Aspartam
- Alkohol (mit Ausnahme von etwas Rotwein)
- raffinierte Öle: Pflanzenöl, Maiskeimöl, Sonnenblumenöl, Rapsöl
- jedes Öl in Plastikflaschen
- alles, dessen Inhaltsliste sich wie eine Chemiestunde liest
- alles, was nicht wie richtiges Essen aussieht

Nützliche Utensilien

Diese Küchenutensilien erleichtern das Kochen und helfen bei der Zubereitung der Rezepte in diesem Buch:

- hochwertige Messer: klein, mittel, groß und mit Sägeschliff. Sie sollten immer so scharf wie möglich sein.
- Schneidebrett, am besten aus Holz
- Pürierstab (Stabmixer) zum Pürieren von Suppen im Topf. Spart Abwasch.
- beschichtete Bratpfanne. Man braucht nicht so viel Öl wie mit einer unbeschichteten.
- Töpfe, Pfannen und Ofenformen, am besten emailliert oder aus Edelstahl. Gusseisen eignet sich auch, kann aber den Geschmack beeinflussen. Legen Sie Backformen mit Backpapier aus, damit keine toxischen Substanzen ins Essen gelangen können. Aluminium sollte am besten niemals mit Speisen in Kontakt kommen.
- großer Kochtopf, ideal für große Mengen an Suppe
- Einmachgläser und Schraubgläser zur Aufbewahrung
- Entsafter oder Mixer für Smoothies (siehe S. 147)
- Julienneschneider oder Spiralschneider. Gut für Gemüsespaghetti und Salatgemüse
- feinmaschiges Sieb und Passiertuch zur Zubereitung von Nuss- oder Getreidemilch
- Edelstahl-Thermosflasche und stapelbare Lunchboxen zum Mitnehmen von Suppen und Mahlzeiten
- Schongarer. Wenn man arbeiten muss oder nur eine kleine Küche hat, sind sie recht praktisch

- elektronische Küchenwaage zum exakten Abmessen der Zutaten
- Gemüsehobel zum schnellen Schneiden von Gemüse und Obst
- Salatschleuder oder Küchentuch zum Trocknen von gewaschenem Salat

Entsafter

Wenn man nicht weiß, worauf man achten muss, kann einen das Angebot an Entsaftern überwältigen, und man gibt schnell viel Geld für Gadgets aus, die man nie braucht. Wenn Sie noch nie selbst entsaftet haben und nicht wissen, wie oft Sie das tun werden, greifen Sie am besten für den Anfang zu einem preiswerteren Modell.

Die einfacheren Geräte haben meist eine Reibscheibe und ein rotierendes Sieb, sie arbeiten mit Zentrifugalkraft. Bei dieser Methode gelangt mehr Sauerstoff in den Saft, der deshalb sofort getrunken werden muss, bevor er seinen Nährwert verliert. Die Technik arbeitet schnell und einfach, eignet sich aber nicht so gut für saftiges Blattgemüse und überhaupt nicht für Weizengras.

Saftpressen sind teurer, eignen sich hervorragend für Blattgemüse und Weizengras und produzieren einen dickeren Saft, der im Einzelfall mehr wichtige Enzyme enthält. Aber sie arbeiten auch langsamer und sind umständlicher zu reinigen. Die besten Resultate liefern Maschinen mit rotierenden Doppelmessern, aber die Modelle mit vertikalen oder horizontalen Schnecken sind nicht ganz so teuer und etwas gebrauchsfreundlicher.

Smoothiemaker und Mixer

Auch hier bietet der Markt eine riesige Auswahl von billig bis ausgesprochen teuer. Die Kraft des Motors spielt eine entscheidende Rolle bei der Effizienz, aber es gibt auch einige kleinere Maschinen, die hervorragende Smoothies produzieren. Wir empfehlen für den Anfang einen Standmixer, der einfacher zu bedienen ist und schnell arbeitet. Zudem kann man ihn auch für Nussbutter und Pürees verwenden.

Küchentipps

Geflügel und Fleisch

Sie sollten immer wissen, wo Ihr Fleisch und Geflügel herkommt. Kaufen Sie beim Metzger und im Supermarkt nur Bio-Hähnchen aus Freilandhaltung und Fleisch von Weidevieh aus Bio-Aufzucht. Wenn Sie das Glück haben, einen Hofladen in der Nähe zu finden, kaufen Sie am besten vorwiegend dort ein.

Fette

Wenn Sie sich ohne Milchprodukte ernähren, ersetzen Sie Butter durch Oliven- und Kokosöl. Beide sind gut geeignet, wobei Kokosöl den Geschmack verändert und eventuell gewöhnungsbedürftig ist, aber es lohnt sich. Kaufen Sie am besten hochwertiges kaltgepresstes natives Kokosöl und verwenden Sie es zum Braten, da es am besten für hohe Temperaturen geeignet ist. Viele Öle werden durch das Erhitzen schwer verdaulich, aber Kokosöl ist sehr stabil und kann problemlos stark erhitzt werden. Es ist dank seiner antibakteriellen Wirkung auch gut für die Immunabwehr. Es ist zwar ein gesättigtes Fett, hilft aber entgegen landläufiger Meinung, das »gute« HDL-Cholesterin zu erhöhen. Es hilft sogar äußerlich bei trockener Haut und Haaren!

Verwenden Sie preiswertes Olivenöl zum Kochen und das hochwertige native Olivenöl extra für Dressings.

Brühe

Wir empfehlen, nach Möglichkeit selbstgemachte Brühe für unsere Rezepte zu verwenden (s. S. 266). Alternativ können Sie auch gekaufte Bio-Brühen nutzen.

Mehl

Es gibt viele gute Alternativen zu Weizenmehl, wie beispielsweise Mais-, Kichererbsen-, Hafer- (unter Umständen müssen Sie die Haferflocken selbst mahlen, aber dabei hilft ein Mixer), Reis-, Kokos-, Gersten-, Erdnuss-, Kastanien- oder Hanfmehl – die Auswahl ist riesig! Sie sollten ein wenig experimentieren, und Sie brauchen auf jeden Fall ein Treibmittel wie Backpulver. All diese Mehle eignen sich gut für Plätzchen, Kuchen und Gebäck. Bei Brot wird es technisch definitiv schwieriger, da sie nicht so bereitwillig aufgehen. Hier greifen Sie wohl am besten zu Dinkel- oder Roggenmehl.

Eier

Eier sind in meiner Küche einfach unverzichtbar, und ich habe immer einen Vorrat. Ob man sie nun schnell kocht, pochiert oder zu Omelett oder Frittata verarbeitet, man hat immer ein nahrhaftes Essen. Noch mehr Proteine erhalten Sie, wenn Sie ein Ei in einer klaren Suppe pochieren.

Bohnen

Getrocknete Bohnen verdoppeln ihr Gewicht beim Einweichen beinahe. Halten Sie sich bei den Rezepten daher immer an die Gewichtsangabe.

Samen

Wenn Sie Probleme beim Kauen oder mit der Verdauung haben, weichen Sie Samen über Nacht in Wasser ein. Das entfernt die Enzyminhibitoren, die die Verdauung und die Aufnahme von Mineralien erschweren.

Geröstete Kürbiskerne

Rösten Sie die Samen leicht an und streuen Sie sie gehackt über Suppen, Salate und Eintöpfe, um einen Nährstoffschub zu erhalten. Das Rösten macht die Kerne besser verdaulich. Kürbiskerne enthalten die perfekte Mischung von Omega-Fettsäuren, sie sind alkalisch, reich an Zink, Phytosterinen (die gut für eine gesunde Prostata sind) und Tryptophan, das die Stimmung hebt und den Schlaf fördert.

Senfsamen

Wenn Sie einen metallischen Geschmack von der Chemotherapie im Mund haben, weichen Sie 1 Teelöffel Senfsamen 24 Stunden ein und mixen sie dann mit in einen Smoothie. Die Schärfe kann die Geschmacksknospen erfrischen und den metallischen Geschmack übertönen.

Sprossen

Gekeimte Samen und Getreide sind vorverdaut, was es dem Körper leichter macht. Außerdem erhöht die Keimung ihren Nährstoffgehalt, vor allem an Vitamin A, C und E und vielen B-Vitaminen. Man kann Sprossen heute in vielen Supermärkten kaufen, aber sie sind auch leicht selbst zu ziehen:

Die Samen waschen und im Verhältnis 1:3 mit Wasser in ein großes Einmachglas geben. 12 bis 24 Stunden einweichen, bis sie zu keimen beginnen. Abtropfen lassen, abspülen und wieder ins Glas geben. Das Glas auf die Seite legen, damit die Samen sich verteilen. Dreimal täglich abspülen. Sie sollten in 2 bis 3 Tagen gekeimt sein. Die Sprossen in Salaten nutzen und bis zu 2 Tage luftdicht verschlossen im Kühlschrank aufbewahren.

Natürliches Protein und Kalorienbooster

Wenn Sie zu viel Gewicht verlieren, geben Sie etwas Nusscreme oder gemahlene Samen in Suppen, Eintöpfe, Salatdressings, Smoothies und Joghurts, um mehr Kalorien zu erhalten.

Kühlende Kräuter

Wenn Sie unter wunder Mundschleimhaut leiden, mixen Sie Ihr Lieblingskraut zu einer Paste, verrühren diese mit etwas Wasser und frieren sie im Eiswürfeltablett ein. Lutschen Sie die Eiswürfel wie Bonbons, um den Schmerz zu lindern. Am besten eignen sich hierfür Dill, Basilikum, Rosmarin (das recht stark schmeckt) und Petersilie, die alle entzündungshemmend wirken.

Gewürze gegen den metallischen Geschmack der Chemotherapie

Lutschen Sie Gewürznelken und Kardamomkapseln.

Seetang

Seetang kann man heute in manchen Supermärkten kaufen, auch getrocknet im Streuer. Sie können ihn neben Salz und Pfeffer als Gewürz verwenden. Er verbessert nicht nur den Geschmack, sondern ist auch reich an Nährstoffen.

Säfte und Smoothies

Auf den Seiten 73 und 166–167 finden Sie Tipps und Vorschläge.

Papayadrink

Köstlich und nahrhaft. Die Samen aus einer Papaya löffeln, in einem Glas mit Wasser auffüllen und 24 Stunden in den Kühlschrank stellen. Anschließend abseihen und das Wasser trinken. Es ist erfrischend, natürlich und schmeckt wunderbar.

Nach Monaten der Arbeit sind wir wirklich stolz, Ihnen mehr als 80 innovative, köstliche und leicht zuzubereitende Rezepte präsentieren zu können. Sie sind unterteilt in die Abschnitte »Start in den Tag«, »Energiespender für zwischendurch«, »Ein vegetarischer Regenbogen«, »Phantastischer Fisch«, »Leckeres Fleisch«, »Süße Verführer« und »Superfood für jeden Tag«. Jedes Rezept beginnt mit leicht verständlichen Informationen zu Nährwerten, Verwendungszwecken, Portionsmengen und Zubereitungszeiten. Wir hoffen auch, dass die tollen Fotos Sie zusätzlich zum Kochen inspirieren.

Diese Gerichte sind so lecker, dass wir sie uns selbst immer wieder zu Hause zubereiten. Viel Freude dabei, wenn auch Sie nun Ihre Gewohnheiten beim Einkaufen, Kochen und Essen revolutionieren und sich auf den Weg zu einer gesünderen Lebensweise begeben.

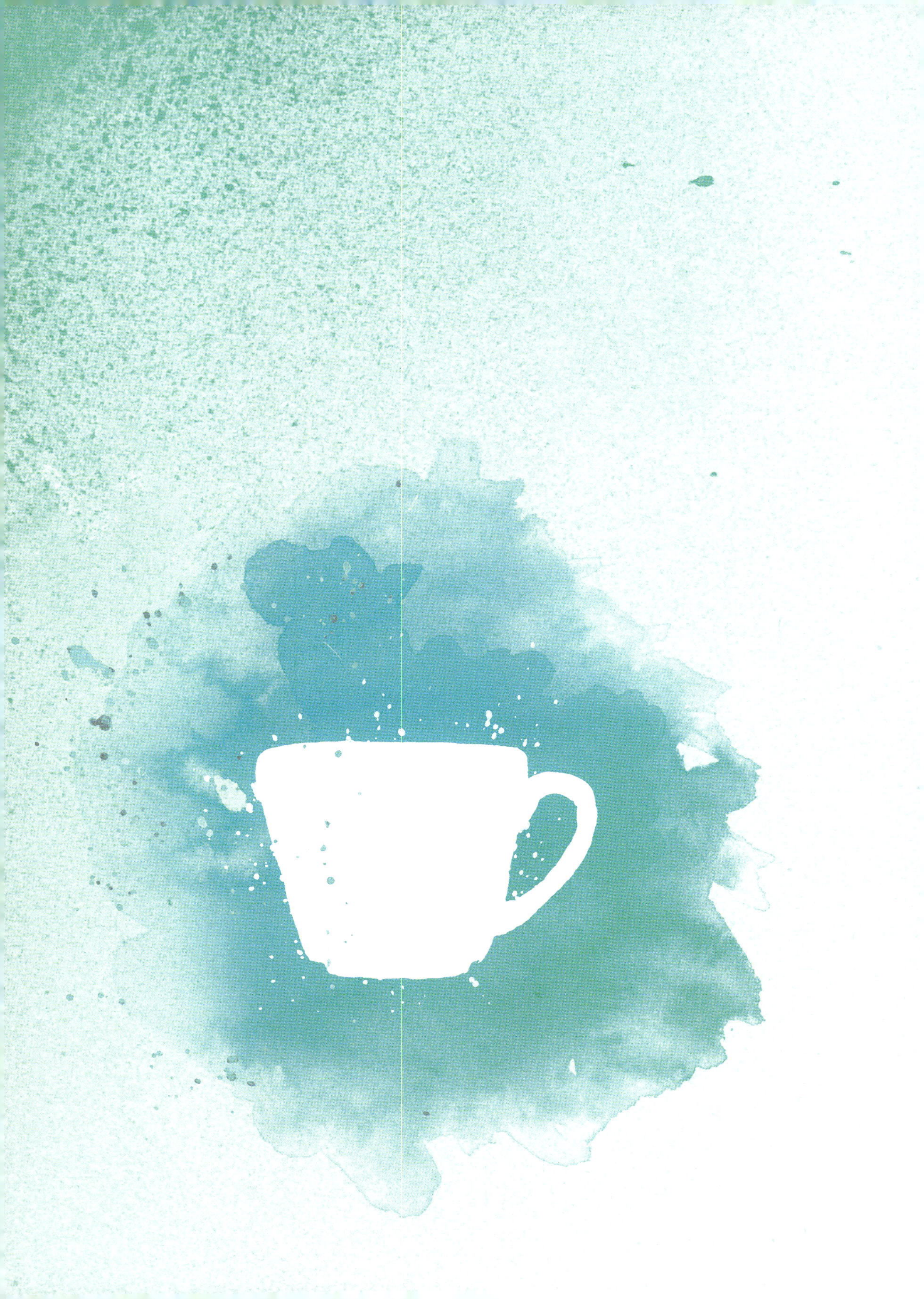

Start in den Tag

Pfannkuchen mit frischen Früchten, Joghurt & Honig

Ergibt etwa 8–10 Pfannkuchen
Zubereitung: 10 Minuten
50 g Kokosraspel
75 g Vollkorn-Dinkelmehl
1 Ei
150 ml Milch
½ TL Backpulver
1 TL Kokosöl

Zum Servieren
Bio-Joghurt
Früchte der Saison nach Wunsch, z. B. Beeren, Pfirsiche, Aprikosen, Feigen
Bio-Honig oder zur Abwechslung Ahornsirup

Diese glutenarmen Pfannkuchen erhalten ihre Süße von den Kokosraspeln. Wenn es völlig glutenfrei sein soll, ersetzen Sie den Dinkel durch Haferflocken, die Sie über Nacht in der Milch oder etwas Naturjoghurt einweichen. Pfannkuchen sind wunderbar zum Frühstück: Sie sind lecker und ein Fest für die Augen, wenn sie mit frischem Obst und einem Löffel Joghurt auf den Tisch kommen.

Eier liefern hochwertiges Protein und enthalten eine Vielzahl von Vitaminen, vor allem B_2 (Riboflavin), B_{12} und D. Kaufen Sie die Eier sehr frisch und lagern Sie sie bei Zimmertemperatur, dann garen sie besser. Das Rezept ist ideal, wenn man Schluckbeschwerden hat oder unter Mundgeschwüren leidet, da die Pfannkuchen weich sind und Honig und Joghurt lindernd wirken.

Bio-Kokosöl ist zum Backen von Pfannkuchen eine gesunde Wahl. In Maßen verwendet gibt es einen schönen Geschmack. Verwenden Sie nur kaltgepresstes Bio-Öl.

1. Kokosraspel und Dinkelmehl mischen.
2. Das Ei verquirlen und mit der Milch in eine Schüssel geben. Die Kokos-Dinkel-Mischung hinzugeben und gründlich verrühren.
3. Das Backpulver dazugeben und nochmals gut rühren.
4. Etwas Kokosöl bei mittlerer bis starker Hitze in einer großen beschichteten Pfanne zerlassen, 2 oder 3 Löffel voll Teig mit Abstand zueinander hineingeben, ohne dass sie ineinanderlaufen. 2 Minuten backen, bis sie fest sind, dann mit dem Pfannenwender wenden und 1 bis 2 Minuten von der anderen Seite fertig backen. Auf einem Backblech im Ofen warm stellen.
5. Auf diese Weise den gesamten Teig verarbeiten.
6. Zum Servieren Joghurt, Früchte und Honig oder Ahornsirup darübergeben.

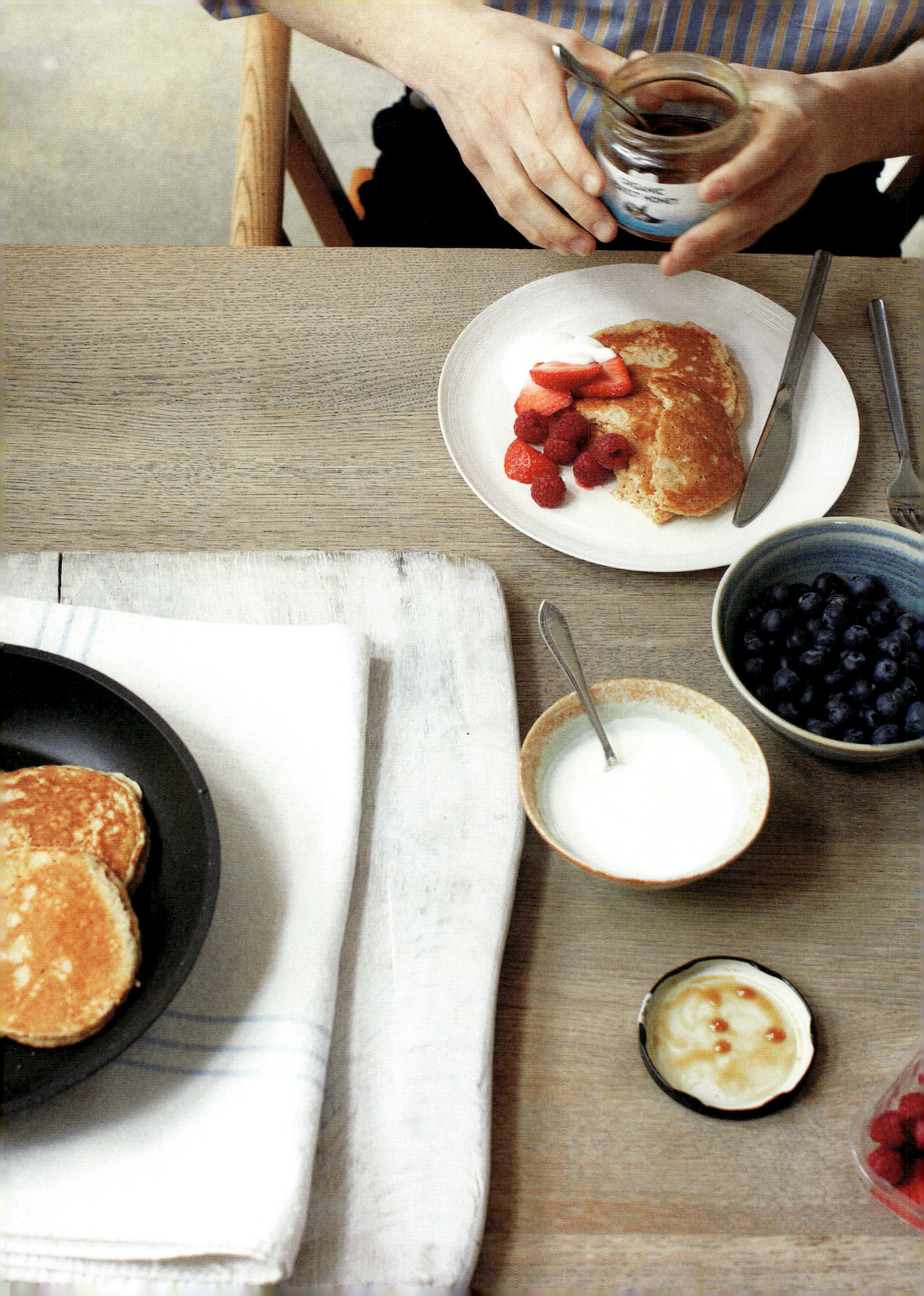

Erdbeer-Gläschen mit Cashewkernen & Chiasamen

Für 2 Portionen
Zubereitung: 10 Minuten, 2 Stunden Einweichen plus 1 Stunde Quellen

6 Cashewkerne
100 ml Wasser
200 g Erdbeeren, geputzt
1 Tropfen Vanilleextrakt oder
1 Prise Vanillemark
2 EL Chiasamen

Chiasamen sind wunderbare kleine Kernchen voller Omega-3-Fettsäuren, Ballaststoffen, Proteinen und Antioxidantien. Da sie nach nichts schmecken und ihre Konsistenz etwas ungewohnt ist, muss man sich vielleicht erst an sie gewöhnen.

Dies ist ein kalorienarmer Genuss zum Frühstück, er eignet sich aber auch als Snack für unterwegs. Cashews liefern viel Magnesium und Tryptophan, die gut für Hirnfunktion und Stimmung sind. Ein regelmäßiger Genuss ist also gut für eine positive Einstellung.

1. Die Cashewkerne 2 Stunden im Wasser einweichen, dann im Mixer glatt und cremig pürieren.
2. Die Hälfte der Erdbeeren und den Vanilleextrakt oder das Mark hinzugeben und glatt mixen.
3. In eine Schüssel umfüllen und die Chiasamen einrühren. Mindestens 1 Stunde (oder über Nacht) im Kühlschrank kalt stellen. Die Samen quellen auf und geben eine cremige Konsistenz.
4. Die übrigen Erdbeeren in Scheiben schneiden und auf der Creme anrichten. Es sieht auch sehr attraktiv aus, wenn man die Erdbeeren abwechselnd mit der Chiamischung in ein Glas schichtet.

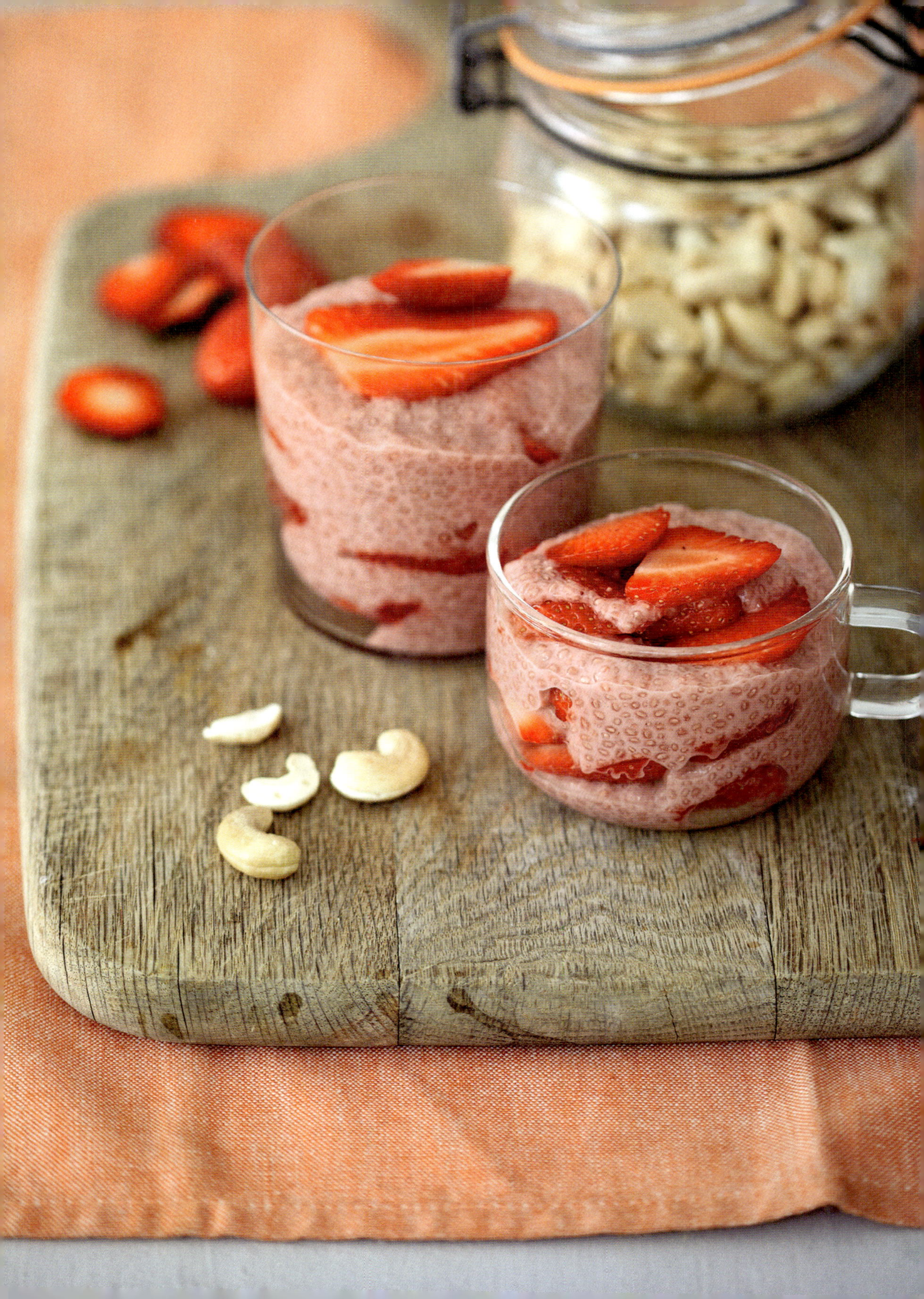

Porridge mit Chiasamen

Für 1 Person
Zubereitung: 10 Minuten plus
1 Stunde Einweichen
1 EL Chiasamen
50 g Instant-Haferflocken
1 Prise Zimt
½ EL rohes Kakaopulver (nach Belieben)
300 ml Milch (Kuh-, Nuss-, Kokos- oder Reismilch)
Winterliches Trockenobst-Kompott oder Frisches Früchte-Kompott der Saison (s. S. 159 oder 160)
1 TL Kokosraspel (nach Belieben)

Chiasamen sind für ihren hohen Gehalt an pflanzlichen Omega-3-Fettsäuren bekannt. Wenn Sie also keinen Fisch mögen, sind sie eine gute Quelle für diesen wichtigen Nährstoff.

Dies ist ein wohltuender und gesunder Start in den Tag und perfekt für Menschen mit Schluckbeschwerden. Das Porridge ist arm an Kohlenhydraten und reich an löslichen Ballaststoffen, die gut für eine gesunde Darmflora sind. Außerdem binden sie überschüssige Hormone im Darm, die so nicht erneut aufgenommen und stattdessen effizient ausgeschieden werden. Wenn Sie Schokolade mögen, geben Sie etwas rohes Kakaopulver hinzu. Zimt balanciert den Blutzuckerspiegel aus, aber Sie können auch ein anderes Gewürz nehmen.

Das Porridge lässt sich gut vorbereiten und bei Bedarf kochen.

1. Chiasamen, Haferflocken, Zimt und Kakaopulver (wenn verwendet) mit der Milch in einen beschichteten Topf geben und mindestens 1 Stunde (oder über Nacht) einweichen.
2. Das Porridge bei mittlerer Hitze zum sanften Köcheln bringen und beständig rühren, damit es nicht am Topfboden ansetzt.
3. Das Porridge mit ein wenig Milch verdünnen, wenn die Konsistenz zu fest wird, und 1 Minute köcheln lassen.
4. In eine Schüssel füllen und entweder Winterliches Trockenobst-Kompott oder Frisches Früchte-Kompott der Saison und 1 TL Kokosraspel hinzugeben.

Birchermüsli

Für 1 Person
Zubereitung: 10 Minuten plus
1 Stunde Einweichen
35 g Haferflocken
1 TL Hanfsamen
1 TL Sonnenblumenkerne
25 g Trockenfrüchte, wie
Aprikosen oder Datteln
150 ml Apfelsaft
1 Apfel
15 g Nüsse, grob gehackt
1 EL Bio-Joghurt

Dieses Müsli wurde im späten 19. Jahrhundert vom Schweizer Arzt und Ernährungsreformer Maximilian Bircher-Benner entwickelt. Er war mit seiner Idee, dass wir mehr Rohkost und Früchte essen sollten, seiner Zeit weit voraus. Heute isst man Birchermüsli weltweit mit einer Vielfalt von Früchten, Nüssen und Kernen und den unterschiedlichsten Flüssigkeiten, von Milchprodukten bis hin zu Säften oder einfach Wasser.

Müsli ist eine großartige und leichte Alternative zu Porridge. Wie dieses ist es leicht zu essen, wenn man geschwächt ist und schlecht schlucken kann. Die Hanfsamen liefern die perfekte Balance aus Omega-6- und -3-Fettsäuren und sind reich an Proteinen. Versuchen Sie einmal Bio-Kokos-Joghurt aus Kokosmilch, das ist eine leckere und nahrhafte Alternative zu Joghurt aus Kuhmilch.

1. Haferflocken, Hanfsamen und Sonnenblumenkerne in einer Schüssel mischen.
2. Das Trockenobst klein schneiden, zur Mischung geben, mit Apfelsaft bedecken und mindestens 1 Stunde (oder über Nacht) ziehen lassen.
3. Kurz vor dem Essen einen Apfel hineinreiben. Die Nüsse hinzugeben, gut umrühren und mit einem Löffel Joghurt servieren.

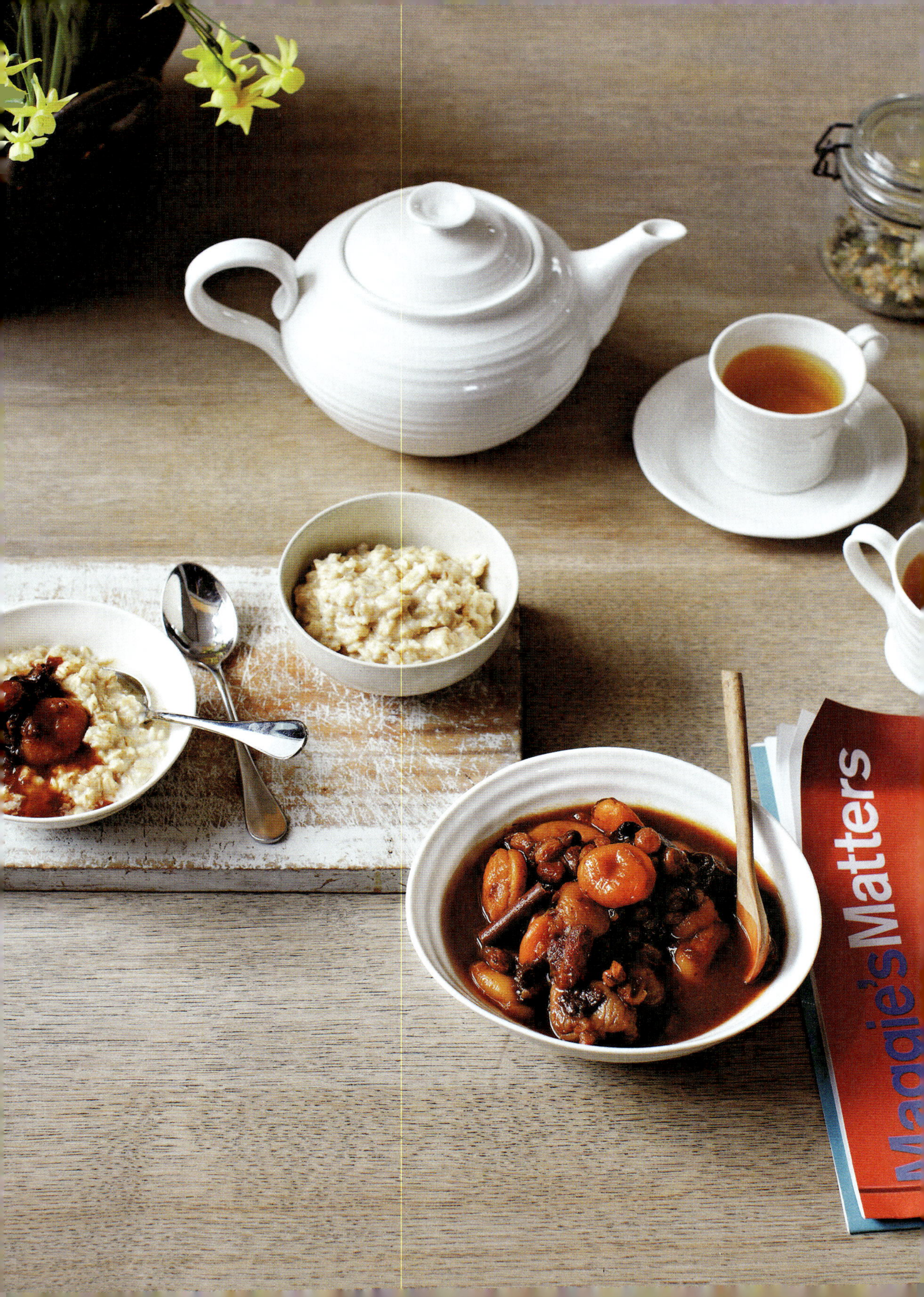
Maggie's Matters

Winterliches Trockenobst-Kompott

Ergibt etwa 800 g

Zubereitung: 1 ½ Stunden plus Einweichen über Nacht

200 g getrocknete Aprikosen
200 g Rosinen, Sultaninen oder Datteln
200 g getrocknete Feigen
200 g Trockenpflaumen
1 Sternanis
4 Gewürznelken
1 Stück Zimtstange

Wenn frisches Obst der Saison nicht zu bekommen ist, sind Trockenfrüchte eine wunderbare Möglichkeit, trotzdem ausreichend Obst auf den Speiseplan zu bringen und gleichzeitig eine natürliche Süße sowie eine schöne Konsistenz im Essen zu erhalten.

Dieses Kompott steckt voller konzentrierter Nährstoffe und natürlicher Zucker, deren Konzentration sich durch das Einweichen gut reduzieren lässt. Eine Handvoll Aprikosen liefert die empfohlene Tagesdosis Beta-Carotin, das antioxidativ wirkt und die Immunabwehr stärkt. Eine kleine Studie hat ergeben, dass Trockenpflaumen beim Abnehmen helfen, indem sie Ballaststoffe liefern und zu einem längeren Sattheitsgefühl verhelfen.

1. Das Trockenobst in einem weiten Topf mit heißem Wasser bedecken, gut durchrühren und über Nacht einweichen.
2. Sternanis, Nelken und Zimt hinzugeben und aufkochen, dann die Temperatur reduzieren und 30 Minuten sanft köcheln lassen. Die Früchte quellen dabei auf, und die Flüssigkeit dickt leicht an.
3. Warm oder kalt mit Porridge, Bio- oder griechischem Joghurt servieren oder einen Löffel des Kompotts in einen Smoothie geben. Man kann mit Honig nachsüßen, aber der natürliche Zucker der Früchte sollte das Kompott süß genug machen.
4. Das Kompott hält sich in sterilisierten Schraubgläsern oder anderen Behältern im Kühlschrank bis zu 2 Wochen.

Frisches Früchte-Kompott der Saison

Ergibt 800 g
Zubereitung: 30 Minuten
200 g Pflaumen
200 g Birnen
1 Zimtstange oder 1 TL Zimtpulver
100 ml Wasser
200 g Rhabarber, Erdbeeren oder Himbeeren
200 g Heidelbeeren oder andere dunkle Beeren

Stellen Sie sich Ihre Lieblingsmischung aus frischen Früchten der Saison zusammen und geben Sie das Kompott an ein Porridge oder verrühren Sie es mit Bio-Joghurt zu einem gesunden Fruchtjoghurt ohne Zusätze. Auf diese Weise kommen Sie leicht zu Ihrer Tagesdosis an frischem Obst und müssen sich nicht einmal mit festen Früchten abplagen.

Pflaumen enthalten Ursolsäure, die krebsbekämpfende Eigenschaften besitzt. Sie können sie frisch oder getrocknet (wie im Rezept S. 159) genießen. Köcheln Sie sie möglichst sanft, damit sie noch halbwegs ihre Form behalten.

1. Die Pflaumen entsteinen, die Birnen entkernen und beides mit Zimt und Wasser in einen großen Topf geben.
2. Langsam zum Köcheln bringen, abdecken und 4 bis 5 Minuten sanft köcheln lassen.
3. Rhabarber und Heidelbeeren hinzugeben und weitere 2 Minuten köcheln lassen.
4. Vom Herd nehmen und mit aufgelegtem Deckel abkühlen lassen. Die Früchte sollten weich sein, aber noch Form haben.
5. Das Kompott hält sich in sterilisierten Schraubgläsern oder anderen Behältern im Kühlschrank bis zu 2 Wochen.

Pochiertes Ei auf Spinat & Hülsenfrüchten

Für 2 Portionen
Zubereitung: 10 Minuten
1 Knoblauchzehe, geschält und gehackt
½ Zwiebel, geschält und gewürfelt
½ Chilischote, gewürfelt
1 TL Olivenöl
100 g gekochte Bohnen oder Linsen (Garten-, Lima- oder Wachtelbohnen, rote oder braune Linsen)
2 Eier
100 g frischer Blattspinat, grob gehackt
Saft von ½ Zitrone
1 Bund Oreganoblätter, gehackt
Meersalz und frisch gemahlener Pfeffer

In vielen Ländern isst man herzhafte Speisen wie dieses gesunde Pfannengericht zum Frühstück. Hülsenfrüchte sind gute Lieferanten für komplexe Kohlenhydrate, Proteine und Vitamine. Spinat trägt reichlich Eisen bei, das gut für die roten Blutkörperchen ist, Energie spendet, das Wohlbefinden stärkt und die Blutqualität verbessert. Zusammen mit dem nährstoffreichen pochierten Ei ergeben diese beiden Superfoods ein großartiges Frühstück.

Aktuelle empirische Erhebungen deuten darauf hin, dass Knoblauch gegen hohen Blutdruck, Herz-Kreislauf-Erkrankungen, erhöhtes Cholesterin, Erkältungen und sogar gegen manche Krebsarten hilft.

Sie brauchen hier zwar nur einen Teelöffel Olivenöl, aber wenn man es regelmäßig nutzt, ist es mit seinen Antioxidantien, Vitamin E und seiner entzündungshemmenden Wirkung äußerst gesund.

1. Knoblauch, Zwiebel, Chili und Olivenöl in einer Pfanne erhitzen und glasig andünsten.
2. Die Bohnen hinzugeben und 5 Minuten erhitzen.
3. Einen Topf mit Wasser zum Köcheln bringen, die Temperatur reduzieren, bis das Wasser nicht mehr wallt.
4. Die Eier in zwei kleine Schalen aufschlagen, dann nacheinander vorsichtig aus geringer Höhe ins Wasser gleiten lassen. Bis zur gewünschten Festigkeit des Eigelbs 3 bis 5 Minuten pochieren.
5. Spinat, Zitronensaft, Oregano, Salz und Pfeffer zur Bohnenmischung geben, einige Minuten garen, bis der Spinat zusammenfällt, dann auf Teller verteilen und die Eier darauf anrichten.

Energiespender für zwischendurch

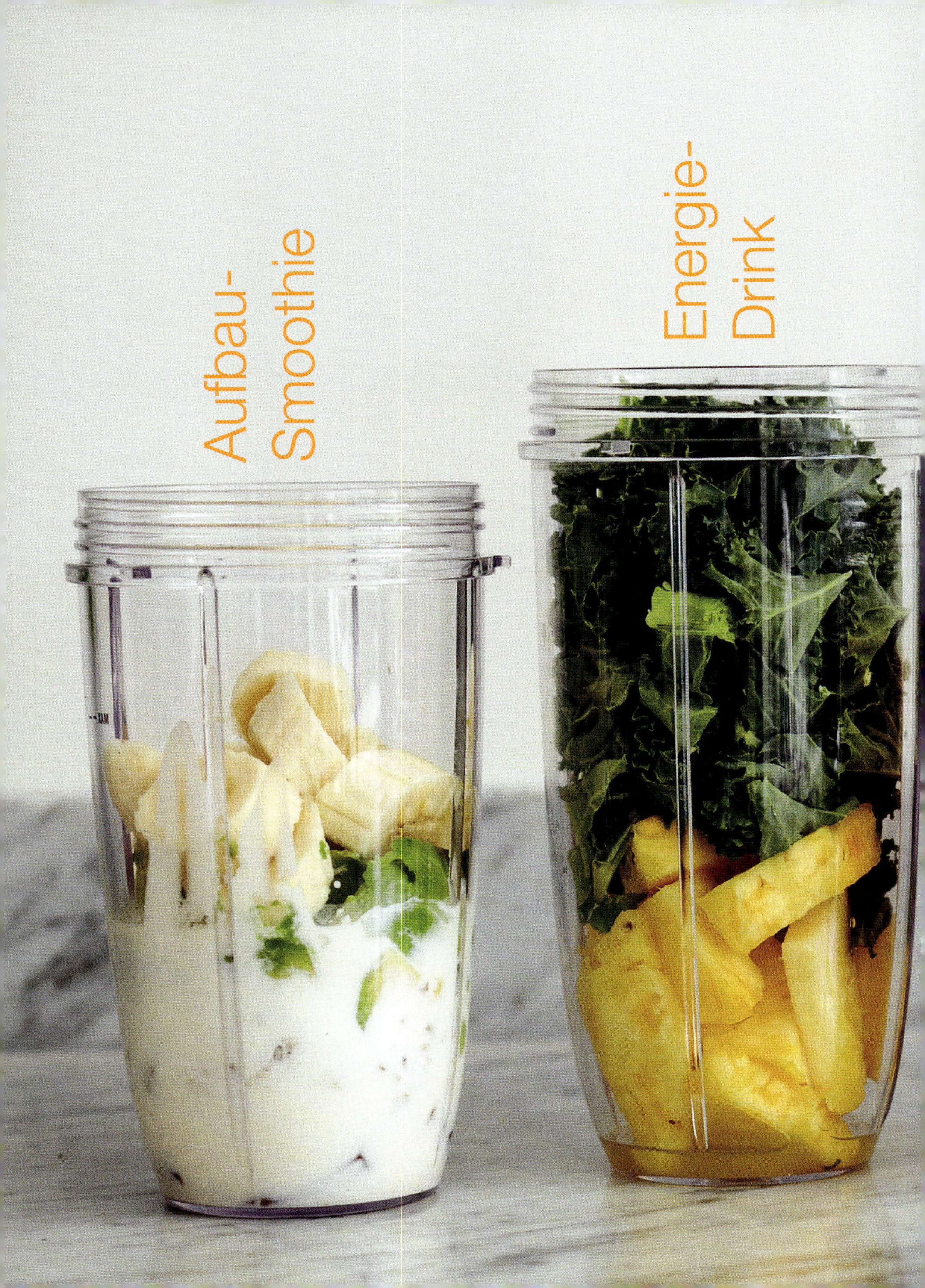
Aufbau-
Smoothie
Energie-
Drink

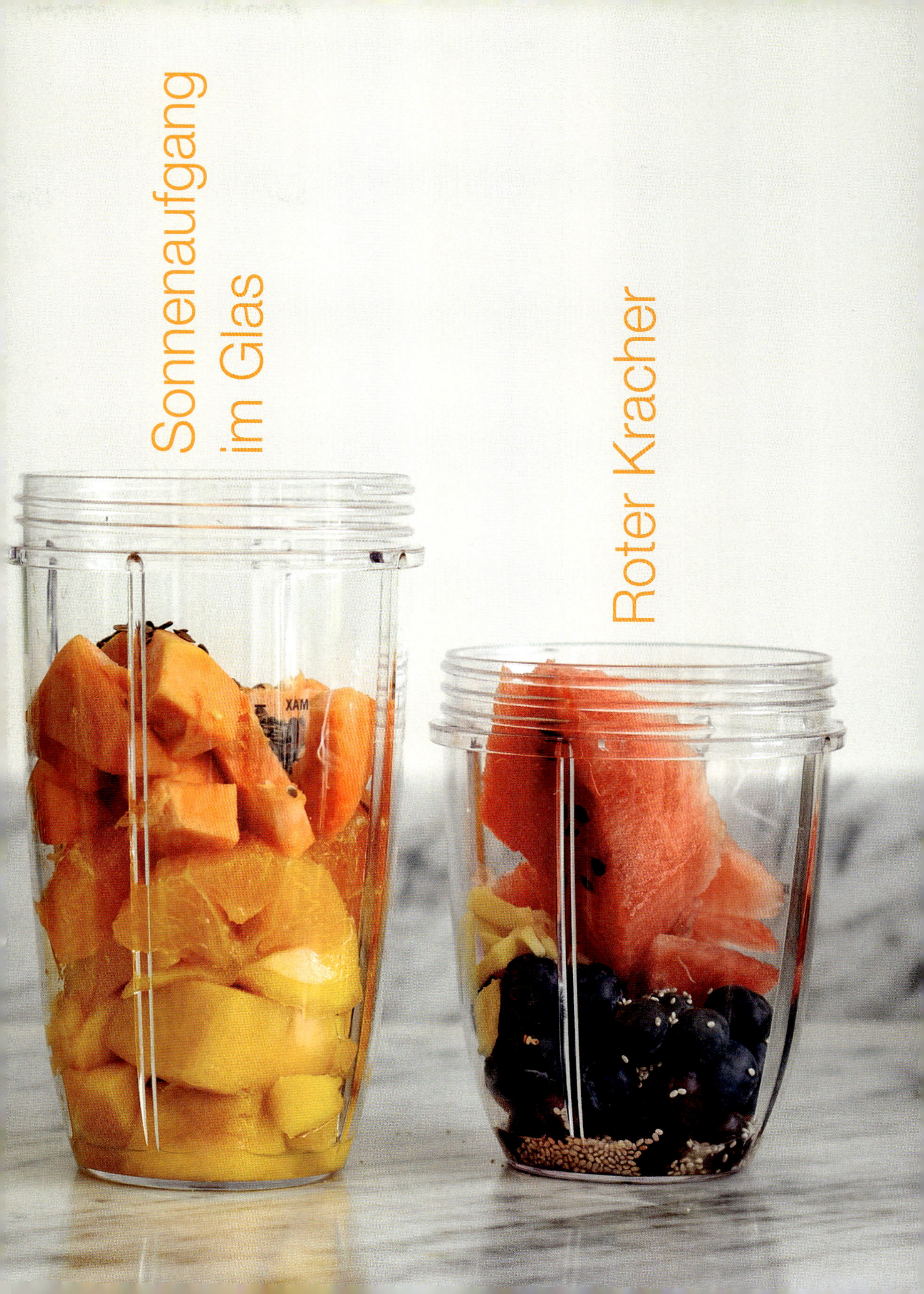
Sonnenaufgang
im Glas
Roter Kracher

Hinweis: Bei all diesen wunderbaren Drinks können Sie Ihre Kalorienzufuhr einfach mit einem Löffel Kokosöl, Vollfett-Joghurt oder Sahne erhöhen.

Aufbau-Smoothie

Dieser cremige Smoothie voller Kalorien und Superfoods ist schnell zubereitet und leicht verdaulich – perfekt, wenn man zunehmen will. Wenn Sie die Portion nicht auf einmal bewältigen, trinken Sie den Smoothie über den Morgen hinweg in kleinen Schlucken. Ein Teelöffel gemahlene Samen (s. S. 268) bringt zusätzliche Kalorien und gesunde Fette. Bei Mundgeschwüren frieren Sie kleine Smoothie-Eiswürfel ein und lutschen sie.

Für 2 Portionen

Zubereitung: 10 Minuten

½ Avocado
½ Banane
25 g Datteln
25 g Walnuss kerne
50 g Bio-Joghurt
400 ml Milch (Kuh-, Nuss-, Kokos- oder Reismilch)

1. Fruchtfleisch der Avocado auslösen, Banane schälen, mit allen anderen Zutaten in den Standmixer oder die Küchenmaschine geben oder klein schneiden und den Stabmixer verwenden.
2. Glatt mixen, bei Bedarf mehr Flüssigkeit zugeben.

Energie-Drink mit Grünkohl & Ananas

Smoothies sind der perfekte Weg zu mehr Gemüse und Obst und den wichtigen Ballaststoffen. Grünkohl ist ein absolutes Superfood voller Vitamin A, B und K. Kreuzblütler wie Grünkohl setzen beim Zerkleinern Sulforaphan, ein starkes Antioxidans, frei. Ananas sind reich an Vitamin C und dem Spurenmineral Mangan. Schälen Sie die Ananas, aber geben Sie den holzigen Kern mit hinzu, denn der liefert viel Bromelain, ein proteinaufspaltendes Enzym, das Krebs bekämpft und Entzündungen hemmt.

Für 2 Portionen

Zubereitung: 10 Minuten

50 g Grünkohl
200 g Ananas
6 Minzeblätter
Saft von ½ Zitrone
400 ml Kokosnusswasser, Nuss- oder Kuhmilch

1. Holzige Kohlstengel entfernen und die Blätter grob hacken. Ananas schälen und hacken.
2. Alle Zutaten in den Standmixer oder die Küchenmaschine geben oder klein schneiden und den Stabmixer verwenden. Glatt mixen und bei Bedarf mehr Flüssigkeit zugeben.

Sonnenaufgang im Glas

Dieser Genuss steckt voller Nährstoffe, aber auch Zucker, so dass Sie ihn besser nicht jeden Tag trinken. Wenn Ihnen in der heißen Jahreszeit nach einer kühlen Erfrischung ist, bereiten Sie die Früchte am Vorabend vor, frieren sie ein und mixen sie in einem kräftigen Mixer zu einem cremigen Eisdrink. Die Mango enthält mehr als 20 verschiedene Vitamine und Mineralien, die Papaya unterstützt die Proteinverdauung, und die Leinsamen steuern reichlich Phytoöstrogene bei. Dieser Drink wirkt unter Umständen leicht abführend, kann also bei Verstopfung helfen. Auf S. 149 finden Sie einen erfrischenden Drink aus überschüssigen Papayasamen.

Für 2 Portionen

Zubereitung: 10 Minuten

½ Papaya und 1 EL der Samen
1 Orange
1 kleine Mango
1 TL Leinsamen
400 ml Kokosnusswasser, Nuss- oder Kuhmilch

1. Papaya, Orange und Mango schälen, Kerne und Steine entfernen (bis auf 1 EL Papayasamen).
2. Alle Zutaten in den Standmixer oder die Küchenmaschine geben oder klein schneiden und den Stabmixer verwenden. Glatt mixen und bei Bedarf mehr Flüssigkeit zugeben.

Roter Kracher

Ein rundum gesunder Smoothie als Start in den Tag. Wassermelone enthält Lycopin, das gut für die Prostata ist, rote Traubenschalen liefern das starke Antioxidans Resveratrol. Sie lindern auch Entzündungen und können dadurch vor und nach einer Operation viel Gutes tun. Chili gibt eine schöne Schärfe und befeuert den Stoffwechsel, hilft dem Blutdruck und kann entzündungshemmend wirken.

Für 2 Portionen

Zubereitung: 10 Minuten

50 g rote Trauben
50 g Heidelbeeren
75 g Wassermelone, geschält
frischer Ingwer, geschält und grob gehackt
1 TL Chiasamen
½ mittelscharfe Chilischote
Saft von ½ Zitrone
400 ml Kokosnusswasser

1. Alle Zutaten in den Standmixer oder die Küchenmaschine geben oder klein schneiden und den Stabmixer verwenden.
2. Glatt mixen und bei Bedarf mehr Flüssigkeit zugeben. Alternativ anstelle von Kokosnusswasser Nuss- oder Kuhmilch verwenden.

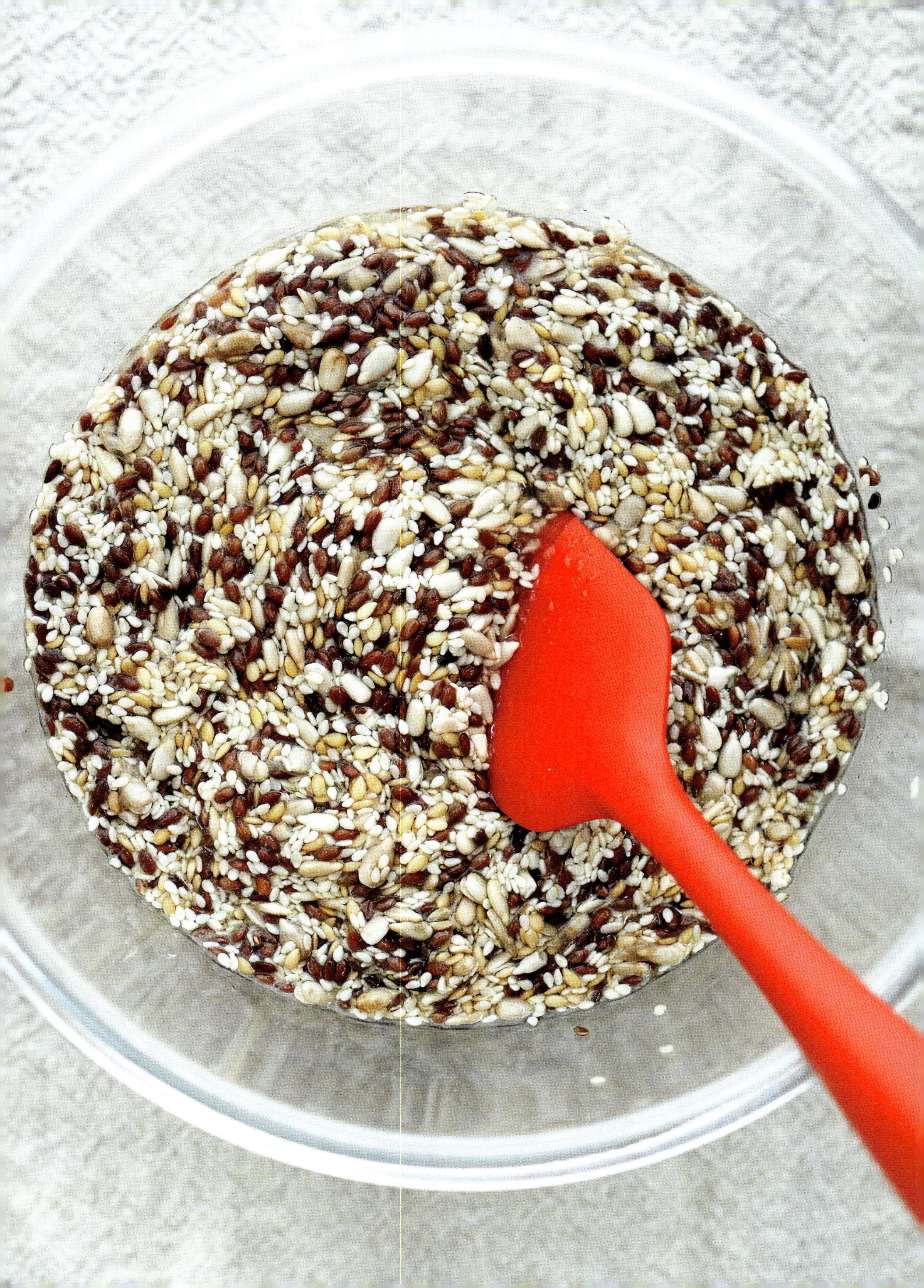

Herzhafte Körner-Kräcker

Ergibt etwa 20 Kräcker
Zubereitung: 3 Stunden plus Einweichen über Nacht

100 g Sonnenblumenkerne
100 g Kürbiskerne
75 g Sesamsamen
1 EL Mohnsamen
75 g Leinsamen
1 ½ EL Flohsamen
½ rosa Himalajasalz oder Meersalz
frisch gemahlener schwarzer Pfeffer
1 EL getrocknetes Rosmarin
1 EL zerstoßene Fenchelsamen
250 ml Wasser

Dieses kalorienarme Rezept geht auf unsere Ehrenamtlerin Sophia zurück und ist eines der Lieblingsgerichte bei Maggie's West London. Diese leckeren Kräcker können Sie mit Dips und Käse genießen, und sie sind eine prima Alternative zu Weizenbrot. Sie sind reich an Ballaststoffen und arm an Kohlenhydraten. Sie können das Mischungsverhältnis ganz an Ihren Geschmack anpassen. Das Einweichen erleichtert die Aufnahme der Mineralien und macht die Kräcker leichter verdaulich. Alle Samen sind reich an Omega-3-Fettsäuren. Kürbiskerne enthalten Tryptophan, das die Stimmung heben und den Schlaf verbessern kann. Leinsamen stabilisieren den Hormonhaushalt und helfen bei PMS und Menopause, und sie können das Risiko von Prostata- und Brustkrebs senken.

Das Backen bei niedrigen Temperaturen wird immer beliebter, weil wir so weniger Acrylamide zu uns nehmen (s. S. 99). Wenn Sie einen AGA oder ein Dörrgerät besitzen, können Sie die Kräcker über Nacht langsam garen lassen – eher ein Austrocknen als ein Backen.

1. Den Backofen auf 120 °C vorheizen.
2. Sonnenblumen- und Kürbiskerne und Sesam- und Mohnsamen in einer Schüssel mischen. Großzügig mit Wasser bedecken und abgedeckt über Nacht an einem kühlen Ort einweichen.
3. Am folgenden Tag die Samen durch ein feinmaschiges Sieb abseihen. Die übrigen Zutaten hinzugeben und gründlich vermengen. Die Mischung unter gelegentlichem Umrühren 15 Minuten ruhen lassen. Die Flohsamen quellen auf und geben Bindung.
4. Zwei große Backbleche mit Backpapier auslegen, die Mischung halbieren und je eine Hälfte gleichmäßig auf einem Blech verstreichen. Es muss dabei kein Rand frei bleiben, da die Mischung im Ofen nicht aufgeht.
5. In den Ofen schieben und 2 Stunden hell goldgelb backen. Abkühlen lassen, klein brechen und in einem luftdicht schließenden Behälter aufbewahren.

Sardinen-Dip

Für 4 Portionen
Zubereitung: 15 Minuten
120 g Sardinen in Olivenöl
1–2 EL Crème fraîche
2 TL frisch geriebener Meerrettich oder scharfer Sahnemeerrettich
fein abgeriebene Schale und Saft von ½ Zitrone
Meersalz und frisch gemahlener schwarzer Pfeffer
2 TL Sonnenblumenkerne
1 Bund Petersilie, fein gehackt

Sardinen sind ein sehr gesunder und preiswerter Fettfisch. Sie sind reich an Omega-3-Fettsäuren, die entzündungshemmend wirken. Nehmen Sie Dosensardinen mit Gräten, die zusätzliches Kalzium und Vitamin D liefern – es macht das für die Knochengesundheit wichtige Kalzium besser verwertbar.

Verwenden Sie möglichst frischen Meerrettich, weil die Senfölglycoside dieser feurig scharfen Wurzel sich als krebshemmend gezeigt haben.

1. Die Sardinen mit ihrem Öl in einen kleinen Mixer geben und glatt pürieren.
2. Crème fraîche, Meerrettich, Zitronenschale und -saft sowie Salz und Pfeffer hinzugeben und alles gründlich mixen.
3. Sonnenblumenkerne und Petersilie hinzugeben und durchrühren. Als Dip zu Gemüse, Herzhaften Körner-Kräckern (s. S. 169) oder Dinkel-Sodabrot (s. S. 260) servieren.

Avocado-Tofu-Dip

Für 6 Portionen
Zubereitung: 15 Minuten
2 Avocados
300 g Seidentofu
1 rote Zwiebel, geschält und fein gehackt
1 rote Chilischote, fein gehackt
4 Tomaten, fein gehackt
1 großes Bund Koriandergrün, gehackt
Saft von 1 Limette
Meersalz und frisch gemahlener schwarzer Pfeffer

Wenn Sie noch nie Tofu probiert haben, sollten Sie das unbedingt tun: Er ist eine hervorragende Quelle für pflanzliches Protein. Kaufen Sie einen guten Bio-Tofu und verwenden Sie ihn für einen leckeren Dip oder in einem nahrhaften Salat. Der aus Sojabohnen hergestellte Tofu ist reich an Phytoöstrogenen, die bei Symptomen der Menopause helfen und das Risiko einiger hormonabhängiger Krebsformen senken können.

Avocados stecken voller gesunder Fette und sind gut für den Cholesterinspiegel. Wenn Sie den Dip im Voraus zubereiten, legen Sie den Stein obenauf – das verhindert wundersamerweise das Braunwerden. Koriander ist nahrhaft und lecker und sollte regelmäßig in der Nährstoff-Küche vorkommen.

1. Die Avocados halbieren und die Steine entfernen. Das Fruchtfleisch herauslöffeln und mit dem Tofu zusammen zerdrücken.
2. Zwiebel, Chili, Tomate, Koriander, Limettensaft, Salz und Pfeffer hinzugeben und gründlich vermengen. Mit Körner-Kräckern (s. S. 169) oder Gemüsesticks servieren.

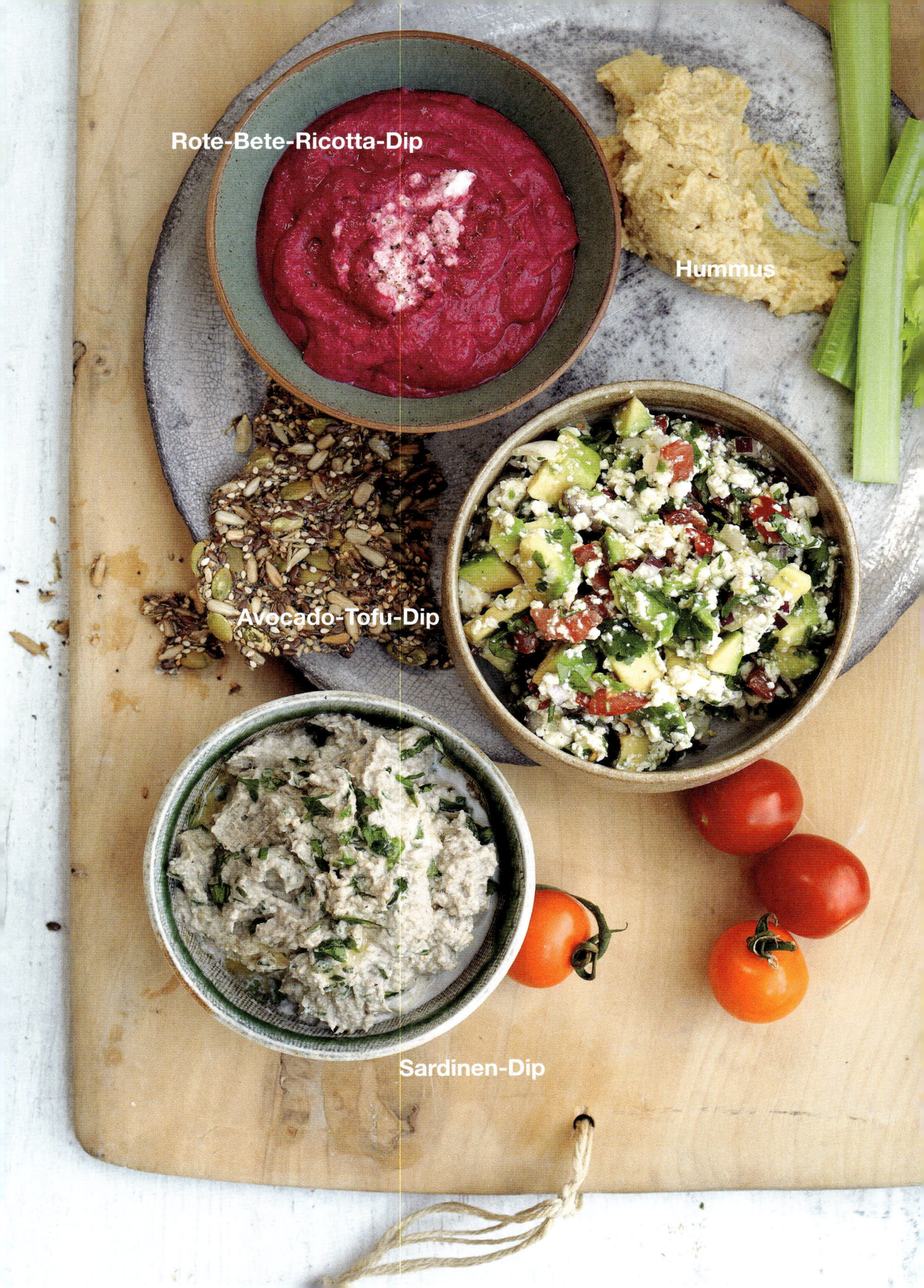
Rote-Bete-Ricotta-Dip
Hummus
Avocado-Tofu-Dip
Sardinen-Dip

Rote-Bete-Ricotta-Dip

Für 4 Portionen
Zubereitung: 45 Minuten
300 g Rote Bete, geputzt und geviertelt
175 g Ricotta
Meersalz und frisch gemahlener schwarzer Pfeffer
1 EL Olivenöl
1 TL Minze, gehackt (nach Belieben)

Rote Bete ist eine gute Quelle für Eisen, Folsäure, Magnesium und andere wichtige Antioxidantien. Sie liefert den Ballaststoff Pektin, der die während einer Behandlung angesammelten Toxine aus dem Darm abführen hilft. Er ist generell gut für die Verdauung. Rote Bete färbt zwar den Stuhl rot, aber das muss Sie nicht beunruhigen. Sie ist gut für die Leber und soll die Ausdauer stärken. Schälen Sie Gemüse nach Möglichkeit nicht (waschen Sie sie aber gründlich), da alle Vitamine direkt unter der Schale sitzen.

Der Ricotta liefert hier zusätzliche Kalorien für diejenigen, die zunehmen wollen.

1. Die Rote-Bete-Viertel in einem Topf mit Wasser bedecken und den Deckel auflegen. Aufkochen und 40 Minuten weich köcheln lassen. Gut abtropfen und 10 Minuten abkühlen lassen.
2. Die Rote Bete in die Küchenmaschine oder den Mixer geben und mit dem Ricotta und den Gewürzen glatt pürieren.
3. In eine Schüssel füllen, mit ein wenig Olivenöl beträufeln und nach Wunsch mit gehackter Minze bestreuen. Als Dip zu Gemüsesticks, geröstetem Dinkel oder Herzhaften Körner-Kräckern (s. S. 169) servieren.

Hummus

Für 4 Portionen
Zubereitung: 30 Minuten plus Einweichen über Nacht
125 g getrocknete Kichererbsen oder 250 g Kichererbsen aus der Dose
2 EL Tahin
25 ml leichtes Olivenöl
Saft von 1 Zitrone
2 Knoblauchzehen, geschält und zerdrückt
Meersalz und frisch gemahlener schwarzer Pfeffer
50 ml Wasser

Kichererbsen, gesunde Öle und Knoblauch sind wichtige Bestandteile der leckeren und supergesunden mediterranen Küche, die so viele Experten empfehlen. Kichererbsen sind eine gute Quelle für Ballaststoffe und können der Darmgesundheit helfen sowie das Darmkrebsrisiko senken.

Dieses köstliche Hummus sollte immer im Kühlschrank stehen – für die Fälle, in denen Ihnen nach einem gesunden Snack ist. Es eignet sich auch gut zum Mitnehmen.

1. Getrocknete Kichererbsen in einem Topf großzügig mit Wasser bedecken und über Nacht quellen lassen.
2. Am nächsten Tag abgießen und spülen. Mit frischem Wasser bedecken, aufkochen und etwa 1 Stunde köcheln lassen, bis die Kichererbsen weich sind (die Garzeit hängt von ihrem Alter ab). Zwischendurch Schaum von der Wasseroberfläche abschöpfen. Die garen Kichererbsen abgießen. (Kichererbsen aus der Dose abtropfen lassen und bis zum Schritt 4 beiseitestellen.)
3. Tahin, Olivenöl, Zitronensaft, Knoblauch, Salz, Pfeffer und Wasser in der Küchenmaschine oder im Mixer glatt und cremig pürieren.
4. Die Kichererbsen hinzugeben und erneut glatt mixen.
5. Nochmals mit Salz und Pfeffer abschmecken und zu Herzhaften Körner-Kräckern (s. S. 169) oder Gemüsesticks servieren.

Warmer Quinoa-Salat

Für 2 Portionen
Zubereitung: 35 Minuten

1 TL Olivenöl
1 Zwiebel, geschält und gewürfelt
1 Knoblauchzehe, geschält und gehackt
1 Stück Ingwer, etwa 5 cm, geschält und fein gerieben
1 mittelgroße rote Chilischote, gewürfelt
1 TL geräuchertes Paprikapulver
100 g Quinoa, abgespült
200 ml Gemüsebrühe (s. S. 266)
50 g Mandelblättchen, geröstet
50 g Sultaninen
fein abgeriebene Schale und Saft von 1 Limette
1 Bund Koriandergrün, gehackt
Meersalz und frisch gemahlener schwarzer Pfeffer

Hier ist der perfekte Snack zum Mitnehmen, vor allem an Chemotherapie-Tagen, wenn der Körper reichlich, aber möglichst kohlenhydratarme Nahrung braucht, um die belastende Behandlung zu überstehen. Der Salat enthält alle essenziellen Aminosäuren, die für die Reparatur des Körpers nötig sind, und Gewürze, die gegen Übelkeit und den metallischen Geschmack im Mund helfen: Knoblauch, Ingwer, Chili und Limette.

Genießen Sie den Salat warm oder lassen Sie ihn abkühlen und bewahren Sie ihn gut verschlossen im Kühlschrank auf.

1. Das Olivenöl in einer Pfanne erhitzen und Zwiebel und Knoblauch 4 Minuten sanft andünsten, aber nicht bräunen.
2. Ingwer, Chili und Paprikapulver hinzugeben, gut durchrühren und weitere 2 Minuten dünsten.
3. Quinoa hinzugeben und gut durchrühren.
4. Die Brühe hinzugießen, aufkochen, dann die Temperatur reduzieren und unter gelegentlichem Rühren 20 Minuten sanft köcheln lassen. Die Flüssigkeit sollte komplett aufgenommen und die Quinoa locker aufgequollen sein.
5. Mandeln, Sultaninen, Limettenschale und -saft, Koriander, Salz und Pfeffer hinzugeben und gut durchrühren.

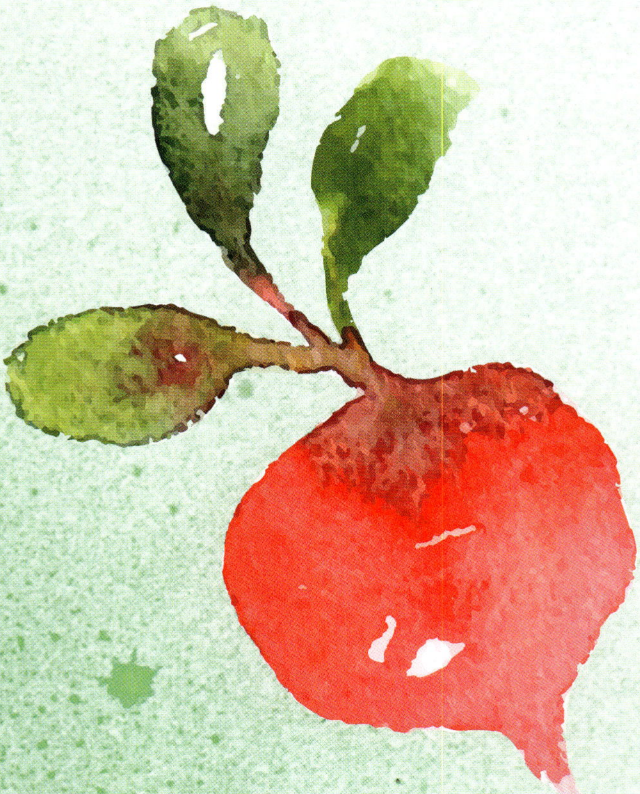

Ein vegetarischer Regenbogen

Pikante Rote-Bete-Kokos-Suppe

Für 6 Portionen

Zubereitung: 1 Stunde

600 g Rote Bete, geputzt und grob gehackt
1 Zwiebel, geschält und grob gehackt
1 EL Kokosöl
400 ml Gemüse- oder Hühnerbrühe (s. S. 266)
1 EL rote Currypaste
400 ml Kokosnussmilch
Meersalz und frisch gemahlener schwarzer Pfeffer
1 Bund Koriander, gehackt

Ich nenne sie »Glückssuppe«, weil sie mit ihrer leuchtenden Farbe jedem ein Lächeln ins Gesicht zaubert. Sie ist sämig mit feinen Gewürzen, die sich wunderbar mit der kraftvollen Roten Bete verbinden. Dieses Gemüse stärkt den Energiehaushalt und eignet sich deshalb gut, um die Speicher für einen langen und anstrengenden Tag aufzufüllen.

Sie können die Suppe auch in einer Thermosflasche für unterwegs mitnehmen. Sie lässt sich gut einfrieren und gibt besonders an den Tagen Kraft, an denen einem nicht nach Kochen ist.

1. Rote Bete und Zwiebel mit dem Kokosöl in einen Topf geben und einige Minuten sanft anbraten.
2. Die Brühe hinzugießen, abdecken und 40 Minuten köcheln lassen, bis die Rote Bete weich ist.
3. Die Currypaste einrühren, dann Kokosnussmilch, Salz und Pfeffer hinzugeben. Weitere 10 Minuten köcheln lassen.
4. Die Suppe glatt pürieren, unmittelbar vor dem Servieren den Koriander einrühren. Die einzelnen Portionen mit einem Löffel Kokosnussmilch garnieren.

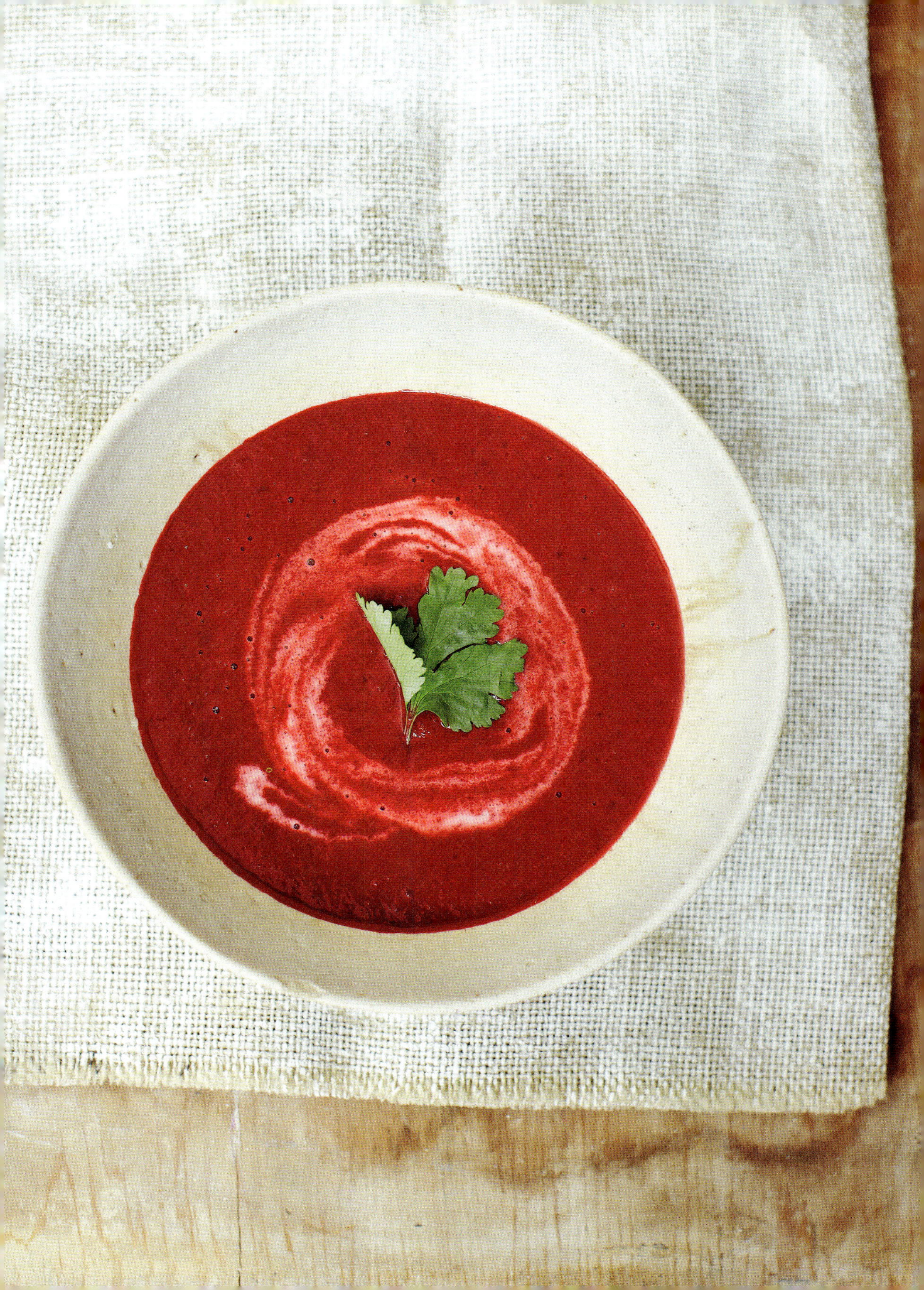

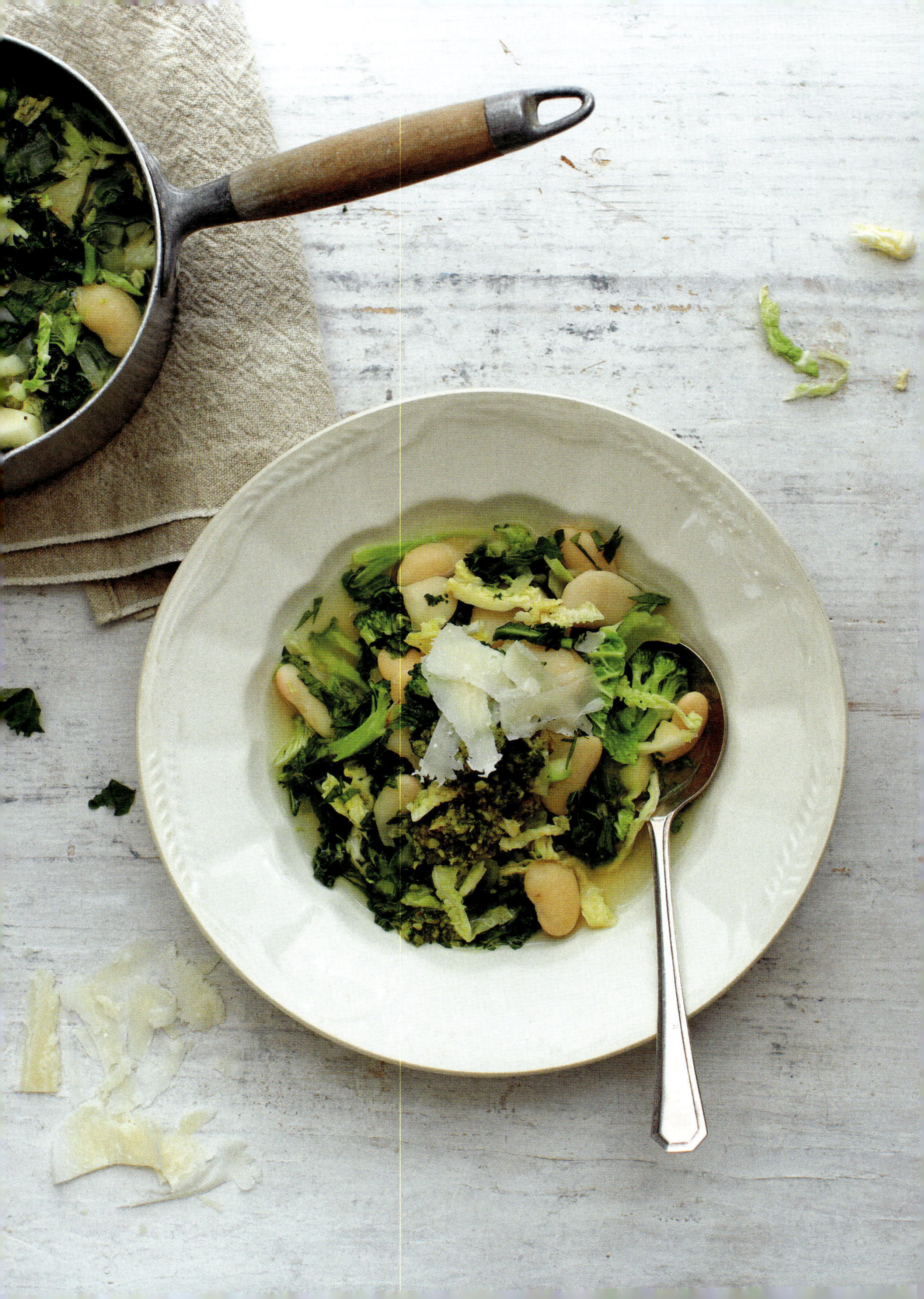

Kohl- & Bohnensuppe mit Paranuss-Pesto

Für 4 Portionen

Zubereitung: 40 Minuten plus Einweichen über Nacht

100 g getrocknete Limabohnen oder 200 g Bohnen aus der Dose
2 EL Olivenöl
1 Zwiebel, geschält und gewürfelt
1 Knoblauchzehe, geschält und gehackt
1 Selleriestange, gehackt
750 ml Gemüse- oder Hühnerbrühe (s. S. 266)
100 g Grünkohl, fein gehobelt
100 g Wirsing, fein gehobelt
100 g Brokkoli, klein geschnitten
1 Bund Petersilie, gehackt
Meersalz und frisch gemahlener schwarzer Pfeffer
4 EL Paranuss-Pesto (s. S. 271)
30 g geriebener Parmesan

Alle Kohlgemüse sind gesund und liefern essenzielle Vitamine und Mineralien sowie die unverzichtbaren sekundären Pflanzenstoffe Sulforaphan und Indo-3-Carbinol. Sulforaphan unterstützt den Körper nachweislich bei der Ausscheidung von Umweltgiften wie Petrochemikalien. Das Gemüse wird nur kurz gegart, um seine sekundären Pflanzenstoffe zu erhalten, und ein Löffel Paranuss-Pesto (s. S. 271) verleiht geschmackliche Tiefe und liefert zudem Selen. Paranüsse sind reich an diesem Mineral, das antioxidativ wirkt und die Zellen vor Schäden bewahren kann.

Pure Gesundheit im Suppenteller: gut für Darm und Leber, besonders während der Behandlungszeit.

1. Getrocknete Bohnen über Nacht einweichen, dann abgießen und unter laufendem kalten Wasser abspülen.
2. Die Bohnen in einem Topf mit frischem Wasser bedecken und aufkochen. Die Temperatur reduzieren und 1 bis 2 Stunden köcheln lassen, bis die Bohnen weich sind. Zwischendurch Schaum von der Oberfläche abschöpfen. Die garen Bohnen abgießen und beiseitestellen. Bohnen aus der Dose abtropfen lassen und bis zum Schritt 4 beiseitestellen.
3. Das Olivenöl in einem Topf erhitzen, Zwiebel, Knoblauch und Sellerie hineingeben und sanft dünsten, bis die Zwiebel glasig ist.
4. Bohnen und Brühe hinzugeben, erneut aufkochen und 5 Minuten köcheln lassen.
5. Die vorbereiteten Gemüse, Kräuter, Salz und Pfeffer hinzugeben und weitere 5 Minuten köcheln, wenn das Gemüse noch etwas Biss haben darf, sonst 10 Minuten köcheln. Zum Servieren mit einem großen Löffel Paranuss-Pesto und geriebenem Parmesan garnieren.

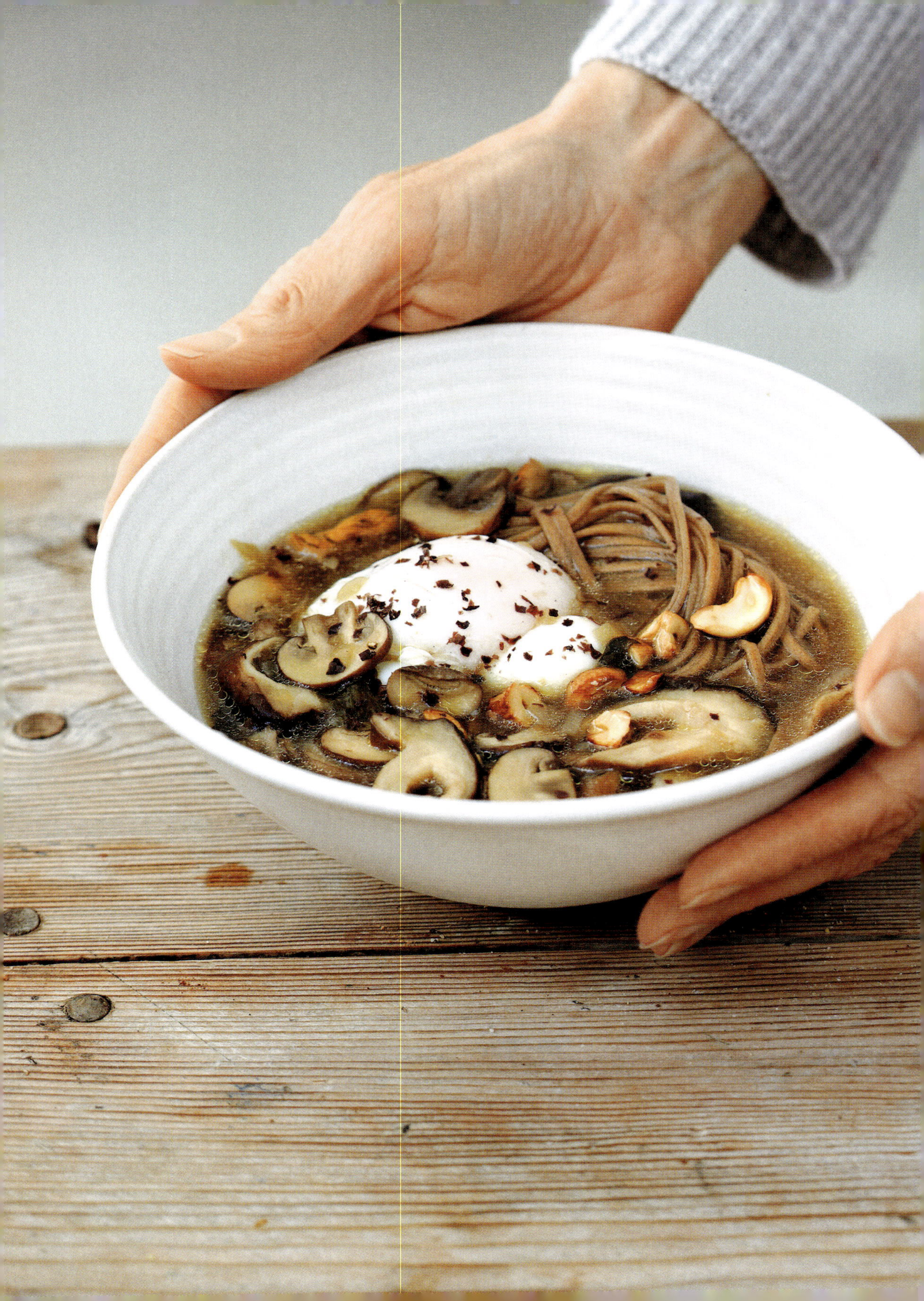

Nudelsuppe mit gemischten Pilzen & pochiertem Ei

Für 2 Portionen

Zubereitung: 30 Minuten plus 30 Minuten Einweichen

15 g getrocknete Pilze
1 EL Olivenöl
1 kleine Schalotte, gewürfelt
1 Knoblauchzehe, geschält und gehackt
100 g braune Champignons oder andere Lieblingspilze, in Scheiben geschnitten
100 g Shiitakepilze
450 ml Gemüse- oder Rinderbrühe (s. S. 266)
¼ TL Seetangflocken
Saft von ½ Zitrone
Meersalz und frisch gemahlener schwarzer Pfeffer
100 g Buchweizennudeln
2 Eier
1 TL Sojasoße
15 g gehackte Cashewkerne, geröstet

Dies ist der ultimative und gesunde Pilzgenuss. Die Suppe ist leicht zubereitet und gibt dem Immunsystem einen ordentlichen Schub.

Legen Sie die Pilze an einem sonnigen Tag auf die Fensterbank, damit sie Vitamin D produzieren. Die Japaner setzen Pilze parallel zur Chemotherapie ein, um die weißen Blutzellen zu erhalten und Infektionen abzuwehren. Pilze sind für Krebspatienten einfach perfekt.

Eine weitere großartige Zutat ist der Seetang mit seinem Jod und Vitamin B_{12}. Er bringt einen schönen salzigen Geschmack hinein, ohne dass wirklich Salz im Spiel ist. Buchweizennudeln sind eine gesunde Alternative zu Reis und ebenfalls glutenfrei.

1. Getrocknete Pilze für 30 Minuten einweichen, abgießen und das Wasser auffangen.
2. Das Öl in einem Topf erhitzen, Schalotte und Knoblauch 3 Minuten sanft andünsten.
3. Die frischen mit den eingeweichten Pilzen in den Topf geben. Gut durchrühren und 5 Minuten garen, bis die Pilze goldbraun sind. Die Brühe mit dem Einweichwasser auf 500 ml auffüllen. In den Topf geben, aufkochen und 5 Minuten köcheln lassen.
4. Die Seetangflocken (bis auf einen kleinen Rest zum Garnieren), Zitronensaft, Salz, Pfeffer und Nudeln hinzugeben, gut durchrühren und die Temperatur reduzieren.
5. Die Eier in die Suppe aufschlagen, den Topf abdecken und die Suppe je nach gewünschter Festigkeit des Eigelbs 4 bis 5 Minuten sanft wallen lassen. Eier herausheben.
6. Die Suppe auf zwei Teller verteilen, jeweils ein Ei hineinsetzen, mit Sojasoße beträufeln und mit Cashewkernen und einer Prise Seetang bestreuen.

Linsen-Spinat-Suppe

Für 4 Portionen

Zubereitung: 1 ¼ Stunden

125 g braune Linsen
2 EL Olivenöl
1 große Zwiebel, geschält und gewürfelt
2 Knoblauchzehen, zerdrückt, geschält und gehackt
1 TL Kreuzkümmel, gemahlen
1 TL geriebene frische Kurkuma oder Kurkumapulver
700 ml Hühner- oder Gemüsebrühe (s. S. 266)
300 g Spinat, gehackt
Saft von 1 Zitrone
Meersalz und frisch gemahlener schwarzer Pfeffer

Linsen sind hervorragende Proteinlieferanten. Wenn man sie wie in diesem leckeren Gericht ganz verwendet, liefern sie zudem Ballaststoffe und Geschmack (rote Linsen sind leicht vorbearbeitet und verlieren dadurch einen Teil ihrer Ballaststoffe).

Unsere Darmflora liebt die Ballaststoffe aus Bohnen und Linsen, was sie besonders gut für die Darmgesundheit macht. Wenn Sie Darmprobleme haben, sollten Sie allerdings zurückhaltend sein, da Hülsenfrüchte leider auch Blähungen und Flatulenz verursachen.

1. Die Linsen waschen und gründlich abtropfen lassen.
2. Das Öl in einem großen Topf erhitzen und Zwiebel, Knoblauch, Kreuzkümmel und Kurkuma bei schwacher Hitze 5 Minuten andünsten, bis die Zwiebel glasig ist, aber noch nicht bräunt.
3. Die Linsen hinzugeben und gut durchrühren, um sie mit dem aromatisierten Öl zu überziehen.
4. Die Brühe hinzugießen und aufkochen, dann unter gelegentlichem Rühren 45 bis 60 Minuten sanft köcheln lassen. Wie bei allen Linsen und getrockneten Bohnen variiert die Garzeit je nach Alter, deshalb sollte man zwischendurch kosten.
5. Den Spinat hinzugeben, gut durchrühren und den Topf abdecken. 8 Minuten köcheln lassen.
6. Den Zitronensaft hinzugeben und die Suppe mit dem Stabmixer glatt pürieren. Mit Salz und Pfeffer abschmecken. Nach Wunsch beim Servieren mit einem Löffel Sahne, Joghurt, Speisequark oder Cashewcreme noch ein paar zusätzliche Kalorien für die Gewichtszunahme hinzufügen.

Amarant-Taboulé

Für 2 Portionen
Zubereitung: 45 Minuten
75 g Amarant
Saft von 1 Zitrone
2 EL Olivenöl
1 großes Bund Minze, gehackt
1 großes Bund Petersilie, gehackt
4 Tomaten, gewürfelt
½ Gurke, geschält und gewürfelt
25 g Pinienkerne, geröstet
Meersalz und frisch gemahlener schwarzer Pfeffer

Amarant ist ein glutenfreier Pflanzensamen mit etwas gewöhnungsbedürftigem Geschmack. Er ist sehr reich an Eisen, Kalzium und Aminosäuren und sollte in keinem Vorratsschrank fehlen.

Sparen Sie nicht an Minze und Petersilie, die beide wunderbar aromatisch sind und der Verdauung helfen. Die beinahe buttrig schmeckenden gerösteten Pinienkerne sind lecker und vervollständigen diesen Salat, der auch gut zu gegrilltem Fisch schmeckt.

1. Den Amarant in einem Topf mit der dreifachen Menge Wasser bedecken, aufkochen und 20 Minuten sanft köcheln lassen, bis alles Wasser aufgenommen ist.
2. Zitronensaft und Olivenöl hinzugeben, umrühren und abkühlen lassen.
3. Die übrigen Zutaten in das Taboulé geben und durchrühren. Es macht nichts, wenn es leicht klebrig ist. Vor dem Servieren mit ein wenig Olivenöl beträufeln.

Rote-Bete-Salat mit Ziegenkäse

Für 2 Portionen
Zubereitung: 50 Minuten
400 g Rote Bete, geputzt und in Spalten geschnitten
½ EL Olivenöl
Meersalz und frisch gemahlener schwarzer Pfeffer
2 Schalotten, geschält und halbiert
2 EL Balsamico
75 g Rucola
50 g Ziegenkäse
25 g Walnusskerne, gehackt
1 Bund Oregano, gehackt

Rote Bete hat einen wunderbar erdigen Geschmack, der sich beim Backen noch verstärkt. In Kombination mit dem Ziegenkäse und dem cremigen Balsamico ergibt sie einen wirklich köstlichen und nahrhaften Salat, der umso besser wird, je hochwertiger der Essig ist.

Walnüsse sind reich an Omega-3-Fettsäuren, die beim Abnehmen helfen können, sowie Melatonin, das den gesunden Schlaf fördert. Rucola schmeckt leicht bitter und unterstützt die Verdauung. Er ist auch reich an Vitaminen, allen voran Vitamin K, das gut für die Knochengesundheit ist.

1. Den Backofen auf 180 °C vorheizen.
2. Die Rote Bete in einen Bräter legen, mit Olivenöl beträufeln, salzen, pfeffern und gründlich mischen. Dann in den Ofen schieben.
3. Die Rote Bete 25 Minuten backen, dann die Schalotten hinzugeben und im Kochsud unterheben. Weitere 25 Minuten backen, bis das Gemüse weich und leicht karamellisiert ist.
4. Den Balsamico darübergeben und erneut vermischen, weitere 8 Minuten in den Ofen geben.
5. Den Rucola auf einem Vorlegeteller verteilen, das gebackene Gemüse darauf anrichten und mit der Jus übergießen. Den Käse zerkrümeln und mit Oregano und Walnüssen auf dem Gemüse verteilen.

Weicher Rohkostsalat mit Budwig-Dressing

Für 2 Portionen

Zubereitung: 20 Minuten

Für das Budwig-Dressing

Saft von 1 Zitrone

3 EL Hüttenkäse

3 EL Lein- oder Hanföl

Meersalz und frisch gemahlener schwarzer Pfeffer

Für den Salat

50 g junge feine Erbsen zum Rohessen

50 g Blattspinat oder Brunnenkresse, gewaschen und gehackt

50 g Sprossen oder Bohnensprossen

50 g Champignons, in Scheiben geschnitten

1 Avocado, Fruchtfleisch gehackt

1 Möhre, gerieben

1 Bund Dill, gehackt

Wenn der Darm mit den Folgen einer Behandlung wie der Chemotherapie zu kämpfen hat, ist dieser Salat leicht verdaulich und dabei wirklich lecker. Das cremige Dressing ist von der Budwig-Diät (s. S. 117) inspiriert und soll mit seinem Mix aus schwefelhaltigem Protein und Omega-3-reichem Öl Sauerstoff direkt in die Zellen liefern.

Solange Sie sich an die Mengenangaben halten, können Sie jedes Gemüse verwenden, nach dem Ihnen gerade der Sinn steht. Dieses Rezept ist eine schöne Chance, die Salatvorräte aufzuessen. Und denken Sie immer daran: »Eine Avocado am Tach hält Cholesterin in Schach!«

1. Für das Dressing Zitronensaft, Hüttenkäse, Öl, Salz und Pfeffer in eine kleine Schüssel geben und mit dem Stabmixer mixen, bis die Mischung emulgiert.
2. Die Erbsen in einer großen Schüssel mit Spinat oder Brunnenkresse, Sprossen, Champignons, Avocado, Möhre und Dill vermengen. Das Gemüse mit dem Budwig-Dressing übergießen und alles gründlich vermischen. Sofort servieren.

Wassermelonensalat mit Feta & Granatapfelkernen

Für 2 Portionen

Zubereitung: 25 Minuten

½ kleine Wassermelone

100 g Feta

1 Granatapfel

2 EL Olivenöl

1 Bund Minze, Blätter gehackt

Hier kommt Sonnenschein auf den Teller! Dieser knackig frische, fröhlich bunte Salat schmeckt an heißen Tagen als leichte Mahlzeit und ist auch eine wirklich schöne Beilage zu Fisch oder Lammfleisch.

Frische Minze hilft erwiesenermaßen der Verdauung, und Granatapfelkerne liefern Ellagsäure, die der Zellgesundheit dient und das Wachstum von Tumorzellen hemmt.

1. Die Melone schälen und in Scheiben oder Stücke schneiden. Die Kerne entweder vor dem Servieren oder während des Essens entfernen.
2. Den Feta grob würfeln, den Granatapfel schälen und entkernen, dabei darauf achten, das weiße, sehr bittere Mark mit abzuschälen.
3. Zum Servieren die Zutaten in tiefen Tellern locker übereinanderschichten und zum Abschluss mit Olivenöl beträufeln und mit Minze bestreuen.

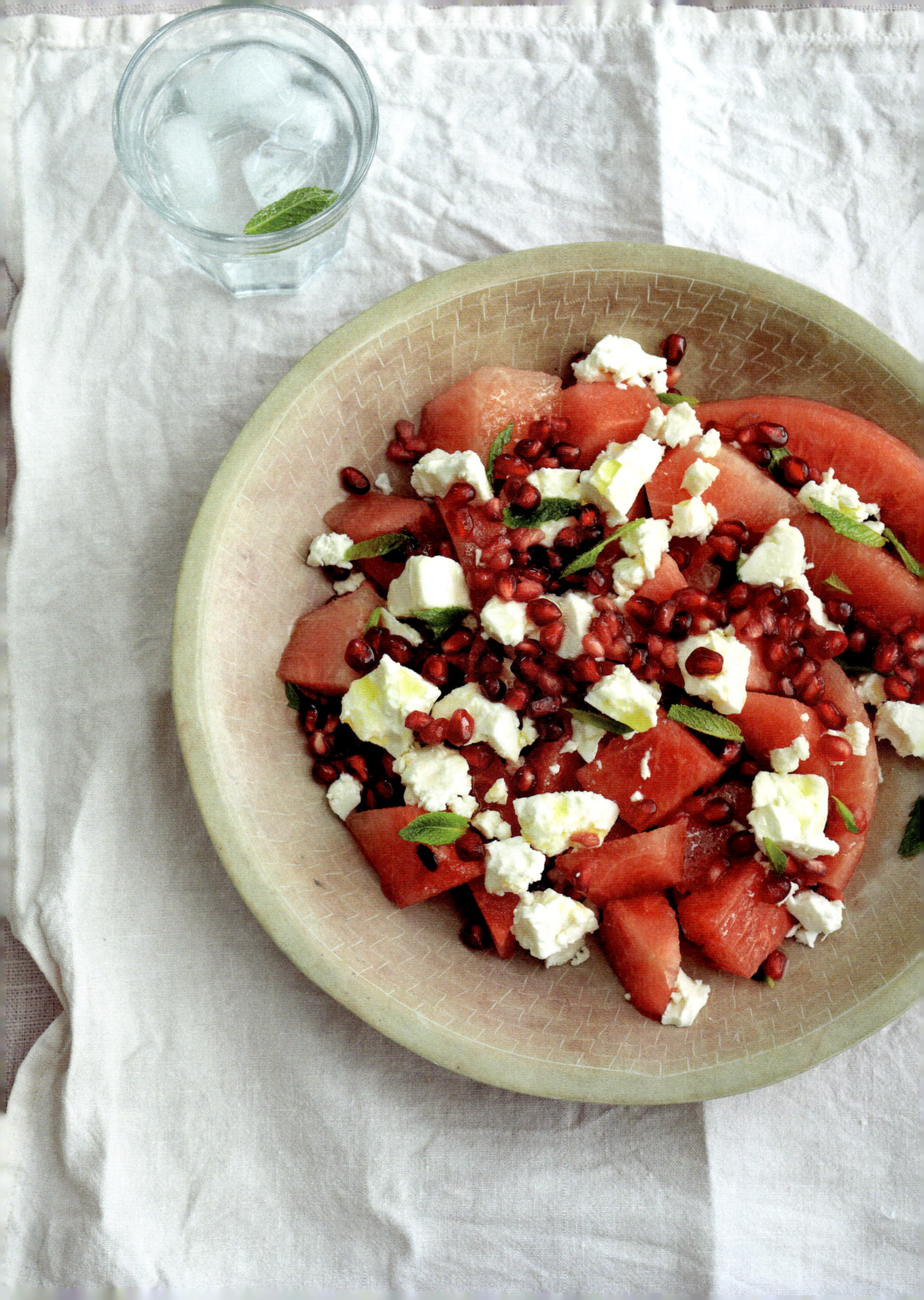

Bunter Krautsalat

Für 4 Portionen
Zubereitung: 30 Minuten
75 g Rotkohl
75 g Weißkohl
75 g Möhren
75 g Knollensellerie
75 g rote Zwiebel, geschält
75 g Staudensellerie
75 g Brokkoli
35 g Apfel
1 TL Dijonsenf
2 EL Frischkäse
Saft von 1 Zitrone
2 EL Olivenöl
Meersalz und frisch gemahlener schwarzer Pfeffer

Wir alle sollten möglichst viel rohes Gemüse essen, und ein Krautsalat ist eine leckere und nahrhafte Möglichkeit, dies auch zu tun. Allein der Weißkohl liefert eine Reihe von Vitaminen und wichtigen krebshemmenden Pflanzenstoffen. Wichtig ist, den Salat gründlich zu kauen, um die aktiven Substanzen freizusetzen (s. S. 61).

Dieser köstliche Salat enthält acht Gemüse und Früchte, die sich zu einem gesunden Ganzen verbinden. Sie können natürlich auch andere Gemüse nehmen, solange sie knackig sind. Wenn Sie es pikant mögen, geben Sie frische gewürfelte Chili hinzu, aber entfernen Sie vorher die Samen, damit es nicht zu scharf wird.

1. Die Gemüse und den Apfel reiben oder fein hobeln und in einer Schüssel gründlich vermengen.
2. In einer kleinen Schüssel Senf, Frischkäse, Zitronensaft, Olivenöl sowie Salz und Pfeffer glatt rühren. Bei Bedarf die Konsistenz mit 1 oder 2 EL Wasser verdünnen.
3. Das Dressing zum Gemüse geben und gut durchheben. Alternativ nur ein paar Löffel Dressing auf den Salat geben und den Rest separat in einer Schüssel servieren.

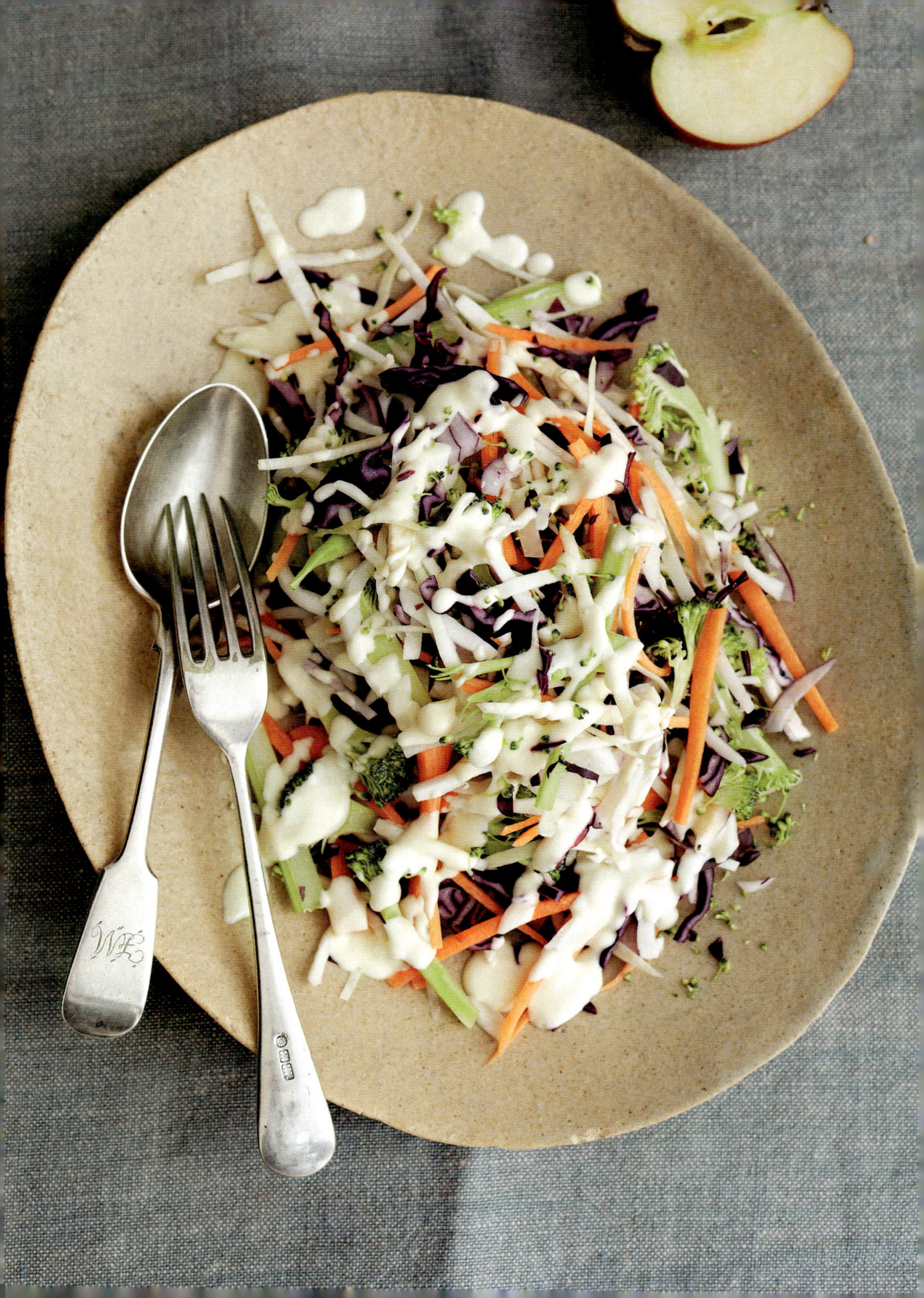

Gebackene Süßkartoffel mit Büffelmozzarella

Für 4 Portionen

Zubereitung: 45 Minuten

2 rotfleischige Süßkartoffeln
1 Kugel Büffelmozzarella
½ rote Chilischote, gewürfelt
1 Bund Basilikum, Blätter abgezupft
1 Prise Paprikapulver
Olivenöl zum Beträufeln

Eine schnelle, preiswerte und gesunde Alternative zur klassischen Ofenkartoffel. Süßkartoffeln garen viel schneller und enthalten große Mengen der Vitamine C und E, die gut für die Immunabwehr sind. Rotfleischige Süßkartoffeln enthalten mehr Beta-Carotin, ein Antioxidans, das der Körper in das für gesunde Zellen und Augen wichtige Vitamin A umwandelt.

Büffelmozzarella ist eine gesunde Alternative zur Variante aus Kuhmilch, da er mehr Nährstoffe enthält und leichter verdaulich ist.

1. Den Backofen auf 180 °C vorheizen.
2. Die Kartoffelschalen mehrfach mit einem kleinen Messer einstechen, damit sie nicht aufplatzen und um die Garzeit zu verkürzen. Die Kartoffeln in den Ofen geben und je nach Größe etwa 45 Minuten backen. Sie sollten beim Einstechen mit einem Messer bis in die Mitte hinein weich sein.
3. Die garen Kartoffeln aus dem Ofen nehmen, längs fast vollständig durchschneiden und die Enden zusammendrücken, um Platz für den Käse zu schaffen.
4. Den Mozzarella halbieren und eine Hälfte in jede Kartoffel schieben, dann mit gehacktem Chili, Basilikumblättern und etwas Paprikapulver bestreuen und zum Abschluss mit einem Spritzer Olivenöl beträufeln.

Grünkohl-Champignon-Omelett mit Harissa

Für 2 bis 3 Portionen
Zubereitung: 30 Minuten
1 TL Kokosöl
300 g Champignons, in Scheiben geschnitten
100 g Grünkohl, gehackt
1 Prise Chiliflocken
Meersalz und frisch gemahlener schwarzer Pfeffer
3 Eier
75 ml Milch oder Sahne
75 g geriebener Parmesan
1 EL Harissa (s. S. 272)

Dieses köstliche Omelett wartet mit zwei gesunden Gemüsen auf: Champignons und Grünkohl. Beide sind gute Eisenlieferanten, und die Champignons bieten zudem Vitamin B und Mineralien wie Selen und Kalium. Sie sind besonders während einer Therapie hilfreich, da sie die Aktivität der Immunabwehr erhöhen.

Dies ist ein schönes Rezept für jeden, der sich kalorienarm ernährt oder eine fettreiche ketogene Diät (s. S. 114) einhält.

1. Den Backofen auf 180 °C vorheizen.
2. Öl und Champignons in einer mittelgroßen ofenfesten Pfanne erhitzen und 5 Minuten anbraten, bis die Champignons leicht gebräunt sind und alle Flüssigkeit verkocht ist.
3. Den Grünkohl hinzugeben und unter regelmäßigem Wenden weitere 4 Minuten braten, bis er zusammenfällt. Mit Chiliflocken, Salz und Pfeffer abschmecken und alles gründlich durchheben.
4. Die Eier mit Milch oder Sahne verquirlen, über die Pilz-Kohl-Mischung gießen und das Gemüse mit einem Löffelrücken herunterdrücken.
5. Mit geriebenem Parmesan bestreuen und 15 bis 20 Minuten im Backofen backen, bis das Ei gestockt ist. Mit Harissa servieren.

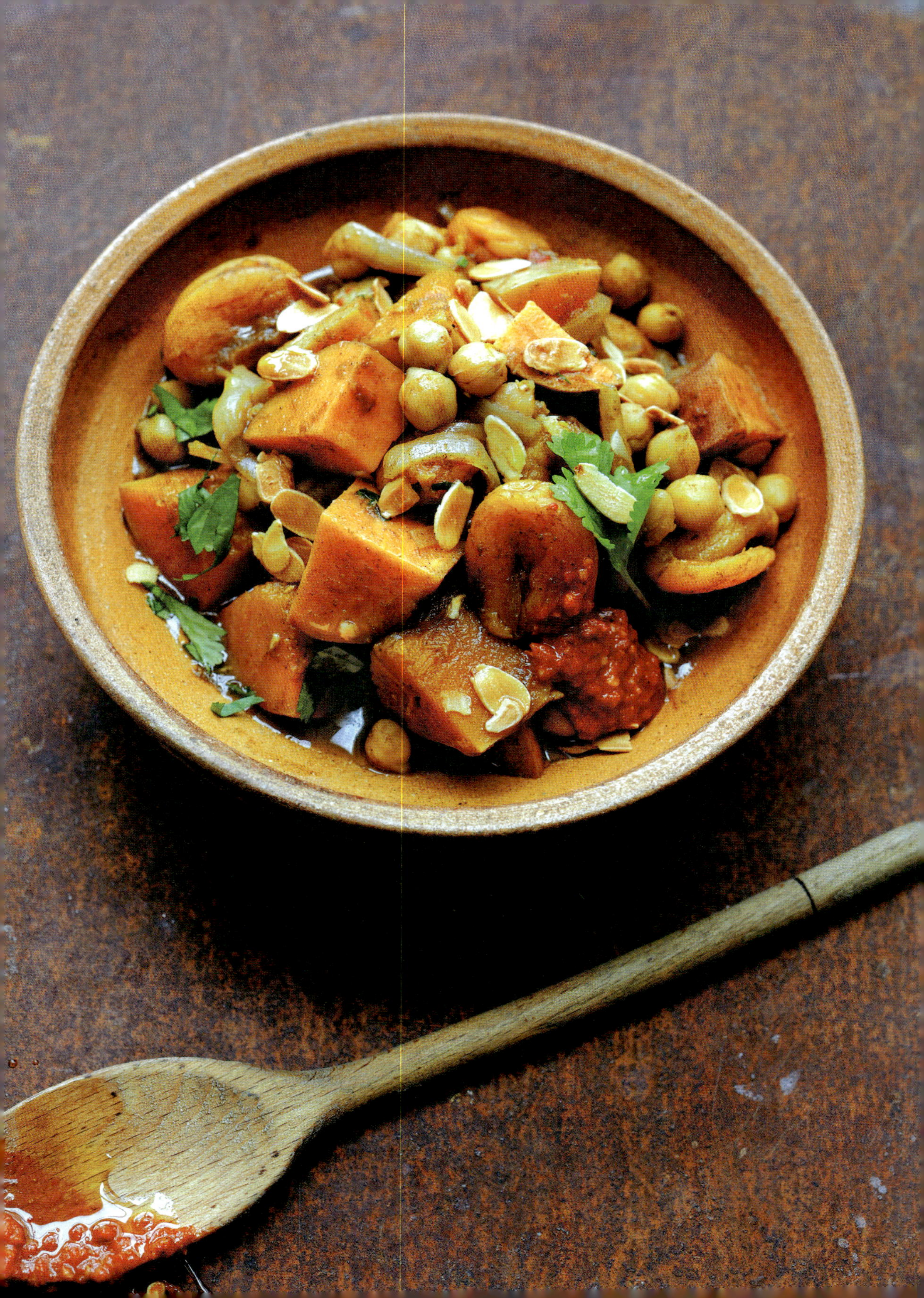

Kürbis-Süßkartoffel-Tajine mit Chermoula

Für 4 Portionen

Zubereitung: 1 Stunde plus Einweichen über Nacht

100 g getrocknete Kichererbsen oder 200 g Kichererbsen aus der Dose
1 TL Olivenöl
1 Zwiebel, geschält und in Streifen geschnitten
2 Knoblauchzehen, geschält und gehackt
2 TL gemahlener Kreuzkümmel
2 TL gemahlener Koriander
2–3 EL Harissa (s. S. 272)
200 g Butternusskürbis
200 g Süßkartoffel
100 g getrocknete Aprikosen
500 ml Gemüsebrühe
1 großes Bund Koriandergrün, gehackt
25 g Mandelblättchen, geröstet

Eine schöne vegetarische Mahlzeit, Sie können das Gericht aber auch als Beilage zu einer köstlich geschmorten Lammschulter servieren. Wenn Sie es pikant mögen, nehmen Sie einfach mehr Harissa.

Der Kreuzkümmel unterstützt die Verdauung und stärkt die Entgiftungsenzyme der Leber. Butternusskürbis und Aprikosen sind reich an Beta-Carotin, und alle Zutaten liefern reichlich Ballaststoffe für eine gesunde Darmfunktion.

1. Getrocknete Kichererbsen in einem Topf großzügig mit Wasser bedecken und über Nacht quellen lassen.
2. Am nächsten Tag abgießen und abspülen. Mit frischem Wasser bedecken, aufkochen und etwa 1 Stunde köcheln lassen, bis die Kichererbsen weich sind (die Garzeit hängt vom Alter der Kichererbsen ab). Zwischendurch Schaum von der Oberfläche abschöpfen. Die Kichererbsen anschließend abgießen. (Kichererbsen aus der Dose abtropfen lassen und bis zum Schritt 6 beiseitestellen.)
3. Das Öl in einem Topf erhitzen und die Zwiebelstreifen glasig andünsten, dann Knoblauch, Kreuzkümmel und Koriander hinzugeben, durchrühren und 2 Minuten dünsten. Harissa hinzugeben und gut verrühren. Den Topf vom Herd nehmen.
4. Kürbis und Süßkartoffel waschen, putzen und in gleich große Stücke schneiden. In den Topf geben, wieder auf den Herd stellen und das Gemüse gründlich in der Gewürzmischung wenden. Unter gelegentlichem Rühren 5 Minuten braten.
5. Aprikosen und Gemüsebrühe hinzugeben. Gut durchrühren, den Deckel auflegen und unter häufigem Rühren 25 Minuten köcheln lassen, bis das Gemüse weich ist.
6. Die Kichererbsen einrühren und weitere 15 Minuten köcheln lassen. Zum Abschluss das Koriandergrün einrühren und mit Mandelblättchen bestreuen.

Blumenkohl-Spargel-Pfanne

Für 2 Portionen
Zubereitung: 30 Minuten
100 g Naturreis
1 TL Kokosöl
½ kleiner Blumenkohl, in Röschen zerteilt, und junge Blätter, gehackt
100 g grüner Spargel
25 g Cashewkerne, gehackt
1 Knoblauchzehe, geschält und gehackt
1 grüne Chilischote, gehackt
fein abgeriebene Schale und Saft von 1 Limette
Meersalz und frisch gemahlener schwarzer Pfeffer

Diese Gemüsepfanne ist superlecker und ganz einfach zuzubereiten. Die Kombination aus dem wundervoll frischen Zitrusgeschmack der Limette mit der milden Schärfe der Chili und dem lockeren Reis ergibt einen Genuss, den Sie als Hauptgericht oder auch als Beilage servieren können.

Grüner Spargel liefert reichlich Folsäure und sekundäre Pflanzenstoffe, die gesunde Zellen schützen und Krebs hemmen. Außerhalb der Spargelsaison kann man jedes andere grüne Gemüse wie Rosenkohl, Brokkoliröschen oder Zuckerschoten nehmen. Blumenkohl führt ein Schattendasein, dabei hat er viele Nähr- und Ballaststoffe zu bieten. Da er zudem auch noch recht unkompliziert im Anbau ist, muss er nicht übermäßig mit Pestiziden und Dünger unterstützt werden.

1. Den Reis in einem Topf mit Wasser bedecken und aufkochen. Umrühren, die Temperatur reduzieren und 35 Minuten gar köcheln lassen. Abgießen und beiseitestellen.
2. Das Öl in einem Topf erhitzen und die Blumenkohlröschen (nicht aber die Blätter) hineingeben. Bei mittlerer bis starker Hitze 5 Minuten goldgelb braten. Dieser Schritt braucht seine Zeit, damit die Röschen ihren vollen Geschmack entwickeln können.
3. Die holzigen Enden des Spargels abschneiden und wegwerfen, die Stangen in 5 cm lange Stücke schneiden. Die Temperatur unter dem Topf reduzieren und Spargelstücke, Cashews, Knoblauch, Chili, Blumenkohlblätter und Reis hinzugeben. Gut durchmischen und weitere 4 Minuten garen.
4. Limettenschale und -saft, Salz und Pfeffer hinzugeben und unter ständigem Rühren weitere 2 Minuten garen, dann servieren.

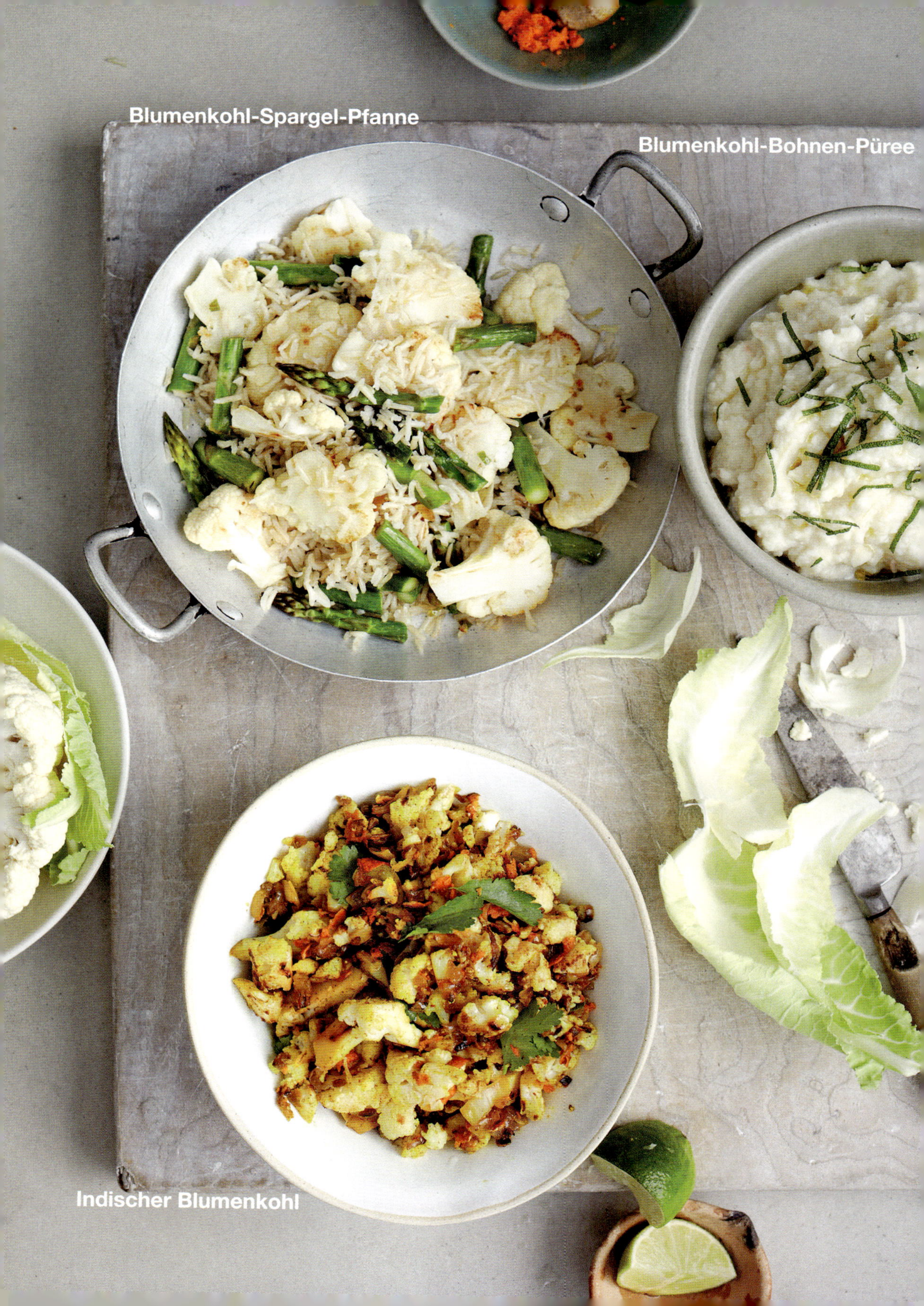
Blumenkohl-Spargel-Pfanne
Blumenkohl-Bohnen-Püree
Indischer Blumenkohl

Indischer Blumenkohl

Für 2 Portionen
Zubereitung: 25 Minuten
1 EL Kokosöl
½ Blumenkohl, grob in 2 cm große Stücke geschnitten
1 Zwiebel, geschält und fein gehackt
1 Knoblauchzehe, geschält und gehackt
1 Stück frische Kurkuma, etwa 4 cm, oder 2 TL Kurkumapulver
1 TL Currypulver
1 Bund Koriander, gehackt
Saft von 1 Zitrone
Meersalz und frisch gemahlener schwarzer Pfeffer

Kurkuma bietet zahlreiche gesundheitliche Vorzüge: Sie ist ein starkes Antioxidans und wird in der traditionellen indischen und chinesischen Medizin seit Jahrhunderten als Entzündungshemmer verwendet (s. S. 62). Fein geriebene Kurkuma gibt einen feinen Geschmack und eine leuchtend sonnengelbe Farbe. Man erhält frische Kurkuma in vielen Supermärkten, sie hält sich wie Ingwer gut im Kühlschrank. Wenn Sie sie frisch nicht finden, tut es auch das Pulver. Blumenkohl wiederum zählt zu den besten Anti-Krebs-Lebensmitteln und ist reich an Senfölglycosiden.

Sie können dieses Gericht wie vorgestellt servieren oder mit einem Ei um wichtige Proteine ergänzen.

1. Das Öl sanft in einem Topf erhitzen. Blumenkohl und Zwiebel bei mittlerer Hitze 10 Minuten goldgelb anbraten.
2. Knoblauch, Kurkuma und Currypulver hinzugeben, gut umrühren und weitere 2 Minuten braten.
3. Zum Abschluss Koriander, Zitronensaft, Salz und Pfeffer hinzugeben, gut durchrühren und sofort servieren.

Blumenkohl-Bohnen-Püree

Für 2 Portionen
Zubereitung: 30 Minuten plus Einweichen über Nacht
50 g getrocknete Limabohnen oder 100 g Limabohnen aus der Dose
¼ Blumenkohl, grob in Röschen zerteilt
½ Knoblauchzehe, geschält und gehackt
2 EL Frischkäse
Meersalz und weißer Pfeffer
2 TL Salbeiblätter, fein gehackt

Dieses Püree ist ausgesprochen nährstoffreich und in 30 Minuten fertig, es sei denn, Sie nehmen getrocknete Bohnen, die über Nacht einweichen müssen. Salbei ist antioxidativ und entzündungshemmend, Limabohnen liefern reichlich Protein, und der Frischkäse sorgt für zusätzliche Kalorien, was vor allem dann gut ist, wenn man zunehmen will oder muss.

Sie können das Püree warm oder kalt servieren, und es passt sehr gut zu stärkehaltigen Lebensmitteln wie Kartoffeln. Im Winter ist es eine schöne Beilage zu einem Eintopf.

1. Getrocknete Bohnen in einem Topf großzügig mit Wasser bedecken. Über Nacht einweichen und am nächsten Morgen abgießen, abspülen und mit frischem Wasser bedecken. Aufkochen, die Temperatur reduzieren und 1 Stunde weich kochen. Den Gargrad überprüfen, dann abgießen und beiseitestellen. (Bohnen aus der Dose abtropfen lassen und bis zum Schritt 3 beiseitestellen.)
2. Den Blumenkohl in einem Topf halb mit Wasser bedecken. Aufkochen, die Temperatur reduzieren und abgedeckt 8 Minuten köcheln lassen, bis er zart ist. Das Wasser abgießen.
3. Limabohnen, Knoblauch, Frischkäse, Salz und Pfeffer hinzugeben und mit einem Kartoffelstampfer zerdrücken.
4. Zum Abschluss den gehackten Salbei einrühren und servieren.

Kühlschrank-Frittata

Für 4 Portionen

Zubereitung: 45 Minuten

300 g Gemüse, wie Rote Bete, Brokkoli, Blumenkohl, Grünkohl, Lauch, Champignons, Erbsen, Paprikaschoten, Kartoffeln, Süßkartoffeln, Tomaten
1 EL Olivenöl
1 Zwiebel, geschält und gewürfelt
1 Knoblauchzehe, geschält und gehackt
4 Eier
150 ml Sahne oder Milch
Meersalz und frisch gemahlener schwarzer Pfeffer
125 g Käse, zum Beispiel Cheddar, Stilton, Ziegenkäse, Büffelmozzarella, Brie, Emmentaler, Parmesan

Wenn Sie Eier, Gemüse, Milch oder Sahne und ein wenig Käse im Kühlschrank haben, haben Sie schon die Basis für diese Frittata. Ich bereite sie öfter zu, bevor ich neue Vorräte einkaufen gehe.

Die Gemüse in diesem Rezept liefern einen gesunden Regenbogen aus sekundären Pflanzenstoffen, Vitaminen und Mineralien, und die Eier sind phantastische Proteinspender. Sie helfen dem Körper bei der Heilung, da Proteine geschädigtes Gewebe reparieren. Eier sind vielfältig zu verwenden und erhöhen entgegen verbreiteter Falschmeldungen nicht den Cholesterinspiegel.

1. Den Backofen auf 180 °C vorheizen.
2. Die Gemüse in mundgerechte Stücke schneiden.
3. Das Öl in einer ofenfesten beschichteten Pfanne erhitzen, Zwiebel und Knoblauch 3 Minuten sanft andünsten.
4. Gemüse hinzugeben und weitere 5 Minuten dünsten, dabei regelmäßig wenden.
5. Die Eier mit Sahne oder Milch verquirlen, salzen und pfeffern und die Mischung über das Gemüse gießen. Bei mittlerer Hitze 5 Minuten backen.
6. Die Frittata mit in Scheiben geschnittenem oder geriebenem Käse gleichmäßig bedecken und im Backofen 15 bis 20 Minuten backen. Die Frittata ist gar, wenn sich die Mitte beim Daraufdrücken mit einem Löffelrücken fest anfühlt. Ist sie noch weich, braucht sie noch ein paar Minuten.
7. Die Frittata aus dem Ofen nehmen und ruhen lassen, dann in Ecken schneiden und servieren.

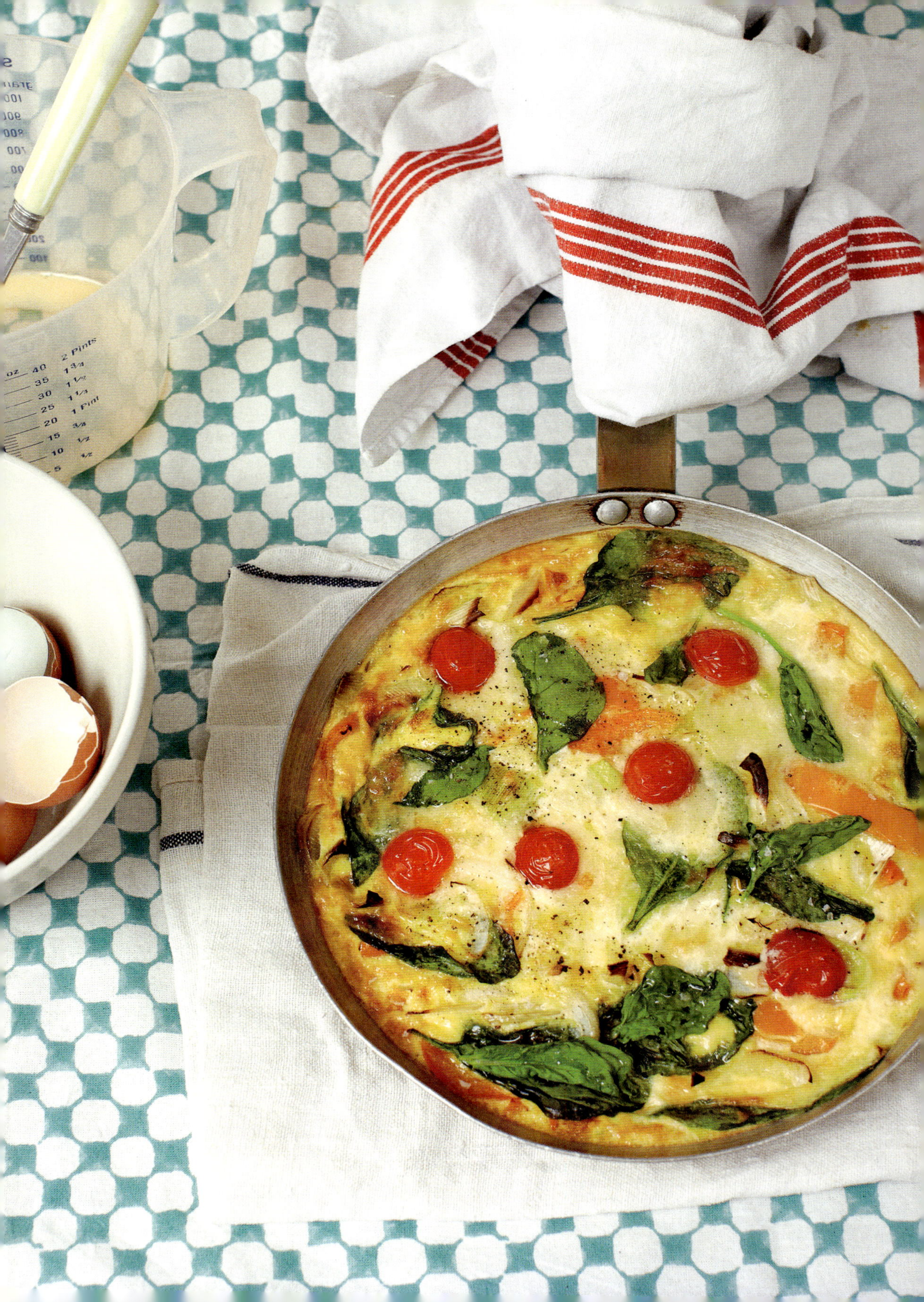
2 Pints
1 Pint
oz 40
35
30
25
20
15
10

Rotes Dhal mit geriebener Zucchini

Für 2 Portionen

Zubereitung: 45 Minuten

1 EL Kokosöl
1 Zwiebel, geschält und fein gehackt
1 Knoblauchzehe, geschält und gehackt
1 TL geriebene frische Kurkuma oder Kurkumapulver
½ TL gemahlener Kreuzkümmel
½ TL gemahlener Koriander
½ TL Paprikapulver
150 g rote Linsen
500 ml Hühner- oder Gemüsebrühe (s. S. 266)
400 g gehackte Tomaten aus der Dose
Meersalz und frisch gemahlener schwarzer Pfeffer
2 Zucchini, gerieben
1 Bund frischer Koriander, gehackt

Dieses Dhal ist als eigene Mahlzeit wie auch als Beilage wärmend und wohltuend. Linsen sind reich an Proteinen und die Gewürze verleihen dem Gericht Geschmack und Tiefe. Die Zucchini und der Koriander sorgen dann noch für einen ordentlichen Vitaminschub.

Die Gewürze haben aber auch noch weitere Vorzüge (s. S. 68). Kreuzkümmel hilft der Verdauung und liefert Eisen und Mangan. Paprikapulver enthält die Vitamine A, E und B_6. Es mögen nur kleine Mengen sein, aber jedes bisschen hilft, Sie mit wichtigen Nährstoffen zu versorgen. Dazu kommt der unglaublich vielseitige Knoblauch (s. S. 161).

1. Das Öl in einem Topf erhitzen und die Zwiebel 5 Minuten glasig dünsten.
2. Knoblauch, Kurkuma, Kreuzkümmel, Koriander, Paprikapulver und Linsen hinzugeben und gründlich durchrühren.
3. Brühe, Tomaten, Salz und Pfeffer hinzugeben. 30 Minuten sanft köcheln lassen, bis die Linsen gar sind.
4. Die Zucchini hinzugeben und gründlich umrühren. 2 Minuten köcheln lassen, dann den Koriander einrühren und servieren.

Gefüllte Rote Paprika

Für 2 Portionen oder
für 4 Portionen als Beilage
Zubereitung: 35 Minuten

2 große rote Paprikaschoten, geputzt und halbiert
1 rote Zwiebel, geschält und in Streifen geschnitten
1 Knoblauchzehe, geschält und gehackt
10 Kirschtomaten, halbiert
8 schwarze Oliven
2 TL Kapern
Meersalz und frisch gemahlener schwarzer Pfeffer
2–4 EL Olivenöl
1 Kugel Büffelmozzarella
4 gesalzene Sardellenfilets
1 Bund Basilikumblätter, klein gezupft

Die mediterrane Küche gilt vielen als die gesündeste der Welt. Sie ist reich an Gemüse, Obst, Nüssen, Vollkorngetreide, Olivenöl und Fisch und bietet nur wenig Milchprodukte und rotes Fleisch. Sie ist perfekt geeignet, wenn Sie sich gesund und ausgewogen ernähren wollen. Beginnen Sie mit diesem köstlichen und farbenfrohen Gericht, das randvoll mit krebshemmenden sekundären Pflanzenstoffen ist.

1. Den Backofen auf 200 °C vorheizen.
2. Die Paprikahälften auf ein beschichtetes Backblech setzen.
3. Zwiebel, Knoblauch, Tomaten, Oliven, Kapern, Salz und Pfeffer miteinander vermengen und großzügig in die Paprikahälften verteilen.
4. Die Paprika mit Olivenöl beträufeln und 15 Minuten im Backofen rösten.
5. Den Mozzarella vierteln. Die Paprika aus dem Ofen nehmen und Mozzarella und Sardellenfilets darauf anrichten. Wieder in den Ofen geben und weitere 5 Minuten rösten.
6. Die Paprika mit Basilikumblättern bestreuen, mit einem Spritzer Olivenöl beträufeln und servieren.

Perlgraupen-Risotto mit Seetang & Pilzen

Für 2 Portionen
Zubereitung: 1 Stunde
200 g Perlgraupen
600 ml Gemüse- oder Hühnerbrühe (s. S. 266)
25 g Butter
1 EL Olivenöl
½ Zwiebel, geschält und gewürfelt
400 g Pilze nach Wahl, geviertelt
2 Knoblauchzehen, geschält und gehackt
1 EL Seetangflocken
Saft von ½ Zitrone
1 Bund Petersilie, gehackt
50 g Parmesan, gerieben
Meersalz und frisch gemahlener schwarzer Pfeffer

Seetang ist ein Supergemüse aus dem Meer. Er besitzt eine Unmenge an Vorzügen, vor allem aber stärkt er die Immunabwehr und hilft der Verdauung. Zudem ist er reich an Jod, Eisen, Magnesium und Kalzium.

Perlgraupen werden oft übersehen, dabei sind sie reich an Ballaststoffen und Selen, sind gut für den Darm und eine leckere, bissfestere Alternative zu Risottoreis. Hier gehen sie eine perfekte Verbindung mit dem Seetang und den Pilzen ein. Probieren Sie Perlgraupen auch in anderen Risotto-Gerichten.

1. Perlgraupen und Brühe in einen Topf geben und 45 Minuten sanft köcheln lassen, bis die Graupen weich sind und die meiste Flüssigkeit verkocht ist.
2. Butter und Olivenöl in einem Topf erhitzen, Zwiebel und Pilze unter häufigem Rühren 8 Minuten andünsten.
3. Den Knoblauch hinzugeben und weitere 2 Minuten dünsten.
4. Die gekochten Perlgraupen mit Seetang, Zitronensaft, Petersilie, der Hälfte des Parmesans sowie Salz und Pfeffer zu Zwiebel und Pilzen geben. Gut durchrühren und 1 bis 2 Minuten sanft weiterkochen.
5. Das Risotto mit dem restlichen Parmesan bestreuen und nach Wunsch mit etwas Olivenöl beträufeln, dann servieren.

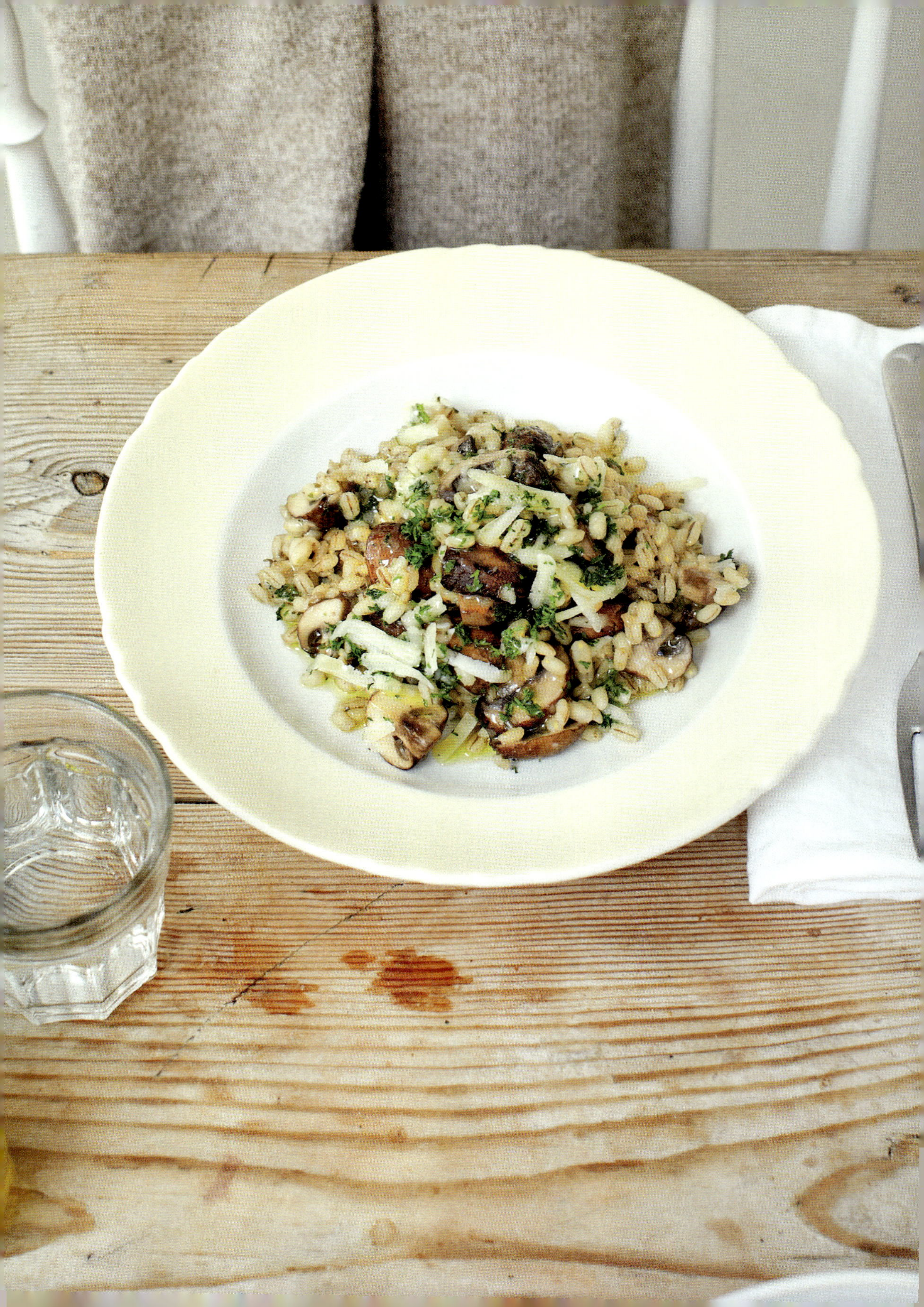

Pikanter Tofu mit Gemüse

Für 2 Portionen
Zubereitung: 40 Minuten
100 g Naturreis
2 Eier
2–3 EL Kokosöl
1 kleine Zwiebel, geschält und fein gehackt
1 Knoblauchzehe, geschält und gehackt
1 grüne Chilischote, fein gehackt
1 Stück frischer Ingwer, gerieben
1 TL Currypulver
75 g grünes Gemüse, wie Spinat, Erbsen, Brokkoli, Rosenkohl, Weißkohl, fein geschnitten
100 g Tofu, in Scheiben
1 TL Paprikapulver
1 Bund Schnittlauch, gehackt

Genießen Sie wie die Japaner, die ja für ihre gesunde Küche berühmt sind. Dieses Rezept steckt voller Nährstoffe und krebshemmender Verbindungen. Tofu wird aus Sojabohnen gemacht und liefert Protein, Eisen und Kalzium sowie alle essenziellen Aminosäuren.

Dieses Gericht ist unkompliziert und ein nährstoffreiches Essen für Tage, an denen Ihnen nicht nach Einkaufen ist – es nutzt einfach, was im Haus ist. Außerdem kann man so übrig gebliebenen Reis vom Vortag aufbrauchen.

1. Den Reis in einem Topf mit Wasser bedecken und aufkochen. Die Temperatur reduzieren und 35 Minuten köcheln lassen. Abgießen und beiseitestellen.
2. Die Eier verquirlen. 1 EL Öl in einer beschichteten Pfanne erhitzen, das Ei hineingeben und durch Schwenken in der Pfanne verteilen. Die Temperatur reduzieren und braten, bis das Ei stockt.
3. Das Ei aus der Pfanne heben, zu einer festen Rolle aufrollen und beiseitestellen.
4. 1 EL Kokosöl in einem Wok oder einem großen Topf erhitzen und die Zwiebel 5 Minuten anbraten, bis sie leicht bräunt.
5. Knoblauch, Chili, Ingwer und Currypulver einrühren. Die Temperatur reduzieren, das Gemüse unterheben und mitdünsten lassen.
6. Die Bratpfanne mit etwas Öl wieder erhitzen, die Tofuscheiben mit Paprikapulver bestreuen und hineingeben. Die Scheiben etwa 3 Minuten von jeder Seite goldgelb braten.
7. Die Eirolle in dünne Scheiben schneiden.
8. Eirollen und Reis unter das Gemüse heben, mit Salz und Pfeffer würzen und 4 Minuten durchwärmen. Mit dem Tofu belegt und mit Schnittlauch bestreut servieren.

Geschmorte Aubergine

Für 4 Portionen

Zubereitung: 1 Stunde und 10 Minuten

2 EL Kokosöl
2 Auberginen, in 5 cm große Würfel geschnitten
1 Zwiebel, geschält und gewürfelt
2 Knoblauchzehen, geschält und gehackt
1 TL gemahlener Kreuzkümmel
1 TL gemahlener Koriander
400 g gehackte Tomaten aus der Dose
Meersalz und frisch gemahlener schwarzer Pfeffer
100 ml Wasser
1 Bund Koriandergrün, gehackt
1 Bund frische Minze, gehackt
2 EL Bio-Naturjoghurt

Es gibt nicht viele violette Lebensmittel, deshalb sollten wir die schön glänzende Aubergine in unseren vegetarischen Regenbogen einschließen. Sie ist eine gute Quelle für die Vitamine B_1 und B_6 sowie für Kalium und steckt voller sekundärer Pflanzenstoffe, die – insbesondere während einer Therapie – vor freien Radikalen schützen. Abgesehen davon ist sie einfach lecker. Koriander und Minze schmecken nicht nur phantastisch, sondern liefern auch eine Fülle wichtiger Vitamine und Mineralien.

Dieses Gericht ist schon frisch sehr lecker, aber Sie sollten es unbedingt einmal aufgewärmt probieren, dann schmeckt es noch besser. Zimmerwarm erinnert es an einen exotischen nahöstlichen Salat.

1. Das Öl in einem weiten Topf erhitzen und die Auberginen hineingeben. Schnell im Öl wenden und unter häufigem Wenden 10 bis 15 Minuten rundum goldgelb braten.
2. Zwiebel und Knoblauch hinzugeben, gut durchrühren und weitere 5 Minuten braten.
3. Kreuzkümmel, Koriander, Tomaten, Salz und Pfeffer sowie Wasser einrühren, aufkochen, dann 45 Minuten köcheln lassen.
4. Ganz zum Schluss Koriandergrün und Minze einrühren. Mit einem Löffel Bio-Joghurt servieren.

Phantastischer Fisch

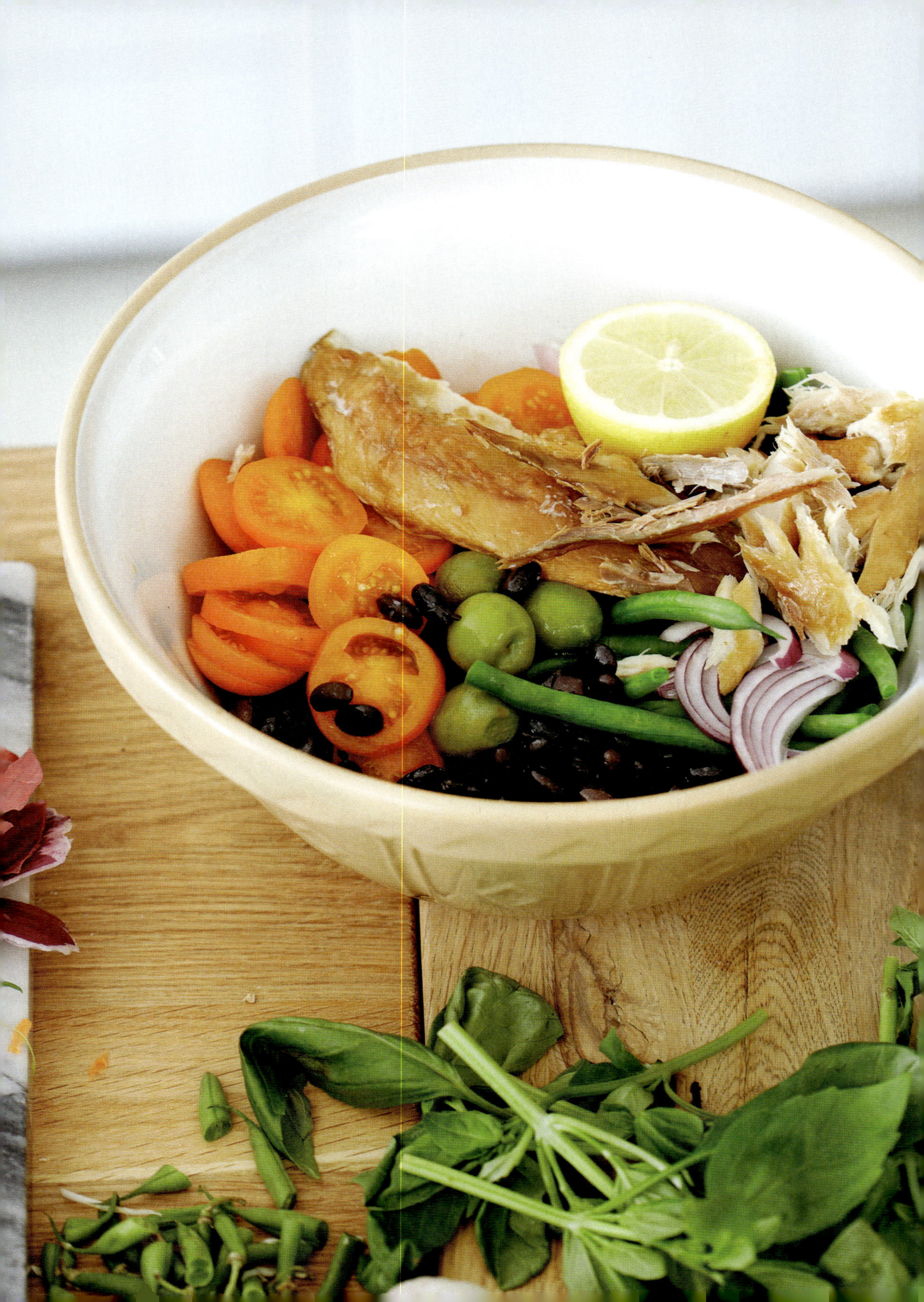

Makrelen-Salat mit schwarzen Bohnen

Für 4 Portionen

Zubereitung: 30 Minuten plus Einweichen über Nacht

100 g getrocknete schwarze Bohnen oder 200 g Bohnen aus der Dose

100 g grüne Bohnen, geputzt und geschnitten

1 kleine rote Zwiebel, geschält und in Streifen geschnitten

1 Knoblauchzehe, geschält und gehackt

4 Tomaten, geviertelt

75 g grüne Oliven

200 g geräucherte Makrelenfilets

1 Bund Basilikum, Blätter abgezupft

2 EL Olivenöl

Saft von 1 Zitrone

Meersalz und frisch gemahlener schwarzer Pfeffer

Dieser Salat ist von der mediterranen Küche inspiriert, die als eine der gesündesten der Welt gilt. Makrele ist ein Fettfisch voller gesunder Omega-3-Fettsäuren. Sie kann den Blutdruck und den Cholesterinspiegel senken und wirkt entzündungshemmend. Sie können statt geräucherten auch frische Filets nehmen und braten oder im Ofen schmoren.

Bohnen galten früher als das Fleisch der Armen, sind aber in Wirklichkeit das Protein der Gesunden! Sie sind gut für den Darm, weil dessen Bakterien die Ballaststoffe in Buttersäure umwandeln, die die Darmzellen mit Energie versorgt. Die Oliven sind reich an Omega-9-Fettsäuren, die die Immunabwehr unterstützen.

1. Getrocknete schwarze Bohnen über Nacht in einem Topf mit Wasser einweichen. Am nächsten Tag abgießen, abspülen, mit frischem Wasser bedecken und 1 ½ Stunden köcheln lassen. Zwischendurch Schaum von der Oberfläche abschöpfen. Die Bohnen abgießen und beiseitestellen. (Bohnen aus der Dose abtropfen lassen und bis zum Schritt 3 beiseitestellen.)
2. Die grünen Bohnen 2 Minuten kochen, abgießen, mit kaltem Wasser abschrecken.
3. Schwarze und grüne Bohnen in einer großen Schüssel gründlich mischen. Zwiebel und Knoblauch, Tomaten und Oliven hinzugeben.
4. Die Haut von den Fischfilets abziehen, das Fleisch klein zupfen und mit Basilikumblättern, Olivenöl, Zitronensaft, Salz und Pfeffer unter die Bohnen heben und servieren.

Avocado-Lachs-Sandwich

Für 1 Person
Zubereitung: 15 Minuten

1 Ei
1 Scheibe Roggenbrot
1 Tomate, in Scheiben geschnitten
½ Avocado, Fruchtfleisch gehackt
2 Scheiben (ca. 75 g) Räucherlachs oder zerkleinerter gekochter Lachs
1 Prise Chiliflocken
1 Prise Seetangflocken
Meersalz und frisch gemahlener schwarzer Pfeffer
1 Zitronenspalte
1 TL Olivenöl

Dies ist eine schnelle, frisch schmeckende Mahlzeit, die mit einem Ei belegt noch zusätzliches Protein liefert.

Avocados stecken randvoll mit wichtigen Nährstoffen: Kalium, B-Vitamine, Folsäure. Dazu verstärken sie Nährstoffe auf natürliche Weise, so dass diese auch aus anderen Speisen besser für den Körper aufzunehmen sind. Sie sind reich an einfach ungesättigten Fettsäuren wie Oleinsäure, die möglicherweise Brustkrebs vorbeugen kann. Sie sind so gut, dass Sie versuchen sollten, eine halbe Avocado am Tag zu essen.

1. Das Ei 4 Minuten (noch weich) oder 8 Minuten (hart) kochen. Unter laufendem kalten Wasser abschrecken und schälen, sobald es nur noch handwarm ist.
2. Das Roggenbrot nach Wunsch toasten. Tomate, Avocado und Räucherlachs darauf anrichten.
3. Das geschälte Ei halbieren und auf dem Sandwich anrichten. Mit Chiliflocken, Seetang, Salz und Pfeffer bestreuen, mit einem Spritzer Zitronensaft beträufeln. Zum Servieren mit etwas Olivenöl beträufeln.

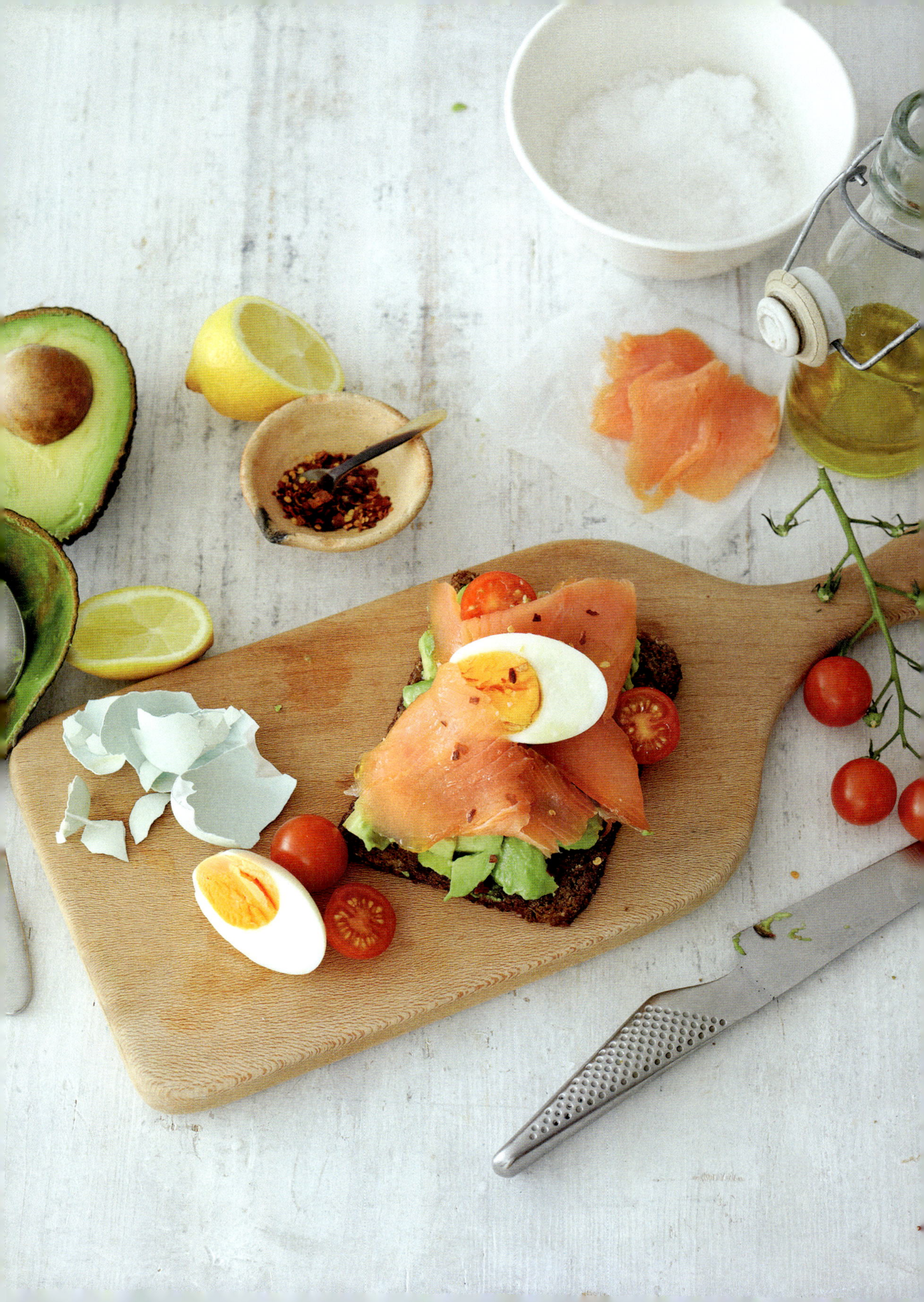

Chia-Lachs-Küchlein mit Avocado-Dill-Salat

Für 4 Portionen

Zubereitung: 25 Minuten

500 g Lachs ohne Haut
1 TL gemahlener Kreuzkümmel
1 TL geriebene frische Kurkuma oder Kurkumapulver
Meersalz und frisch gemahlener schwarzer Pfeffer
1 EL Chiasamen
1 EL Sesamsamen
1 EL Kokosöl

Für den Salat

2 EL Olivenöl
fein abgeriebene Schale und Saft von 2 Zitronen
1 TL Dijonsenf
2 Knoblauchzehen, geschält und gehackt
Meersalz und frisch gemahlener schwarzer Pfeffer
1 großes Bund Dill, gehackt
1 reife Avocado, Fruchtfleisch ausgelöst
4 Frühlingszwiebeln, gehackt

Chiasamen sind eine wunderbare Grundzutat, die in vielen Gerichten den Gehalt an Omega-3-Fettsäuren erhöhen kann. Sie können Suppen und Eintöpfe andicken und sind ein guter Ersatz für Eier, weil sie anderen Zutaten Bindung geben. Da sie keinen Eigengeschmack besitzen, sind sie ausgesprochen vielseitig nutzbar.

Lachs liefert ebenfalls Omega-3-Fettsäuren sowie hochwertiges Protein, Vitamine und Mineralien, wie Kalium, Selen und Vitamin B_{12}. Mit diesem Rezept können Sie zudem Ihre Tagesdosis an rohem Gemüse erhöhen. Avocados sind eine traumhafte Zutat voller gesunder Fette und mit einer Vielzahl von Vitaminen und Mineralien, wie Kalzium und Phosphor, während der Dill gegen Blähungen wirkt und Verdauungsstörungen lindert. Darüber hinaus fördert er die Entgiftungsfunktion der Leber und eignet sich damit als reinigendes Kraut während einer Therapie. Dieses Gericht ist hervorragend für eine ketogene Diät geeignet.

1. Lachs, Kreuzkümmel, Kurkuma, Salz und Pfeffer im Mixer grob hacken, dann in eine Rührschüssel geben. Chia- und Sesamsamen hinzugeben und von Hand gleichmäßig vermengen.
2. Die Mischung in vier Portionen teilen und zu 3 cm dicken Küchlein formen. Beiseitestellen.
3. Für den Salat das Olivenöl in einer Schüssel mit Zitronenschale und -saft, Dijonsenf, Knoblauch, Salz und Pfeffer verquirlen.
4. Dill, Fruchtfleisch der Avocado und Frühlingszwiebeln hinzugeben und alles gründlich vermengen. Beiseitestellen.
5. Das Kokosöl in einer beschichteten Pfanne erhitzen und die Lachsküchlein 4 Minuten von jeder Seite (3 Minuten, wenn sie in der Mitte noch rosa sein sollen) braten. Mit dem Avocado-Dill-Salat servieren.

Ofenforelle mit Grünkohl & Hirse

Für 1 Person
Zubereitung: 40 Minuten
1 TL Kokosöl
50 g Hirse
150 ml Wasser
1 Bund Petersilie, gehackt
3 EL Olivenöl
50 g Grünkohl, grob gehackt
4 Kirschtomaten, halbiert
2 Forellenfilets
Saft von ½ Zitrone
1 TL Kapern, gehackt
Meersalz und frisch gemahlener schwarzer Pfeffer

Forelle ist lecker, preiswert und reich an Omega-3-Fettsäuren. Wir sollten sie viel öfter essen. Das alte Getreide Hirse ist glutenfrei und reich an Magnesium, Proteinen und Ballaststoffen und damit eine großartige Grundzutat. Hier ist sie eine lockere und köstliche Beilage zum Fisch.

1. Den Backofen auf 180 °C vorheizen.
2. Das Kokosöl in einem Topf erhitzen und die Hirse unter ständigem Rühren bei mittlerer Hitze 5 Minuten sanft anrösten. Das verleiht ihr ein schönes Aroma.
3. Das Wasser hinzugießen, aufkochen und 15 Minuten sanft köcheln lassen (nicht zu stark kochen, damit die Textur der Körner erhalten bleibt). Anschließend abgießen, mit Petersilie und einem Spritzer Olivenöl vermengen und warm stellen.
4. Kohl und Tomaten in eine kleine Auflaufform geben, das restliche Olivenöl unterheben. Die Forellenfilets mit der Haut nach unten darauflegen und 12 Minuten im Ofen backen.
5. Zitronensaft, Kapern, Salz und Pfeffer zur Hirse geben und durchrühren. Gemüse und Forelle zum Servieren auf einem Hirsebett anrichten.

Fischsuppe

Für 2 Portionen

Zubereitung: 40 Minuten

1 EL Olivenöl
1 Selleriestange, gehackt
½ Zwiebel, geschält und gehackt
½ Fenchelknolle, gehackt
1 mittelgroße Kartoffel, gewürfelt
½ Lauch, gehackt
1 Knoblauchzehe, geschält und gehackt
½ TL geriebene frische Kurkuma oder -pulver
500 ml Gemüsebrühe (s. S. 266)
400 g gehackte Tomaten aus der Dose
¼ TL Seetangflocken
Meersalz und frisch gemahlener schwarzer Pfeffer
1 Bund Dill, gehackt
2 EL Crème fraîche
100 g Kabeljaufilet ohne Haut
100 g geschälte Garnelen
1 Bund Petersilie, gehackt
½ rote Chilischote, gehackt (nach Belieben)

Fisch liefert viele Vitamine, Mineralien und Proteine und ergibt hier zusammen mit all den anderen Zutaten eine wirklich herzhafte, köstliche und nährstoffreiche Mahlzeit.

Fenchel hilft der Verdauung und steckt voller Vitamin C, und die Crème fraîche verleiht dieser leicht zuzubereitenden Suppe eine wunderbar cremige Konsistenz.

1. Das Olivenöl in einem Topf erhitzen, Sellerie, Zwiebel, Fenchel, Kartoffel und Lauch hineingeben und 5 Minuten sanft andünsten.
2. Den Knoblauch hinzugeben, 2 Minuten dünsten, dann Kurkuma, Gemüsebrühe, Tomaten, Seetang, Salz und Pfeffer einrühren. Aufkochen, die Temperatur reduzieren und abgedeckt 20 Minuten köcheln lassen.
3. Dill und Crème fraîche miteinander verrühren und beiseitestellen.
4. Den Fisch in Stücke schneiden und mit den Garnelen auf die Suppe legen. Den Deckel wieder auflegen und die Suppe 5 bis 8 Minuten köcheln lassen, bis der Fisch gar ist.
5. Mit Petersilie und Chili bestreuen, auf Suppenteller verteilen und zum Servieren mit einem Löffel Dill-Crème-fraîche garnieren.

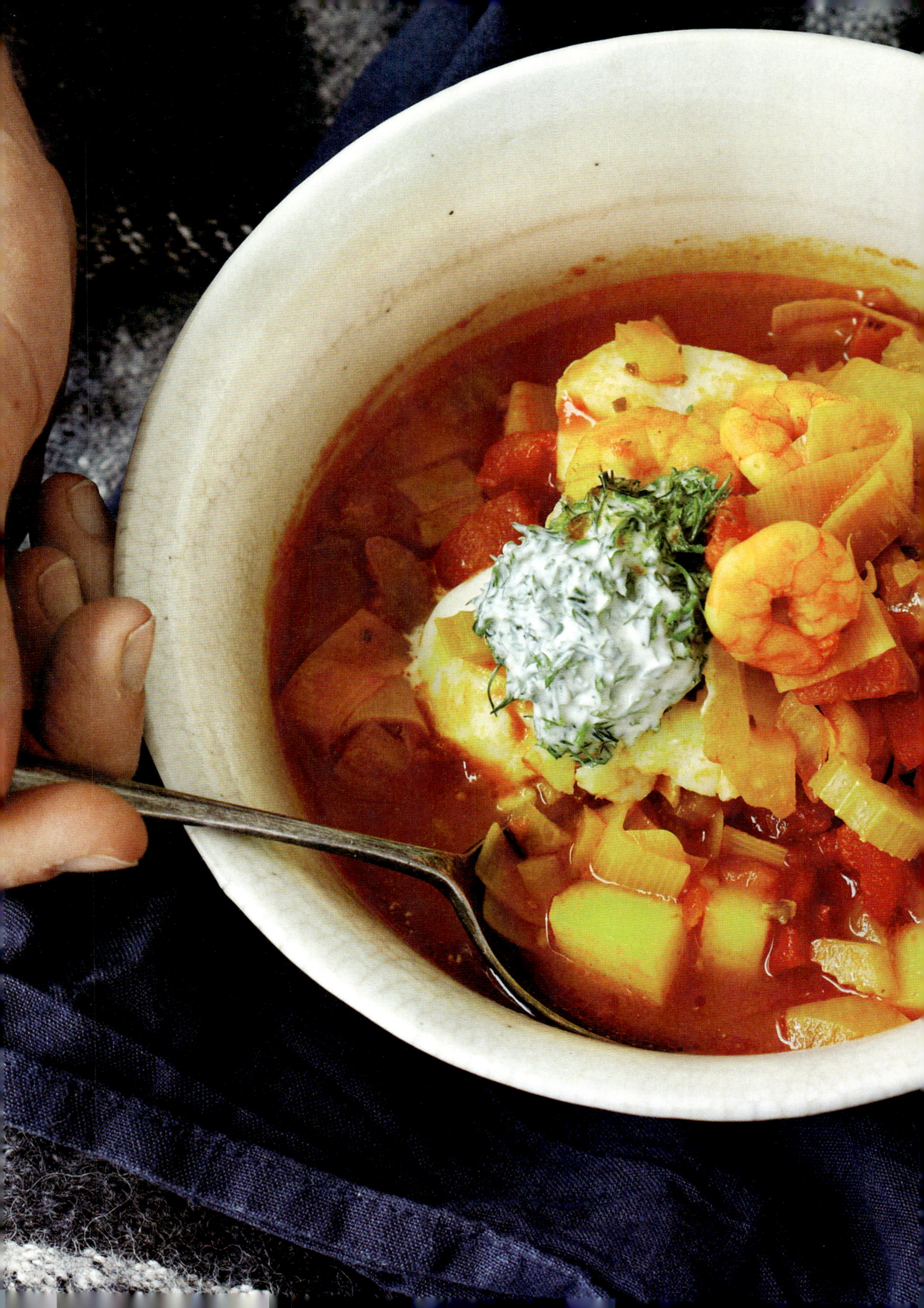

Kedgeree mit Blattgemüse

Für 4 Portionen

Zubereitung: 50 Minuten

300 g Natur-Basmatireis
350 g geräucherter Schellfisch, in 4 Stücke geschnitten
200 g Süßwassergarnelen, geschält
2 Eier
2 EL Kokosöl
2 Schalotten, geschält und gewürfelt
1 TL geriebene frische Kurkuma oder Kurkumapulver
1 TL Currypulver
100 g Blattgemüse nach Wunsch, wie Grünkohl, Spinat, Wirsing, gehackt
1 Bund Petersilie, gehackt
fein abgeriebene Schale und Saft von 1 Zitrone
Meersalz und frisch gemahlener schwarzer Pfeffer

Das Kedgeree kam zu Zeiten des britischen Empires mit den aus dem Kolonialdienst in Indien zurückkehrenden Briten nach Großbritannien. Es wurde vom indischen Personal zum Frühstück serviert. Statt Reis reichte man gelegentlich auch Bohnen oder Linsen. Heute isst man Kedgeree zu jeder Tageszeit, da es einen großartigen Nährwert besitzt. Der Naturreis liefert mehr komplexe Kohlenhydrate, Ballaststoffe, Vitamine und Mineralien. Hierzu passt Kurkuma ganz hervorragend, nicht nur wegen der leuchtend gelben Farbe, sondern auch wegen einer ganzen Reihe von krebshemmenden Eigenschaften.

Verwenden Sie nach Möglichkeit Süßwassergarnelen, weil sie die gesündeste und nachhaltigste Wahl sind.

1. Den Reis kalt waschen, in einem Topf mit Wasser bedecken, aufkochen, die Temperatur reduzieren und in 35 Minuten gerade gar kochen. Gut abgetropft beiseitestellen.
2. Eine beschichtete Pfanne 2 cm hoch mit Wasser füllen, aufkochen, den Schellfisch hineingeben und abdecken. Die Temperatur reduzieren und 8 bis 10 Minuten köcheln lassen. Nach der halben Zeit die Garnelen hinzugeben. Dann Fisch und Garnelen aus der Pfanne heben und warm stellen. Das Wasser aufbewahren.
3. Die Eier 6 Minuten (weich) oder 8 Minuten (hart) kochen. Abgießen, unter laufendem kalten Wasser abschrecken und schälen.
4. Das Kokosöl in einer mittelgroßen Pfanne erhitzen und die Schalotten 5 Minuten glasig dünsten. Kurkuma und Currypulver weitere 2 Minuten mitdünsten.
5. Den Reis mit Gemüse, Petersilie, Zitronenschale und -saft und 4 EL des Fischsuds zu den Schalotten geben. Salzen und pfeffern, gut durchrühren und bei mittlerer Hitze 5 Minuten kochen, bis das Gemüse gerade zusammenfällt.
6. Fisch und Garnelen unterheben. Zum Servieren jede Portion mit einem halben gekochten Ei und gehackter Petersilie garnieren.

Lachs und Puy-Linsen mit Koriandersoße

Für 2 Portionen

Zubereitung: 40 Minuten

1 EL Kokosöl
1 Zwiebel, geschält und gewürfelt
1 Knoblauchzehe, geschält und gehackt
100 g Puy-Linsen
450 ml Gemüse- oder Fischbrühe (s. S. 266)
4 EL Koriandergrün, fein gehackt
1 Tomate, fein gehackt
1 TL gemahlener Kreuzkümmel
1 TL Currypulver
1 Stück Ingwer, etwa 1 cm, gerieben
1 Stück frische Kurkuma, etwa 1 cm, oder 1 TL Kurkumapulver
2 EL Bio-Joghurt
Meersalz und frisch gemahlener schwarzer Pfeffer
2 Lachsfilets ohne Haut (à 125 g)
75 g Erbsen
fein abgeriebene Schale und Saft von 1 Limette

Puy-Linsen stammen aus Frankreich, wo man sie für ihre großartige Textur, ihr hübsch marmoriertes Äußeres und ihren leicht pfeffrigen Geschmack schätzt. Wie alle Hülsenfrüchte sind sie reich an Proteinen, Mineralien und Vitaminen. Aber auch die Gewürze und Kräuter sind ausgesprochen gesund. Versuchen Sie, möglichst oft mit Ingwer und Koriander zu kochen, da sie beide toll schmecken und voller Nährstoffe stecken.

Dieses Gericht kann den Verdauungstrakt beruhigen. Der Ingwer und die Omega-3-Fettsäuren des Fischs wirken entzündungshemmend, der Bio-Joghurt unterstützt eine gesunde Darmflora.

1. Das Kokosöl in einem weiten Topf erhitzen und die Zwiebel 4 Minuten sanft andünsten.
2. Den Knoblauch hinzugeben und 1 weitere Minute dünsten, dann die Linsen hinzugeben. Mit Brühe bedecken, gut durchrühren und 25 Minuten kochen.
3. Koriandergrün, Tomate, Kreuzkümmel, Currypulver, Ingwer, Kurkuma, Joghurt, Salz und Pfeffer in einer Schüssel vermengen und beiseitestellen.
4. Die Lachsfilets vorsichtig auf die Linsenmischung legen und den Deckel auflegen. 8 bis 10 Minuten sanft köcheln lassen, bis der Lachs nach Wunsch gegart ist. Den Deckel abnehmen und überschüssige Flüssigkeit verkochen lassen, dabei salzen und pfeffern.
5. Die Erbsen hinzugeben und weitere 3 Minuten köcheln lassen. Limettenschale und -saft einrühren, dann Linsen und Lachs mit der Koriandersoße servieren.

Dorschrücken in der Körnerkruste

Für 1 Person

Zubereitung: 30 Minuten

125 g Dorschrückenfilet ohne Haut
1 TL Olivenöl
2 EL Kürbiskerne
1 Knoblauchzehe, geschält und gehackt
1 EL Dill, gehackt
fein abgeriebene Schale und Saft von 1 Zitrone
1 Prise Seetangflocken
2 EL Speisequark
Meersalz und frisch gemahlener schwarzer Pfeffer

Dies ist eine leichte Single-Mahlzeit, zu der gedämpftes Kohlgemüse wie Frühkohl (im Frühling geernteter Weißkohl), Brokkoli, Wirsing, Sprossbrokkoli oder Grünkohl passt. Sie können das Dorschrückenfilet durch jedes andere frische Fischfilet ersetzen. Die Körnerkruste gibt hier einen schönen Biss.

Fisch ist leicht zu verdauen und ein guter Nährstofflieferant. Er gilt zudem als gut fürs Gehirn und enthält reichlich Jod, das die Schilddrüsenfunktion unterstützt. Viele von uns leiden unter Jodmangel, deshalb sollten Menschen, die keinen Fisch mögen, bei allen Mahlzeiten einen Streuer mit Seetangflocken zur Hand haben (bei Schilddrüsenproblemen mit dem Arzt besprechen). Dieses Gericht eignet sich gut für eine ketogene Diät.

1. Den Backofen auf 160 °C vorheizen.
2. Das Fischfilet mit Küchenpapier trocken tupfen und auf ein leicht eingeöltes, beschichtetes Backblech legen.
3. Die Kürbiskerne grob hacken (einige ganze Kerne zurückbehalten) und mit den übrigen Zutaten in eine kleine Schüssel geben. Gründlich vermengen und den Fisch damit bedecken. Mit den zurückbehaltenen Kürbiskernen bestreuen.
4. Je nach Dicke des Filets 8 bis 12 Minuten im Backofen garen. Die Körnerkruste sollte leicht gebräunt sein.

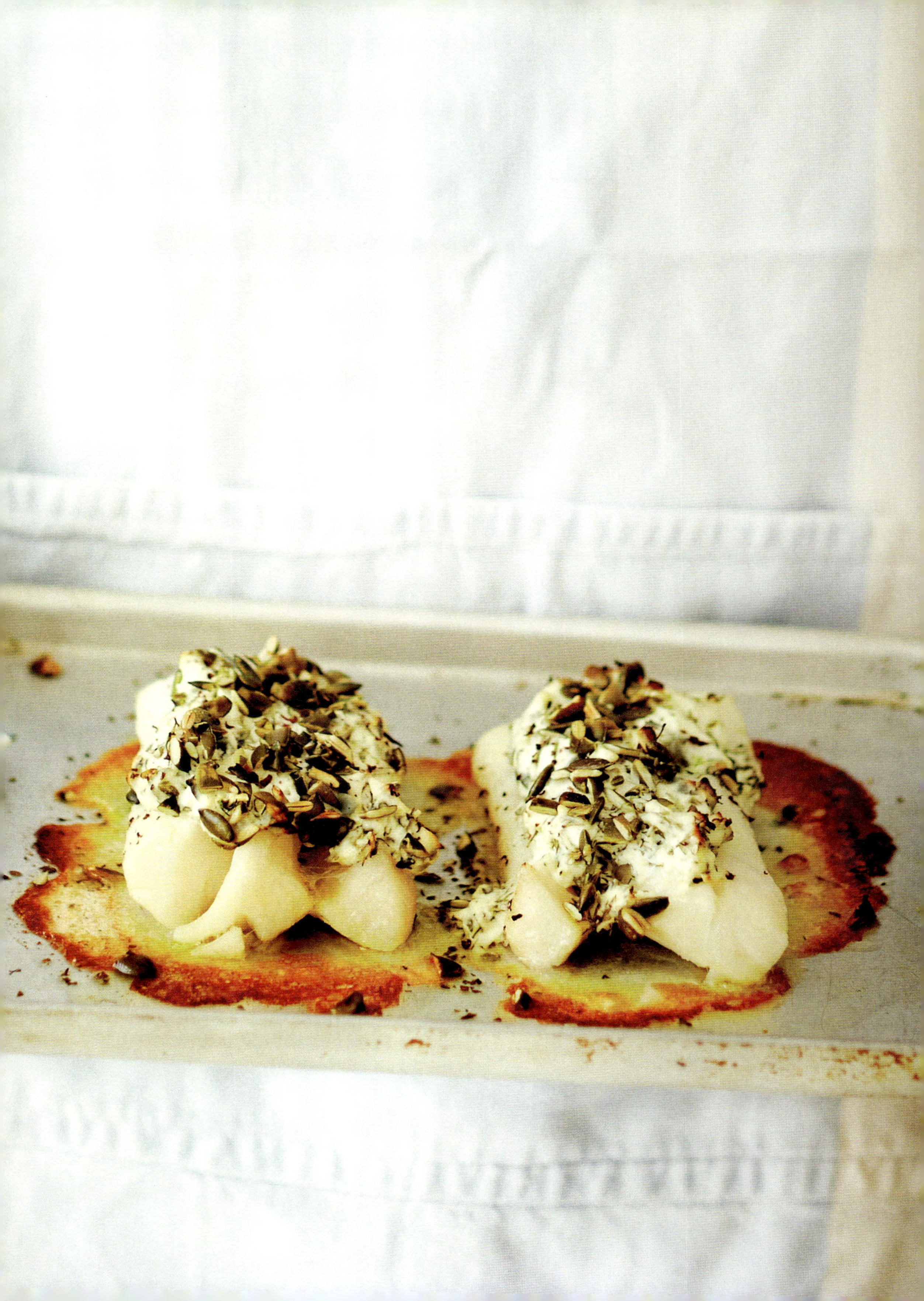

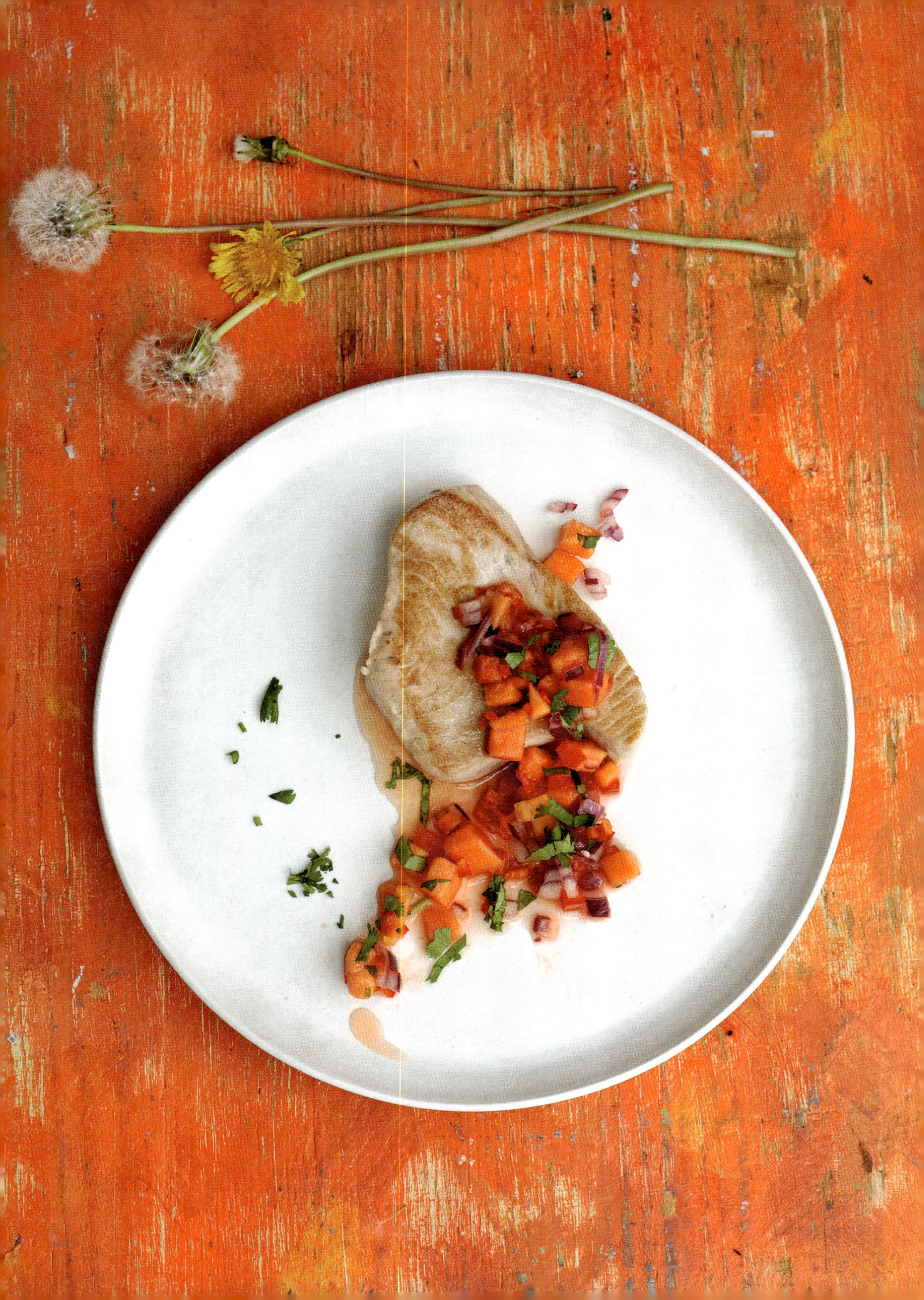

Papayasalat mit gegrilltem Fisch

Für 2 Portionen
Zubereitung: 30 Minuten
1 Papaya, fein gehackt
½ rote Zwiebel, geschält und fein gehackt
½ rote Paprikaschote, fein gehackt
½ rote Chilischote, fein gehackt
Saft von 1 Limette
1 Bund Koriander, gehackt
2 Fischfilets (à 125 g) nach Wahl, wie Dorsch, Heilbutt, Lachs, Forelle, Brasse
1 EL Öl

Papaya ist reich an Papain, einem starken Verdauungsenzym, das dabei hilft, Proteine und Toxine aufzuspalten. Die antioxidativen Eigenschaften ihrer Carotine und ihres Vitamin C unterstützen das Immunsystem. Essen Sie möglichst oft Papaya, solange sie Saison hat. Auf S. 149 finden Sie einen erfrischenden Drink aus Papayasamen.

1. Für die Salsa Papaya, Zwiebel, Paprika, Chili, Limettensaft und Koriander in einer Schüssel vermengen und beiseitestellen.
2. Die Fischfilets je nach Dicke 6 bis 10 Minuten auf einem leicht eingeölten Backblech im Backofen grillen. Auf diese Weise sollten sie schön saftig bleiben.
3. Die Filets mit einem großzügigen Löffel voll Papayasalat servieren.

Krebsfleisch mit Zucchini-Spaghetti

Für 1 Person

Zubereitung: 20 Minuten

2 Zucchini (ca. 200 g)

1 EL Olivenöl

1 Knoblauchzehe, geschält und gehackt

1 Bund Oregano

Saft von 1 Zitrone

200 g Krebsfleisch

Meersalz und frisch gemahlener schwarzer Pfeffer

Dies ist das perfekte kalorienarme Abendessen, und die Zucchini-Spaghetti sind eine gesunde Alternative zu weizenlastiger Pasta. Sie eignen sich für die verschiedensten Pastasoßen wie Bolognese oder Neapolitana, schmecken aber auch ganz einfach mit Harissa oder Pesto (s. S. 271 und 272).

Mit diesem frischen und leichten Gericht erhöhen Sie Ihre Gemüseration, und das Krebsfleisch liefert eine Reihe von Mineralien, wie Kupfer, Zink und Selen, sowie wichtige B-Vitamine.

1. Die Zucchini in Spaghettiform bringen: Am besten eignet sich ein Spiralschneider, aber auch mit Gemüsemandoline oder Sparschäler können Sie dünne Bänder herstellen. Sie können die Zucchini aber auch einfach reiben.
2. Das Olivenöl in einem Topf erhitzen, Knoblauch und Oregano 1 Minute sanft anbraten.
3. Zitronensaft, Krebsfleisch, Salz und Pfeffer unterheben und weitere 2 Minuten braten.
4. Zum Abschluss die vorbereiteten Zucchini hinzugeben und unter sanftem Durchheben 3 Minuten (al dente) oder 5 bis 8 Minuten (weich) garen.

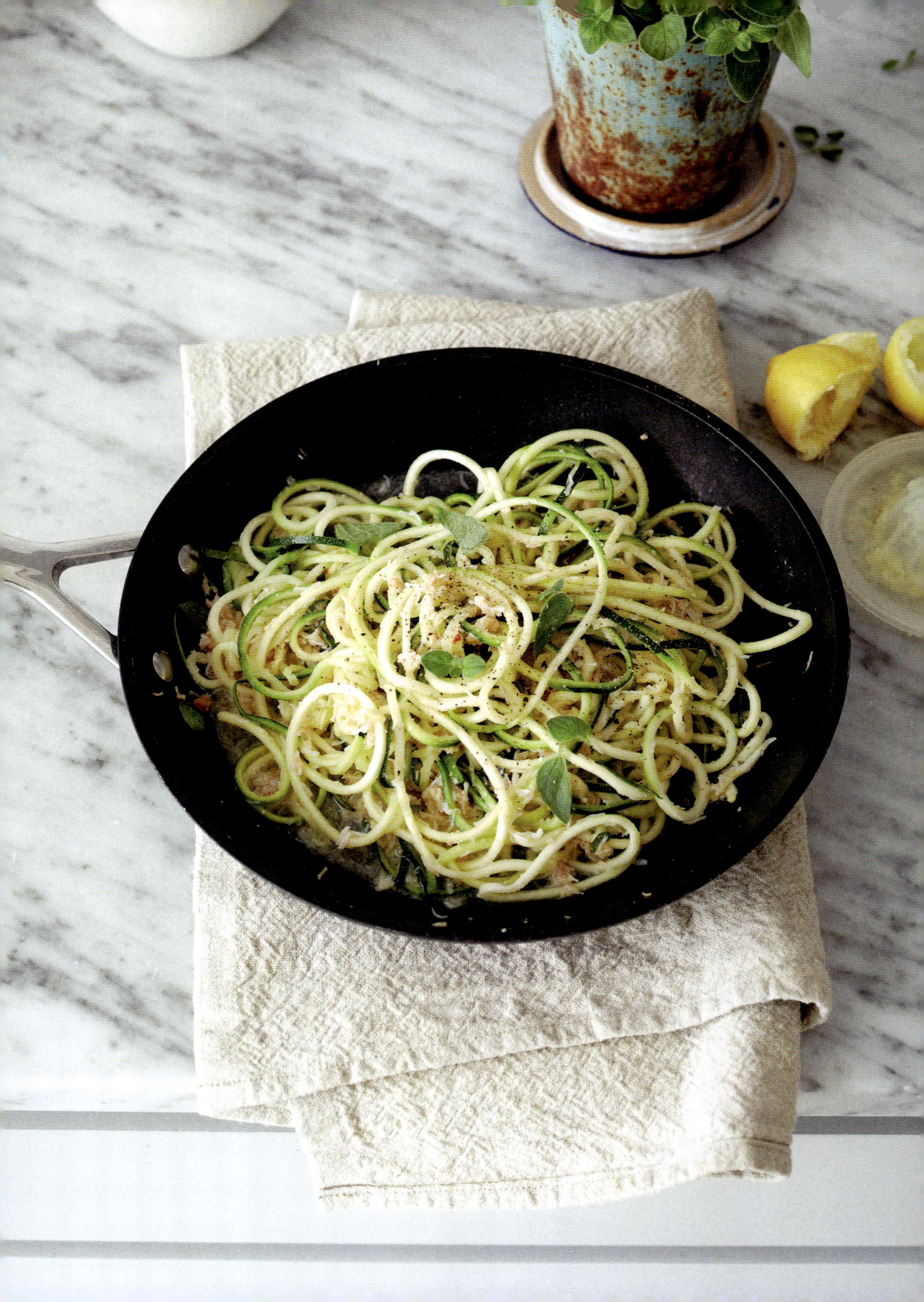

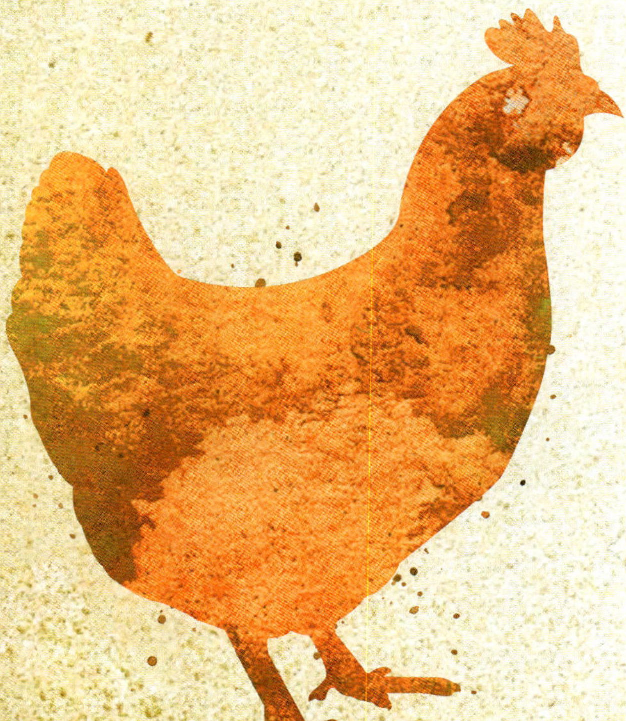

Leckeres Fleisch

Duftendes Kräuter-Mandel-Hähnchen mit Quinoa

Für 2 Portionen

Zubereitung: 35 Minuten

1 EL Olivenöl
2 Hähnchenbrüste
1 Schalotte, geschält und gewürfelt
1 Knoblauchzehe, geschält und gehackt
80 g Quinoa (rot oder weiß)
400 ml Hühnerbrühe (s. S. 266)
1 Lorbeerblatt
Meersalz und frisch gemahlener schwarzer Pfeffer
2 EL Mascarpone
1 Bund Dill, gehackt
1 Bund Petersilie, gehackt
20 g Mandelblättchen, geröstet
Saft von ½ Zitrone

Dieses Gericht brummt nur so vor Nährstoffen, Vitaminen und Mineralien. Es wird wie ein Risotto zubereitet, setzt aber statt auf Reis auf Quinoa, die Proteine und alle essenziellen Aminosäuren liefert.

Das leckere und unkomplizierte Gericht ist eine großartige Option für die Tage, an denen es Ihnen nicht so gutgeht. Wenn der Geschmack etwas robuster sein darf, nehmen Sie mehr Kräuter, wie Rosmarin, Schnittlauch oder Bärlauch.

1. Das Öl in einem mittelgroßen Topf erhitzen, Hähnchenbrüste und Schalotte bei mittlerer Hitze 5 Minuten anbraten. Den Knoblauch hinzugeben und 1 weitere Minute braten.
2. Quinoa mehrfach spülen, abtropfen lassen und in den Topf geben.
3. Brühe, Lorbeerblatt, Salz und Pfeffer hinzugeben und aufkochen. Die Temperatur reduzieren und 15 Minuten köcheln lassen.
4. Mascarpone in einer kleinen Schüssel mit Dill und Petersilie verrühren und bei Bedarf mit etwas Brühe aus dem Topf verdünnen.
5. Den Topf vom Herd nehmen, 5 Minuten ruhen lassen, bis die Quinoa die Brühe vollständig aufgenommen hat.
6. Die Hähnchenbrüste in gleich große Streifen schneiden. Die Kräutermischung über die Quinoa geben, die Hähnchenbruststreifen darauf anrichten. Zum Servieren mit Mandelblättchen bestreuen und mit Zitronensaft besprenkeln.

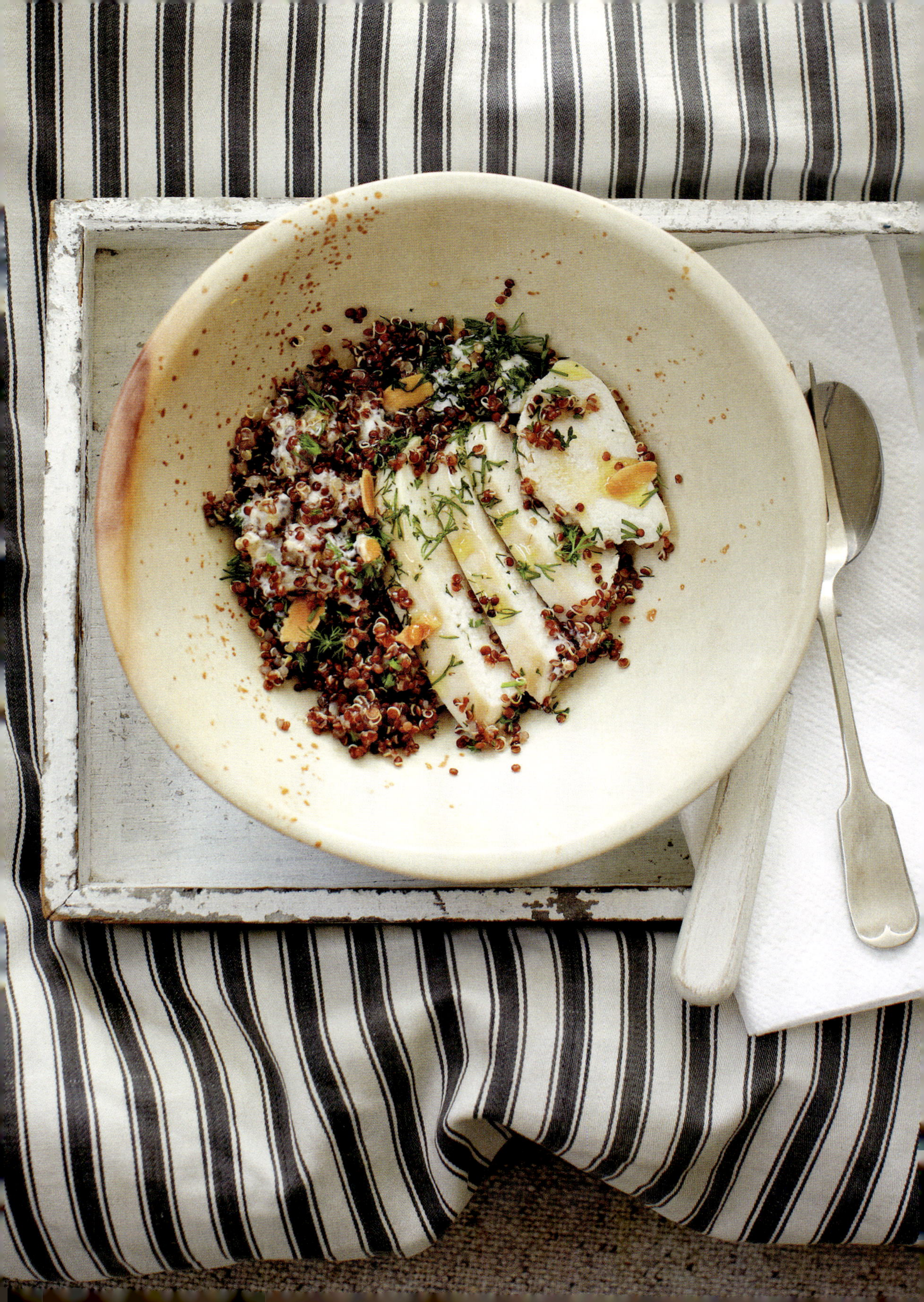

Thailändische Hähnchenpfanne

Für 2 Portionen
Zubereitung: 40 Minuten
200 g dunkles oder helles Hähnchenfleisch
2 TL Kokosöl
2 Knoblauchzehen, geschält und gehackt
2 Stengel Zitronengras, in dünne Ringe geschnitten
1 grüne Chilischote, gewürfelt
1 Stück Ingwer, etwa 5 cm, gerieben
1 rote Paprikaschote, in Streifen geschnitten
100 g Zuckerschoten
100 g Bohnensprossen
fein abgeriebene Schale und Saft von 2 Limetten
1 Bund Koriandergrün, gehackt
Meersalz und frisch gemahlener schwarzer Pfeffer

Für dieses Gericht eignet sich sowohl helles (Brust) als auch dunkles Fleisch (Keule). Das dunkle Fleisch ist schmackhafter und meist billiger, was die Kosten für den Einkauf beim Bio-Bauern senkt. Brustfleisch kann teurer sein, ist aber zarter und feiner im Geschmack. Sie können also ganz nach persönlicher Vorliebe und Budget wählen.

Zitronengras enthält Citral, das ihm ein Zitronenaroma verleiht und sich als krebshemmend erwiesen hat. Während einer Behandlung oder wenn es Ihnen gerade nicht gutgeht, kann ein Zitronengrastee helfen.

Reichen Sie zu diesem Gericht nach Wunsch Glasnudeln.

1. Haut und überschüssiges Fett vom Hähnchenfleisch entfernen und das Fleisch in schmale Streifen schneiden.
2. Das Kokosöl in einem großen Topf oder Wok erhitzen und das Hähnchenfleisch 6 bis 8 Minuten rundum anbräunen.
3. Knoblauch, Zitronengras, Chili und Ingwer hinzugeben und unter ständigem Rühren weitere 2 Minuten braten.
4. Paprika und Zuckerschoten unterheben und 2 Minuten braten.
5. Bohnensprossen, Limettenschale und -saft, Koriander, Salz und Pfeffer hinzugeben. Gut durchheben und weitere 2 Minuten braten, dann entweder solo oder mit Glasnudeln servieren.

Kohlsuppe mit Putenbrust & Augenbohnen

Für 2 Portionen

Zubereitung: 45 Minuten plus Einweichen über Nacht

100 g getrocknete Augenbohnen oder 200 g Bohnen aus der Dose
1 EL Kokosöl
200 g Putenbrust, in Streifen geschnitten
1 Zwiebel, geschält und gehackt
1 Knoblauchzehe, geschält und gehackt
1 TL Paprikapulver
Meersalz und frisch gemahlener schwarzer Pfeffer
500 ml selbstgemachte Hühnerbrühe (s. S. 266)
200 g Grünkohl, in schmale Streifen geschnitten
2 Tomaten, gewürfelt
1 TL gemahlene Samen (nach Belieben, s. S. 268)

Diese nahrhafte Suppe eignet sich hervorragend als Hauptmahlzeit. Sie enthält drei wichtige Zutaten: tryptophanreiches Putenfleisch, eisenreichen Grünkohl und ballaststoffreiche Bohnen, die den Blutzuckerspiegel regulieren helfen. Pute ist ein mageres Fleisch, sollte aber möglichst aus Bio-Aufzucht stammen. Sie können auch Hähnchenfleisch verwenden.

1. Getrocknete Bohnen in einem Topf mit Wasser bedecken und über Nacht einweichen. Am nächsten Tag abgießen, abspülen und mit frischem Wasser bedecken. Aufkochen, 1 bis 1 ½ Stunden köcheln lassen, bis die Bohnen zart sind. Zwischendurch Schaum von der Oberfläche abschöpfen. Wenn sie weich sind, abgießen. Wenn die Bohnen nicht sofort verarbeitet werden, mit Wasser bedeckt lassen, damit sie nicht austrocknen. (Bohnen aus der Dose abtropfen lassen und bis zum Schritt 4 beiseitestellen.)
2. Das Öl in einem Topf erhitzen, Putenstreifen und Zwiebel 5 Minuten darin anbraten.
3. Den Knoblauch hinzugeben und weitere 2 Minuten braten.
4. Bohnen, Paprikapulver, Salz und Pfeffer hinzugeben. Die Brühe angießen, aufkochen und 20 Minuten köcheln lassen.
5. Kohl und Tomaten in den Topf rühren, 4 Minuten köcheln lassen und mit gemahlenen Samen oder auch Cashew-Creme (s. S. 271) servieren.

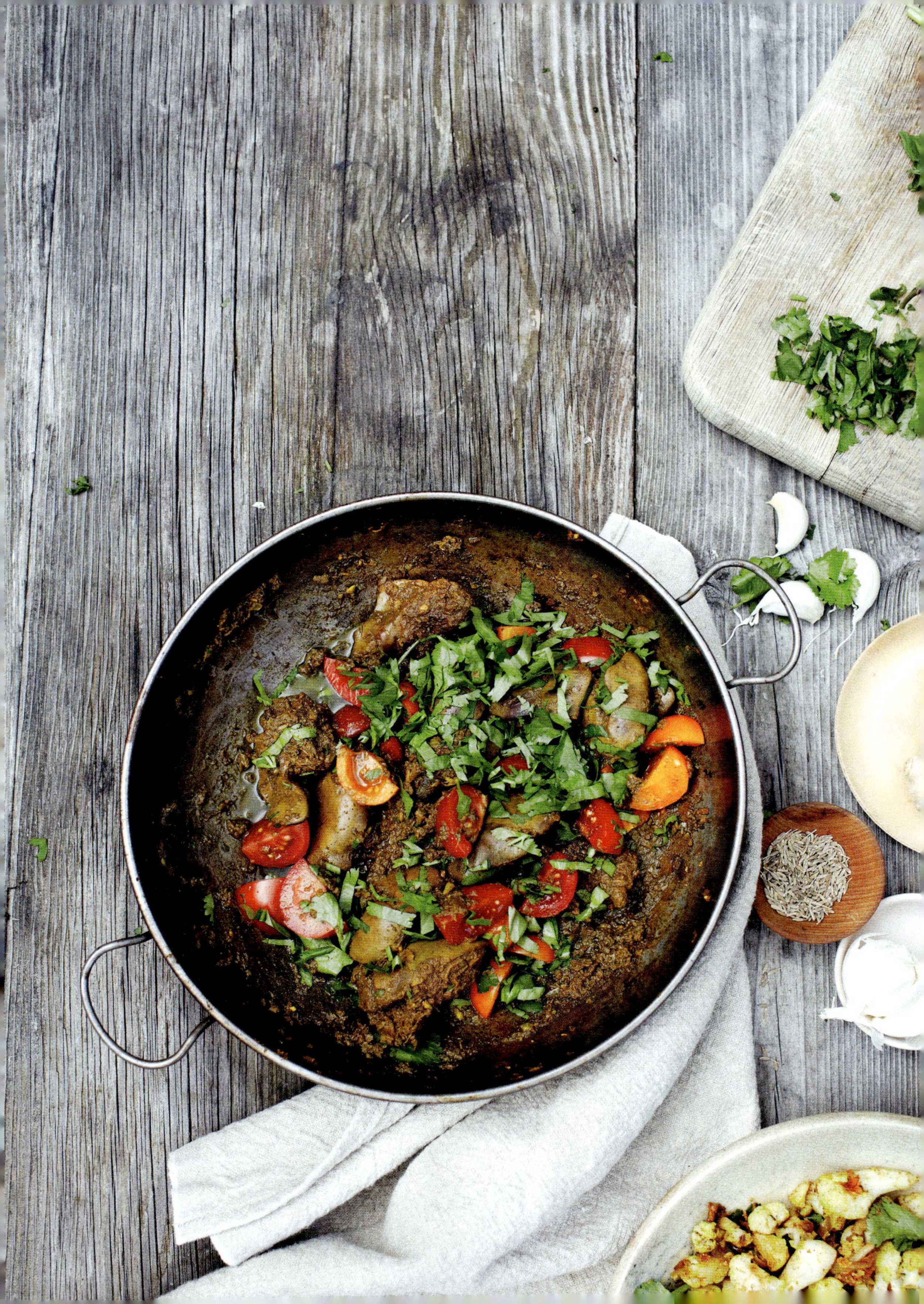

Indisches Hähnchenleber-Curry

Für 4 Portionen

Zubereitung: 30 Minuten plus mindestens 1 Stunde zum Marinieren

400 g Bio-Hähnchenleber, geputzt
1 EL geriebene frische Kurkuma oder Kurkumapulver
1 TL gemahlener Kreuzkümmel
Samen aus 3 Kardamomkapseln
1 Stück Ingwer, etwa 5 cm, gehackt
2 Knoblauchzehen, geschält und gehackt
1 grüne Chilischote
1 rote Zwiebel, geschält und gehackt
Meersalz und frisch gemahlener schwarzer Pfeffer
1 EL Kokosöl
2 Curryblätter
4 Tomaten, grob gehackt
1 Bund Koriander, gehackt

Das leckere südindische Gericht verwendet preiswerte Hähnchenlebern, die voller Eisen, Vitamin A und Vitamin B_{12} stecken. Eingeweide sind heute nicht mehr sehr populär, dabei haben sie viele gesunde Eigenschaften. Kaufen Sie möglichst Fleisch aus Bio-Aufzucht.

Das Rezept enthält eine Fülle gesunder Gewürze wie Kreuzkümmel, Kardamom und Ingwer, die der Verdauung helfen und das Gericht superlecker machen. Sie können dieses Curry mit Naturreis oder auch mit unserem Indischen Blumenkohl (s. S. 198) servieren.

1. Die Hähnchenlebern von Sehnen befreien und in kaltem Wasser waschen. In einem Sieb abtropfen lassen, dann in eine Schüssel geben.
2. Kurkuma, Kreuzkümmel, Kardamom, Ingwer, Knoblauch, Chili, Zwiebel, Salz und Pfeffer in einem kleinen Mixer zu einer groben Paste hacken. Bei Bedarf mit ein wenig Wasser verdünnen.
3. Die Paste zur Leber geben, alles gründlich vermengen und 1 Stunde oder über Nacht im Kühlschrank marinieren.
4. Danach das Kokosöl in einem Wok oder Topf erhitzen, Leber und Curryblätter hineingeben und unter regelmäßigem Wenden 5 bis 7 Minuten braten, um sie rundum zu bräunen.
5. 100 ml Wasser dazugeben, aufkochen und unter häufigem Rühren weitere 5 Minuten köcheln lassen.
6. Zum Abschluss Tomaten und Koriander einrühren und weitere 2 Minuten kochen.

Asiatische Brühe mit Ente, Buchweizennudeln & Blattgemüse

Für 2 Portionen

Zubereitung: 45 Minuten

1 große Entenbrust
1 EL Kokosöl
1 Stück Ingwer, gewürfelt
2 Knoblauchzehen, geschält und gehackt
1 rote Chilischote, grob gehackt
1 l Hühnerbrühe (s. S. 266)
Meersalz und frisch gemahlener schwarzer Pfeffer
200 g Buchweizennudeln oder weiche Glasnudeln
50 g Spinatblätter
1 Pak Choi, gehackt
4 grüne Spargelstangen, stückig geschnitten
1 TL Seetangflocken
1 Bund Koriander, gehackt
1 TL Sesamsamen

Diese glutenfreie Köstlichkeit braucht nur einen einzigen Topf, macht also auch beim Abwasch keine Mühe! Für uns ein absoluter Favorit für das Abendessen, der sich zudem leicht mit Hähnchen- oder Schweinefleisch, Garnelen, Fisch oder Tofu anstelle der Ente variieren lässt, solange man die unterschiedlichen Garzeiten nicht aus dem Blick verliert.

Entenfleisch ist eine gute Quelle für Proteine, Vitamine und Mineralien, wie Eisen, Selen und Kalzium. Kaufen Sie nach Möglichkeit eine Ente aus Bio-Aufzucht. Pak Choi kann zu den kreuzblütigen Gemüsen gezählt werden und ist eines der besten Anti-Krebs-Lebensmittel.

1. Die Haut der Entenbrust mit einem scharfen Messer rautenförmig einschneiden.
2. Eine beschichtete Pfanne erhitzen und die Entenbrust mit der Haut nach unten bei mittlerer Hitze 5 bis 8 Minuten knusprig anbraten. Wenden und das Fleisch weitere 3 bis 4 Minuten rosa braten, weitere 8 Minuten, wenn es durchgebraten sein soll.
3. Die Entenbrust vom Herd nehmen. Warm stellen und ruhen lassen.
4. Das Kokosöl in einem Topf erhitzen und Ingwer, Knoblauch und Chili unter häufigem Rühren 2 Minuten andünsten.
5. Die Hühnerbrühe hinzugießen, salzen und pfeffern, aufkochen und die Temperatur reduzieren. Die Nudeln hinzugeben und einige Minuten rühren, dann schnell Spinat, Pak Choi, Spargel und Seetang hinzugeben. Abdecken und 1 Minute köcheln lassen.
6. Brühe, Nudeln und Gemüse auf Suppenteller verteilen und den Koriander hinzugeben. Entenbrust dünn aufschneiden, auf der Suppe anrichten und mit Sesam bestreuen.

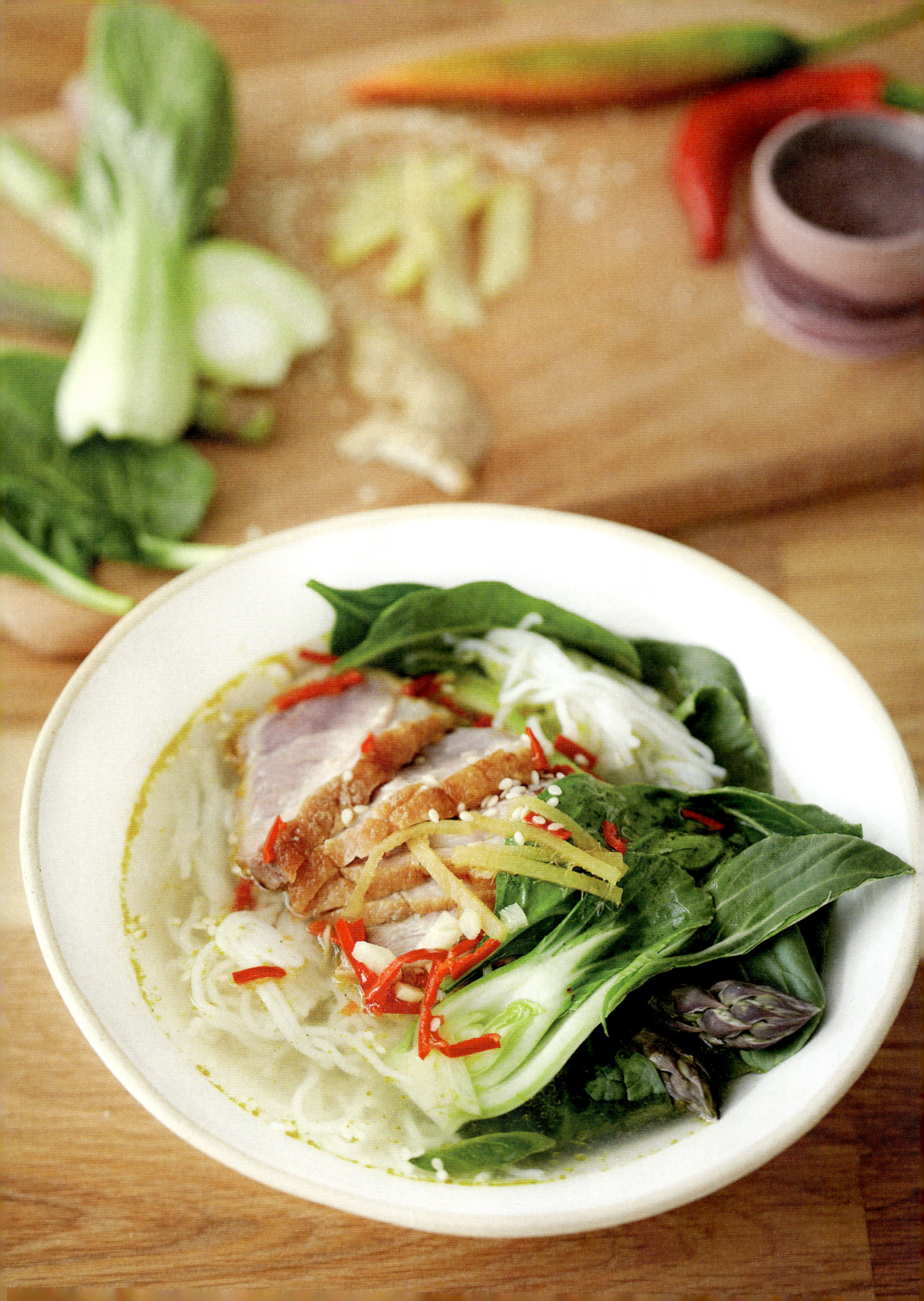

Shepherd's Pie mit Kartoffel-Wirsing-Haube

Für 2 Portionen

Zubereitung: 1 ¼ Stunden

½ EL Kokosöl
1 kleine Zwiebel, geschält und fein gehackt
1 Möhre, fein gehackt
1 Selleriestange, fein gehackt
½ kleine Rübe, fein gehackt
250 g Lammhackfleisch
400 ml Lamm- oder Rinderbrühe
1 Lorbeerblatt
Meersalz und frisch gemahlener schwarzer Pfeffer

Für die Haube

375 g Kartoffeln, geschält
1 Ei, verquirlt
100 g Wirsing oder Grünkohl, in feine Streifen geschnitten
25 g Cheddar, gerieben
Meersalz und frisch gemahlener schwarzer Pfeffer

Gönnen Sie sich diese gesunde Variante des britischen Klassikers mit grünem Gemüse, das die höchste Nährstoffdichte unter allen Gemüsen besitzt.

Eine Selleriestange steigert hier noch den Nährwert, da sie vor allem wichtige entzündungshemmende sekundäre Pflanzenstoffe beiträgt.

1. Den Backofen auf 180 °C vorheizen.
2. Das Öl in einem kleinen ofenfesten Topf oder einem kleinen Bräter erhitzen, Zwiebel, Möhre, Sellerie und Rübe 5 Minuten braten. Lammhack einrühren und weitere 5 Minuten braten.
3. Die Brühe angießen, Lorbeerblatt, Salz und Pfeffer hinzugeben, aufkochen, die Temperatur reduzieren und unter gelegentlichem Rühren 30 Minuten abgedeckt köcheln lassen. Lorbeerblatt entfernen.
4. In der Zwischenzeit die Kartoffeln in einem Topf mit Wasser 20 Minuten gar kochen. Abgießen (das Wasser auffangen) und die Kartoffeln wieder in den Topf geben. Stampfen, das verquirlte Ei hinzugeben und schnell verrühren.
5. Das Kartoffelwasser aufkochen, Wirsing oder Kohl einrühren und 1 Minuten blanchieren, dann abgießen und gut abtropfen lassen.
6. Das Gemüse mit dem Käse zum Püree geben, salzen, pfeffern und gut vermengen.
7. Das Püree in einer Lage auf dem Lammhack verteilen und im Backofen 30 Minuten backen, bis die Haube gerade bräunt und die Flüssigkeit brodelnd kocht.

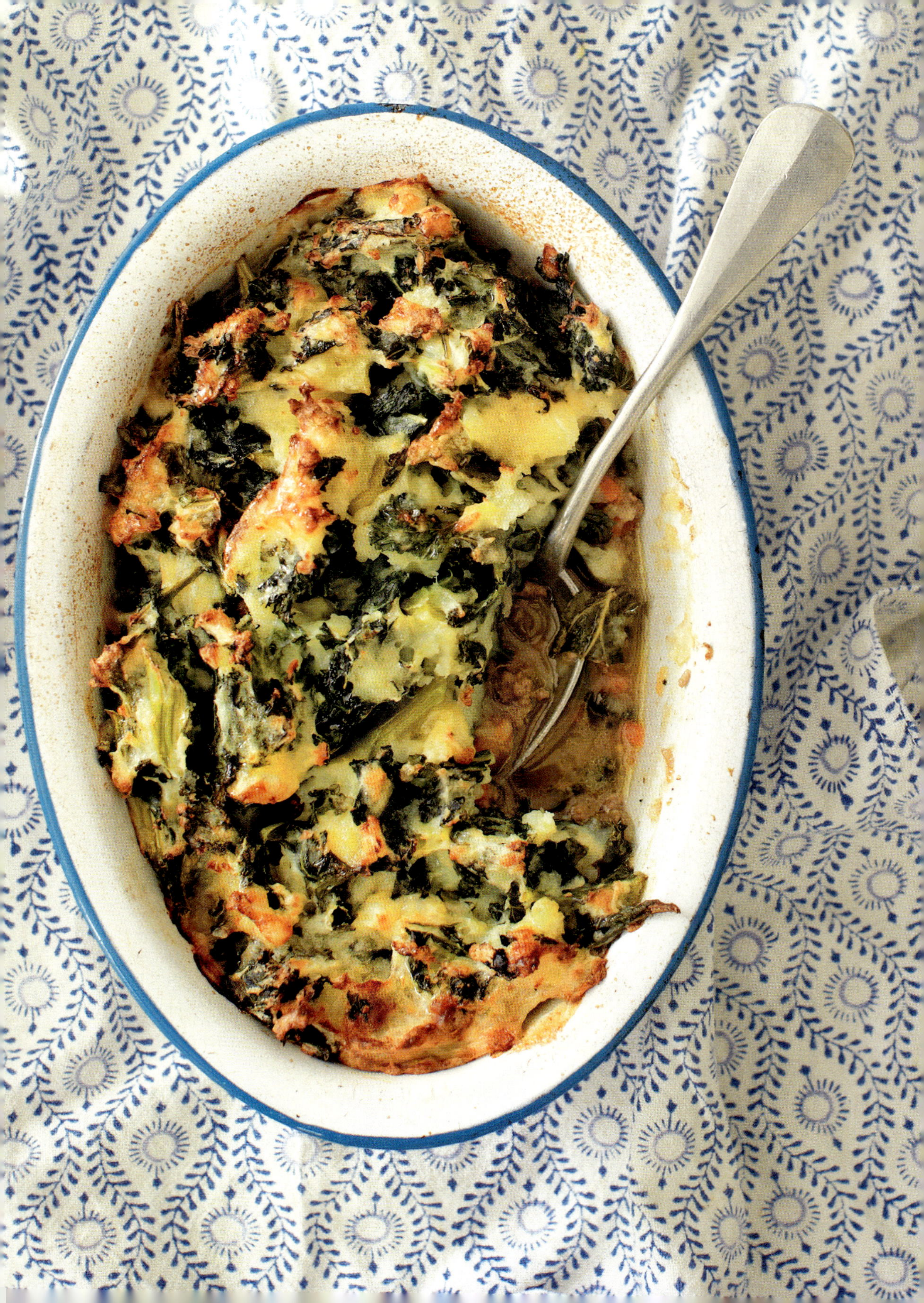

Lamm-Tajine

Für 4 Portionen
Zubereitung: 2 Stunden plus Marinieren über Nacht

1 Zwiebel, geschält und fein gehackt
2 Knoblauchzehen, geschält und gehackt
3 EL Olivenöl
1 Stück Ingwer, etwa 3 cm, gehackt
1 Prise Chiliflocken
½ TL Paprikapulver
1 TL gemahlener Kreuzkümmel
1 Prise Safranfäden oder ¼ TL geriebene frische Kurkuma oder Kurkumapulver
Meersalz und frisch gemahlener schwarzer Pfeffer
500 g Lammschulter oder -nacken, in Würfel geschnitten
400 g gehackte Tomaten aus der Dose
1 TL fein abgeriebene Orangenschale
Saft von 1 Orange
1 Zimtstange oder 1 TL Zimtpulver
10 Datteln, entkernt und gehackt
2 EL Bio-Honig
1 Bund Koriander, gehackt
50 g ganze Mandeln, geröstet

Eine herzhafte Tajine, die durch Datteln und Honig Fülle und Süße, eine samtige Textur und einen fruchtigen Geschmack gewinnt. Lammfleisch ist von den Nährwerten her gesünder als beispielsweise Rind, das oft vor dem Schlachten künstlich gemästet wird. Schafe erhalten in der Regel nur im Winter Zusatzfutter, wenn der Boden mit Schnee bedeckt ist. Es lohnt sich, eingehend nach Herkunft und Erzeugungsweise der Lebensmittel zu fragen.

Der Ingwer hat ebenfalls viele gesunde Eigenschaften. So hilft er bei der Regulierung des Blutzuckers, indem er die Insulinempfindlichkeit erhöht.

1. Den Backofen auf 160 °C vorheizen.
2. Die Zwiebel in einer Schüssel mit Knoblauch, 2 EL Olivenöl, Ingwer, Chiliflocken, Paprikapulver, Kreuzkümmel, Safran oder Kurkuma sowie Salz und Pfeffer vermengen. Das Fleisch hinzugeben und gründlich in der Mischung wenden. Abgedeckt über Nacht im Kühlschrank marinieren.
3. Restliches Öl in einem Bräter erhitzen, das Lammfleisch hineingeben und bei mittlerer bis starker Hitze rundum gleichmäßig bräunen.
4. Tomaten, Orangenschale und -saft, Zimt, Datteln und Honig einrühren und aufkochen. Das Fleisch knapp mit Wasser bedecken. Den Bräter mit einem fest schließenden Deckel abdecken und für 1 Stunde und 40 Minuten in den Backofen geben.
5. Den gehackten Koriander einrühren, abgedeckt für weitere 15 Minuten in den Ofen geben. Die Tajine zum Servieren mit den gerösteten Mandeln bestreuen.

Kräftigende Rinderbrühe mit Kräutern

Für 2 Portionen

Zubereitung: 15 Minuten (mit fertiger Brühe)

500 ml selbstgemachte Rinderbrühe (s. S. 266)
3 Petersilienzweige
3 Oreganozweige
3 Majoranzweige
1 Minzezweig
1 kleines Bund Schnittlauch
50 g Brunnenkresse

Diese wundervolle Suppe kann man ganz leicht aus einer unserer vorbereiteten und eingefrorenen Brühen (s. S. 266) zubereiten. Sie müssen sie nur auftauen, die Kräuter fein gehackt hinzugeben und alles erhitzen. Diese nahrhafte und heilende Suppe ist leicht verdaulich und wirklich lecker, was vor allem während einer Chemotherapie hilft.

1. Die Brühe aufkochen. Währenddessen alle Kräuter fein hacken.
2. Sobald die Brühe kocht, die Kräuter hinzugeben und gut umrühren. Sofort servieren.

Einfaches Steak mit asiatischer Power-Butter

Für 2 Portionen
Zubereitung: 15 Minuten plus 30 Minuten Kühlzeit

20 g Macadamianüsse
50 g zimmerwarme Butter
1 TL Wasabi
fein abgeriebene Schale und Saft von 1 Limette
1 grüne Chilischote, fein gehackt
1 TL Oliven- oder Kokosöl
2 Rinder- oder Thunfischsteaks (à 125 g)

Eine schöne Möglichkeit für zusätzliches Fett, wenn man zunehmen will oder muss. Unser Körper verlangt regelmäßig nach Protein, das er hiermit auch bekommt. Die scharfe und nahrhafte Butter passt sowohl zu Rinder- als auch zu Thunfischsteaks. Beide werden auf die gleiche Weise gebraten und können ganz nach Wunsch blutig, rosa oder durchgebraten serviert werden. Übrig gebliebene Butter hält sich einen weiteren Tag im Kühlschrank.

1. Die Nüsse im Mixer fein hacken.
2. Die Butter in Flocken schneiden und mit Wasabi, Limettensaft und -schale und der Chili in den Mixer geben und vermengen. Es geht auch von Hand: Alle Zutaten fein hacken und in einer Schüssel mit einer Gabel mit der Butter verkneten.
3. Die Butter mit Hilfe eines Blatts Backpapier zu einer Rolle formen und das Papier an beiden Enden fest zudrehen. 30 Minuten zum Festwerden in den Kühlschrank legen.
4. Das Öl in einer beschichteten Pfanne erhitzen und die Steaks nach Wunsch braten: 3 bis 4 Minuten von jeder Seite für blutig, 4 bis 6 Minuten für rosa oder 7 bis 8 Minuten für durchgebraten. Vom Herd nehmen und 3 Minuten an einem warmen Ort ruhen lassen. (Thunfischsteaks können sofort serviert werden.)
5. Die Butter aus dem Kühlschrank nehmen und in vier Scheiben schneiden. Die Steaks auf Tellern anrichten und mit den Butterscheiben belegen.

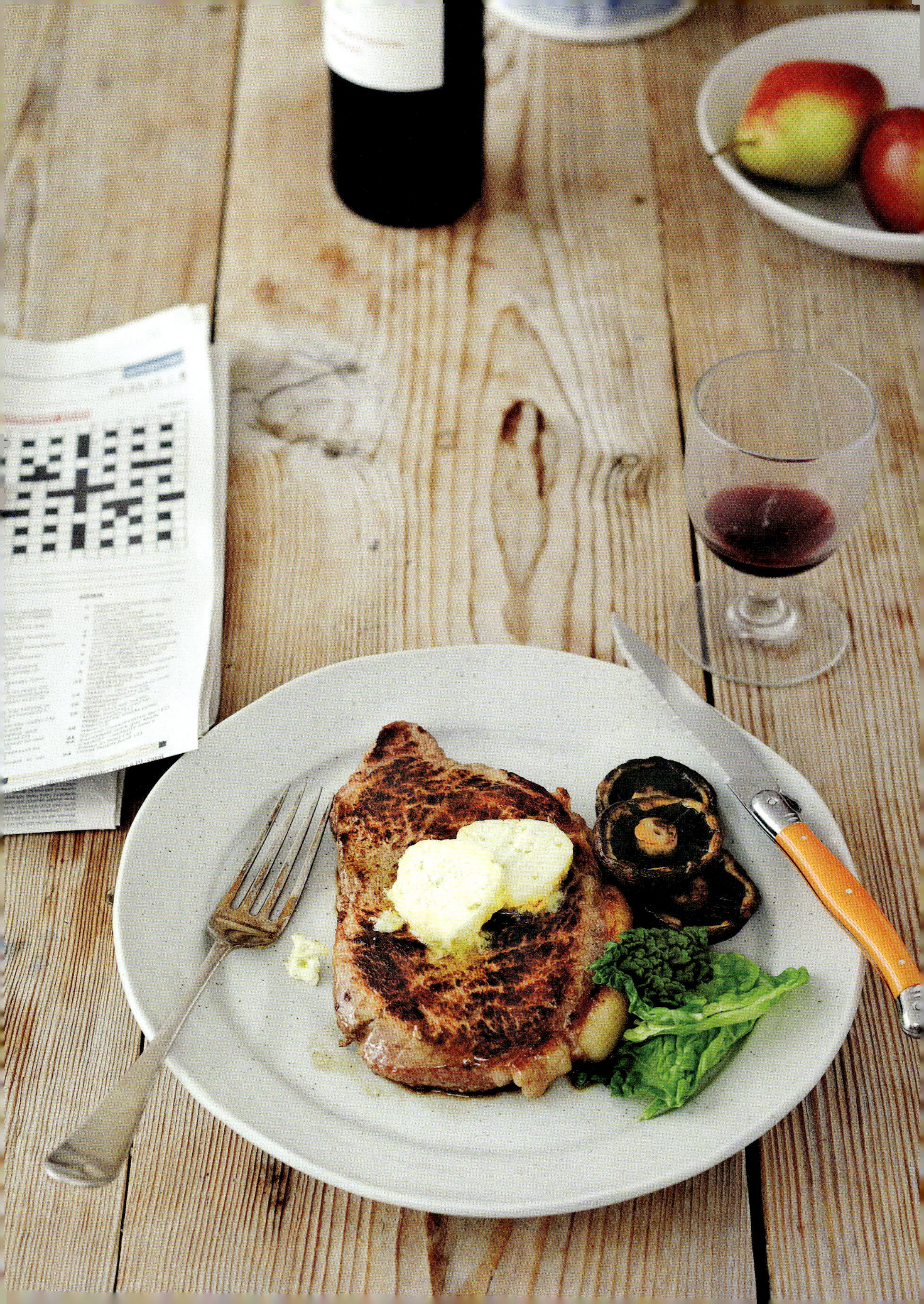

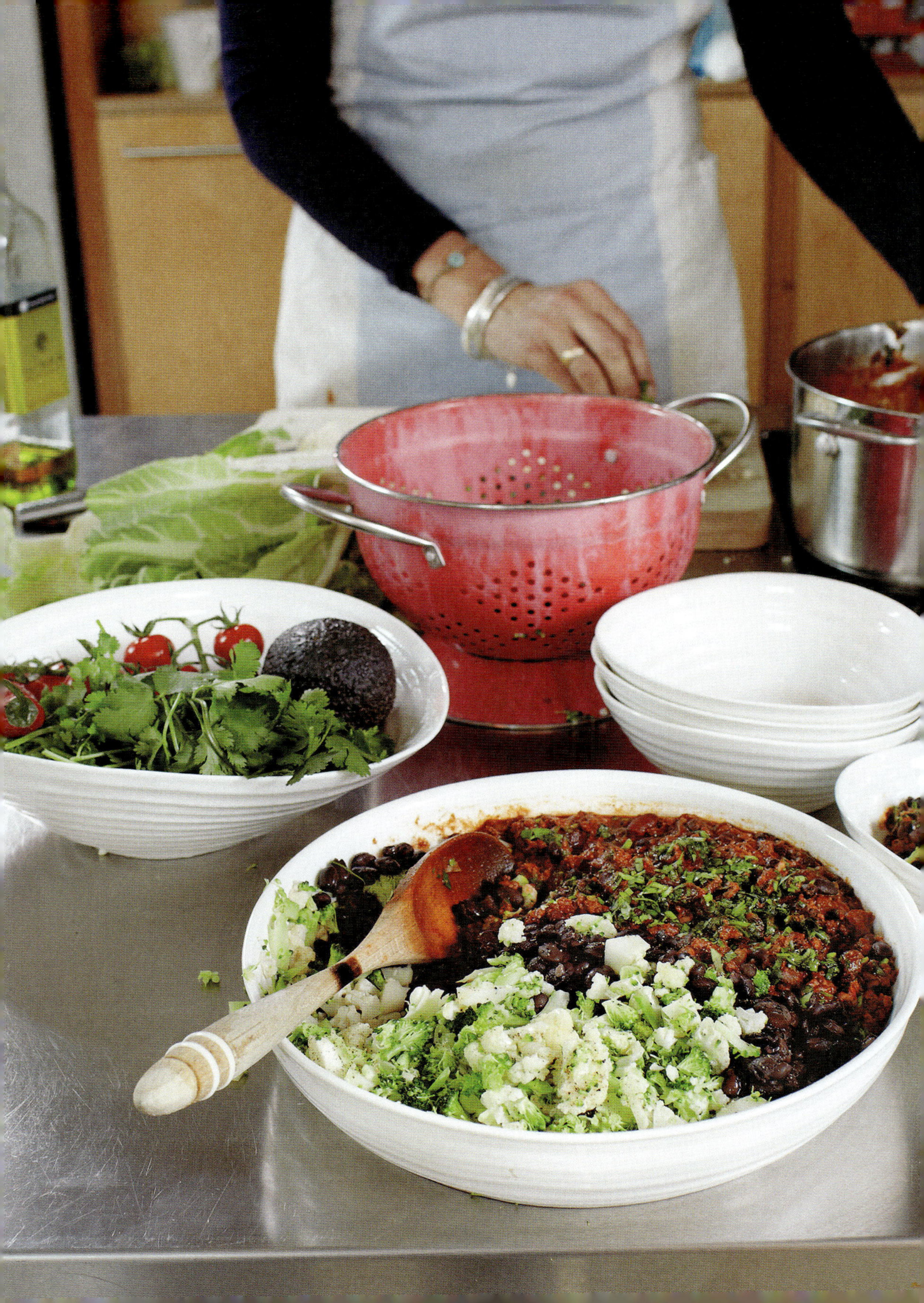

Chili con Carne mit Bohnen & grün-weißem Gemüsereis

Für 4 Portionen

Zubereitung: 1 ½ Stunden plus Einweichen über Nacht

50 g getrocknete Kidneybohnen oder 100 g Bohnen aus der Dose
50 g getrocknete schwarze Bohnen oder 100 g Bohnen aus der Dose
1 EL Kokosöl
1 Zwiebel, geschält und gewürfelt
2 Knoblauchzehen, geschält und gehackt
1 rote Chilischote, gewürfelt
400 g mageres Rinderhack
2 TL Paprikapulver
1 TL gemahlener Kreuzkümmel
1 TL gemahlener Koriander
1 Zimtstange oder 1 TL Zimtpulver
Meersalz und frisch gemahlener schwarzer Pfeffer
2 EL Tomatenmark
500 ml Passata oder 500 g gehackte Tomaten aus der Dose
500 ml Rinderbrühe
200 g Blumenkohl, grob gehackt, Strunk gerieben
200 g Brokkoli, grob gehackt, Strunk gerieben
1 Bund Koriandergrün, gehackt

Dieses proteinreiche Gericht ist eine gesunde Variante des traditionellen Chili con Carne und sehr preiswert. Ich nehme gern schwarze und Kidneybohnen, um Farbe und reichlich Ballaststoffe zu bekommen. Bohnen sind sehr gesund, haben eine niedrige glykämische Last und fördern den Serotoninspiegel.

Kreuzblütige Gemüse, wie Brokkoli und Blumenkohl, bereichern dieses Gericht und machen es zu einer leichteren und farbenfrohen Alternative zum üblichen Chili. Wenn Sie zusätzliche Kalorien brauchen, können Sie die Portionen mit einem Löffel Sauerrahm oder Bio-Joghurt anreichern.

1. Getrocknete Bohnen in getrennten Töpfen mit Wasser bedecken und über Nacht einweichen. Am nächsten Tag abgießen, abspülen und mit frischem Wasser bedecken. Aufkochen und 1 bis 1 ½ Stunden köcheln lassen, bis die Bohnen zart sind. Zwischendurch Schaum von der Oberfläche abschöpfen. Abgießen. (Bohnen aus der Dose abtropfen lassen und bis zum Schritt 4 beiseitestellen.)
2. Das Öl in einem Topf erhitzen, Zwiebel, Knoblauch, Chili und Hackfleisch unter häufigem Rühren bei mittlerer Hitze 8 Minuten anbraten.
3. Restliche Gewürze, Tomatenmark, Passata und Brühe einrühren, aufkochen und unter häufigem Rühren 30 Minuten köcheln lassen. Die Bohnen hinzugeben und weitere 30 Minuten köcheln lassen. Bei Bedarf etwas Brühe zugießen.
4. Blumenkohl und Brokkoli in sprudelndem Wasser 3 Minuten kochen.
5. Den gehackten Koriander zum Chili geben, das Gemüse in Suppentellern anrichten und mit einer Kelle Chili bedecken.

Rindfleisch-Eintopf mit Süßkartoffel & Kurkuma

Für 4 Portionen

Zubereitung: 2 ½ Stunden plus Einweichen über Nacht

100 g getrocknete Kichererbsen oder 200 g Kichererbsen aus der Dose
2 EL Kokosöl
300 g Schmorfleisch, in Würfel geschnitten
1 Zwiebel, geschält und gewürfelt
2 Knoblauchzehen, geschält und gehackt
400 g gehackte Tomaten aus der Dose
2 TL geriebene frische Kurkuma oder Kurkumapulver
1 TL Paprikapulver
500 ml Gemüse- oder Rinderbrühe (s. S. 266)
Meersalz und frisch gemahlener schwarzer Pfeffer
300 g Süßkartoffeln, in mundgerechte Stücke geschnitten
1 Bund Koriandergrün, gehackt

Für dieses Gericht nimmt man am besten ein preiswerteres Fleisch, das dennoch voller Proteine, Vitamin B_{12} und Zink steckt: wichtig für gesundes Haar, Haut und Augen und die kognitiven Fähigkeiten. Auch hier ist Bio-Fleisch die beste Wahl.

Kurkuma enthält Curcumin, und die Forschung zeigt, dass dieses vielseitige Gewürz entzündungs- und krebshemmende Eigenschaften besitzt. Wie die Süßkartoffel steckt Kurkuma voller Nährstoffe, vor allem enthält sie Beta-Carotin, das die Immunabwehr unterstützt. Sie sollten Süßkartoffeln regelmäßig als Alternative zu Kartoffeln verwenden. Trotz ihres Namens enthalten sie weniger Zucker (in Form von Stärke) und mehr Nährstoffe.

1. Getrocknete Kichererbsen in einem Topf mit Wasser bedecken und über Nacht einweichen. Am nächsten Tag abgießen, abspülen und mit frischem Wasser bedecken. Aufkochen und 1 bis 1 ½ Stunden köcheln lassen, bis die Kichererbsen zart sind. Zwischendurch Schaum von der Oberfläche abschöpfen. Abgießen. (Kichererbsen aus der Dose abtropfen lassen und bis zum Schritt 4 beiseitestellen.)
2. Das Öl in einem Bräter erhitzen und das Rindfleisch rundum anbräunen.
3. Zwiebel und Knoblauch hinzugeben und unter häufigem Rühren weitere 5 Minuten braten.
4. Kichererbsen, Tomaten, Kurkuma, Paprikapulver, Brühe, Salz und Pfeffer einrühren, die Temperatur reduzieren und abgedeckt 2 Stunden sanft köcheln lassen.
5. Die Süßkartoffeln in den Bräter geben, gut durchheben und unabgedeckt weitere 30 Minuten kochen. Die Jus sollte sämig sein und am Löffelrücken haften. Bei Bedarf die Temperatur erhöhen, aber regelmäßig umrühren.
6. Zum Servieren den Koriander einrühren.

Schweinelende mit Zitronencremesoße & Salbei

Für 2 Portionen

Zubereitung: 40 Minuten

20 g Butter

1 EL Olivenöl

200 g Schweinelende

16 Salbeiblätter

100 ml Weißwein

100 ml Crème double

Saft von 1 Zitrone

Meersalz und frisch gemahlener schwarzer Pfeffer

Dieses nahrhafte Gericht ist reich an Fetten – gut zum Gewichtsaufbau. Dabei ist Schweinelende selbst relativ mager und liefert wichtige Mineralien, wie Phosphor und Selen, die dabei helfen, den Stoffwechsel zu regulieren und die Blutgefäße vor Schäden zu bewahren. Sie können aber statt Schwein auch Hähnchenfleisch nehmen.

Salbei ist reich an Antioxidantien, hilft der Verdauung und wirkt entzündungshemmend. Er war ein Bestandteil des mittelalterlichen »Vierräuberessigs«, der gegen die Pest vorbeugen sollte.

Reichen Sie dazu das Blumenkohl-Bohnen-Püree (s. S. 199).

1. Den Backofen auf 180 °C vorheizen.
2. Die Hälfte der Butter mit dem Olivenöl in einem Topf erhitzen, die Lende in zwei gleich große Stücke schneiden und etwa 8 bis 10 Minuten rundum leicht bräunen. Das Fleisch dann in eine Auflaufform legen und 12 bis 15 Minuten im Backofen schmoren, bis es durchgegart ist.
3. Derweil die Salbeiblätter in den Topf geben, in dem das Fleisch angebraten wurde, bei Bedarf etwas Butter hinzugeben. 1 bis 2 Minuten braten, dann herausnehmen und beiseitestellen.
4. In die benutzte Pfanne Wein geben und die Jus schnell auf die Hälfte einkochen. Die Temperatur reduzieren, die Crème double hinzugeben und unter Rühren kochen, bis die Soße andickt. Wenn sie zu dünn ist, die Temperatur erhöhen und rühren, bis die gewünschte Konsistenz erreicht ist.
5. Das Fleisch aus dem Ofen nehmen und einige Minuten ruhen lassen. Den Bratensaft aus der Form mit Zitronensaft, Salz und Pfeffer zur Soße geben und gut verrühren.
6. Das Fleisch aufschneiden und mit der Soße übergießen. Mit dem gebratenen Salbei bestreuen und servieren.

Süße Verführer

In grünem Tee pochierte Pfirsiche mit Honig & Mandeljoghurt

Für 4 Portionen

Zubereitung: 1 Stunde

1 TL grüner Tee
3 Scheiben frischer Ingwer
4 Pfirsiche
3 EL gemahlene Mandeln
6 EL Bio-Naturjoghurt
2 TL Mandelblättchen, geröstet
4 TL Imker- oder Bio-Honig, vorzugsweise aus der Region

Dieses elegante und ungewöhnliche Dessert nutzt gesunden grünen Tee zum Pochieren des Obsts. Grüner Tee ist hilfreich im Kampf gegen Krebs, da er die Entgiftung der Leber unterstützt. Tierversuche mit Brustkrebszellen haben außerdem gezeigt, dass ein Inhaltsstoff von Pfirsichen Krebszellen abtöten kann, ohne gesunde Zellen zu beeinträchtigen.

Der sättigende, cremige Mandeljoghurt ist proteinreich und dennoch magenfreundlich und einfach zu schlucken. Verwenden Sie nach Möglichkeit Bio-Honig aus der Region.

1. Nehmen Sie einen Topf, in den die Pfirsiche gerade hineinpassen. Zunächst 500 ml Wasser, Grüntee und Ingwer in den Topf geben und zum Kochen bringen, die Temperatur auf schwache Hitze reduzieren.
2. Die Pfirsiche hineingeben, den Deckel auflegen und 6 Minuten köcheln lassen. Die Pfirsiche nach der Hälfte der Kochzeit wenden.
3. Vom Herd nehmen und die Pfirsiche auskühlen lassen. Herausheben und vorsichtig schälen. Die Pfirsiche können ganz oder in schmale Spalten geschnitten serviert werden.
4. Die gemahlenen Mandeln in den Joghurt rühren. Jeweils etwas davon in eine Schale geben, einen Pfirsich daraufsetzen, mit Mandelblättchen bestreuen und mit Honig beträufeln.

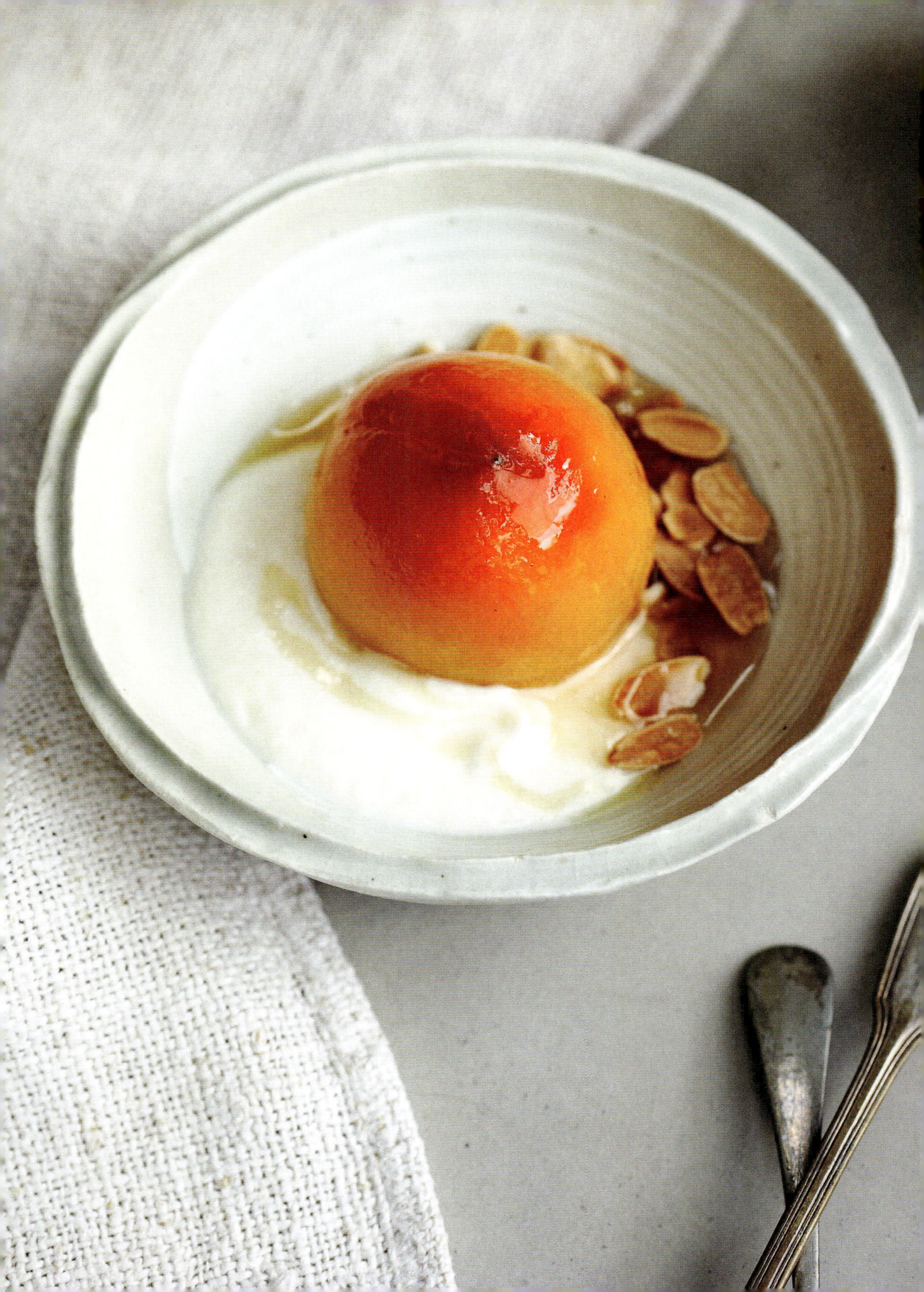

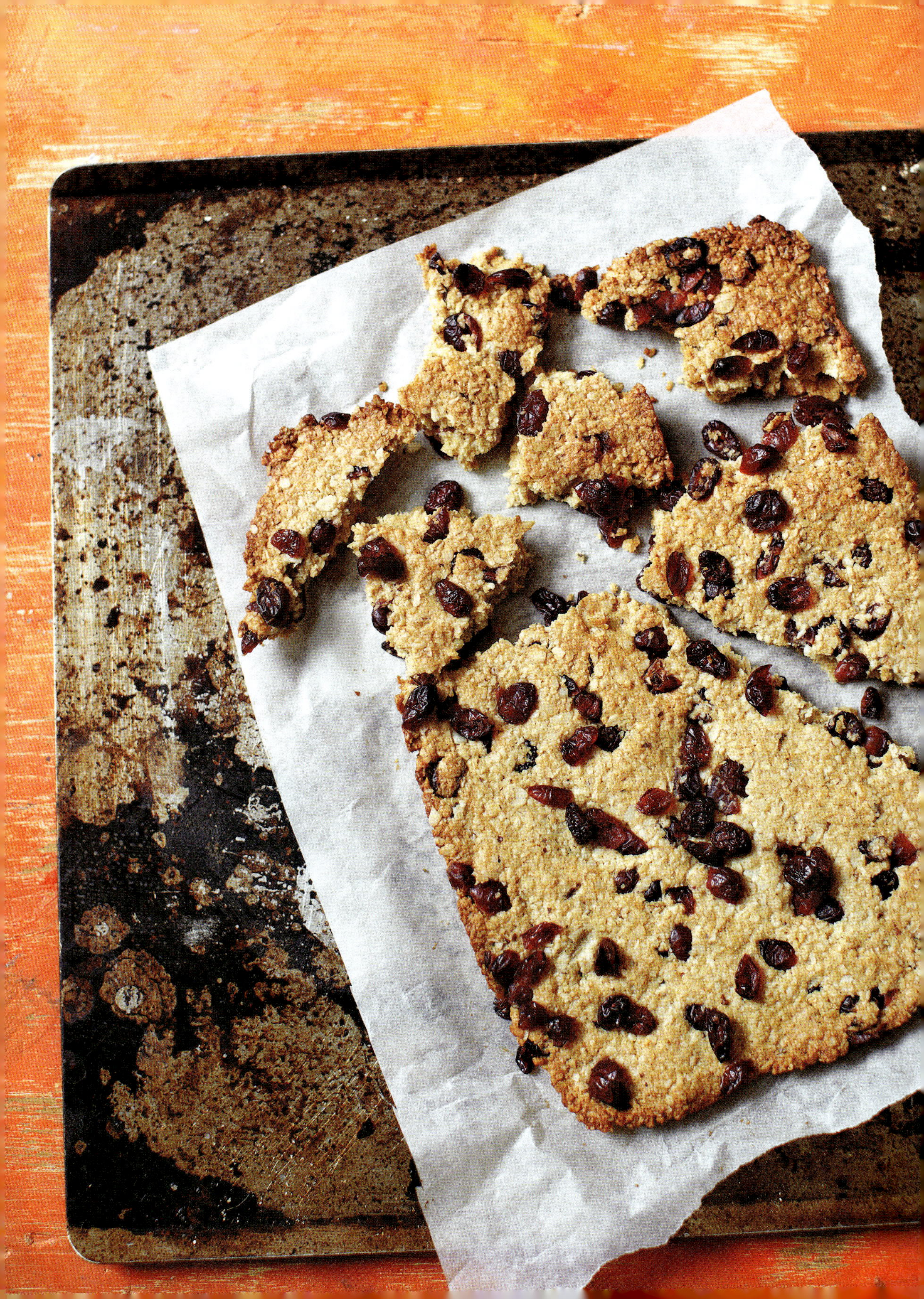

Hafer-Beeren-Riegel

Für 1 Backblech
Zubereitung: 45 Minuten
150 g Haferflocken
100 g Paranüsse
75 g Kokosöl
50 g Imker- oder Bio-Honig, vorzugsweise aus der Region
100 g getrocknete Beeren, wie Heidelbeeren oder auch Kirschen
1 Ei

Gönnen Sie sich einen dieser Riegel, wenn Sie Lust auf etwas Süßes haben, aber ohne raffinierten Zucker auskommen wollen.

1. Den Backofen auf 160 °C vorheizen. Ein Backblech (28 × 18 cm) mit Backpapier auslegen.
2. Haferflocken und Paranüsse im Mixer grob zerkleinern.
3. Das Kokosöl mit dem Honig sanft erhitzen, dann vom Herd nehmen und Haferflocken und Nüsse, Beeren und Ei einrühren. Die Masse gründlich vermengen, dann auf das vorbereitete Backblech geben, gleichmäßig verstreichen und nach Wunsch mit ein paar zusätzlichen Beeren bestreuen.
4. Im Backofen 20 Minuten backen. Auf dem Blech abkühlen lassen, in Riegel schneiden oder in Stücke brechen.

Schoko-Walnuss-Brownies

Für 1 Backblech (etwa 16 Brownies)
Zubereitung: 45 Minuten
150 g Butter
200 g Zartbitterschokolade (mindestens 75 % Kakaoanteil)
100 g Zuckerrohrmelasse
3 Eier
100 g Kokosraspel oder Kokosmehl
1 TL Backpulver
110 g Walnüsse, gehackt, oder andere Nüsse nach Wunsch

Jeder braucht ab und zu mal einen kleinen süßen Happen zum Verwöhnen, und kleine Mengen Zartbitterschokolade sind sogar gesund, da sie Polyophenole enthält – sekundäre Pflanzenstoffe, die (zumindest unter Laborbedingungen) Krebszellen töten können.

Durch das Kokosmehl ist dies ein glutenfreies Rezept und daher sogar noch gesünder. Sie können es also im beruhigenden Wissen genießen, dass dieser Snack Ihnen guttut.

1. Den Backofen auf 180 °C vorheizen. Ein Backblech (28 × 18 cm) mit Backpapier auslegen.
2. Die Butter in einem Topf zerlassen, die Schokolade in Stücke brechen, zur Butter geben und bei schwacher Hitze rühren, bis sie geschmolzen ist.
3. Die Melasse einrühren und sanft erhitzen. Vom Herd nehmen und 5 Minuten abkühlen lassen.
4. Die Eier verquirlen und gemeinsam mit Kokos, Backpulver und Nüssen zügig in die Schokoladenmasse rühren, bis alle Zutaten gleichmäßig verteilt sind. Dann die Masse auf das Backblech streichen und 20 Minuten im Backofen backen.
5. Etwa 10 Minuten auf dem Blech abkühlen lassen, dann in 16 Stücke schneiden. Die Brownies mit Eiscreme, Sahne oder einer milchfreien Alternative genießen.

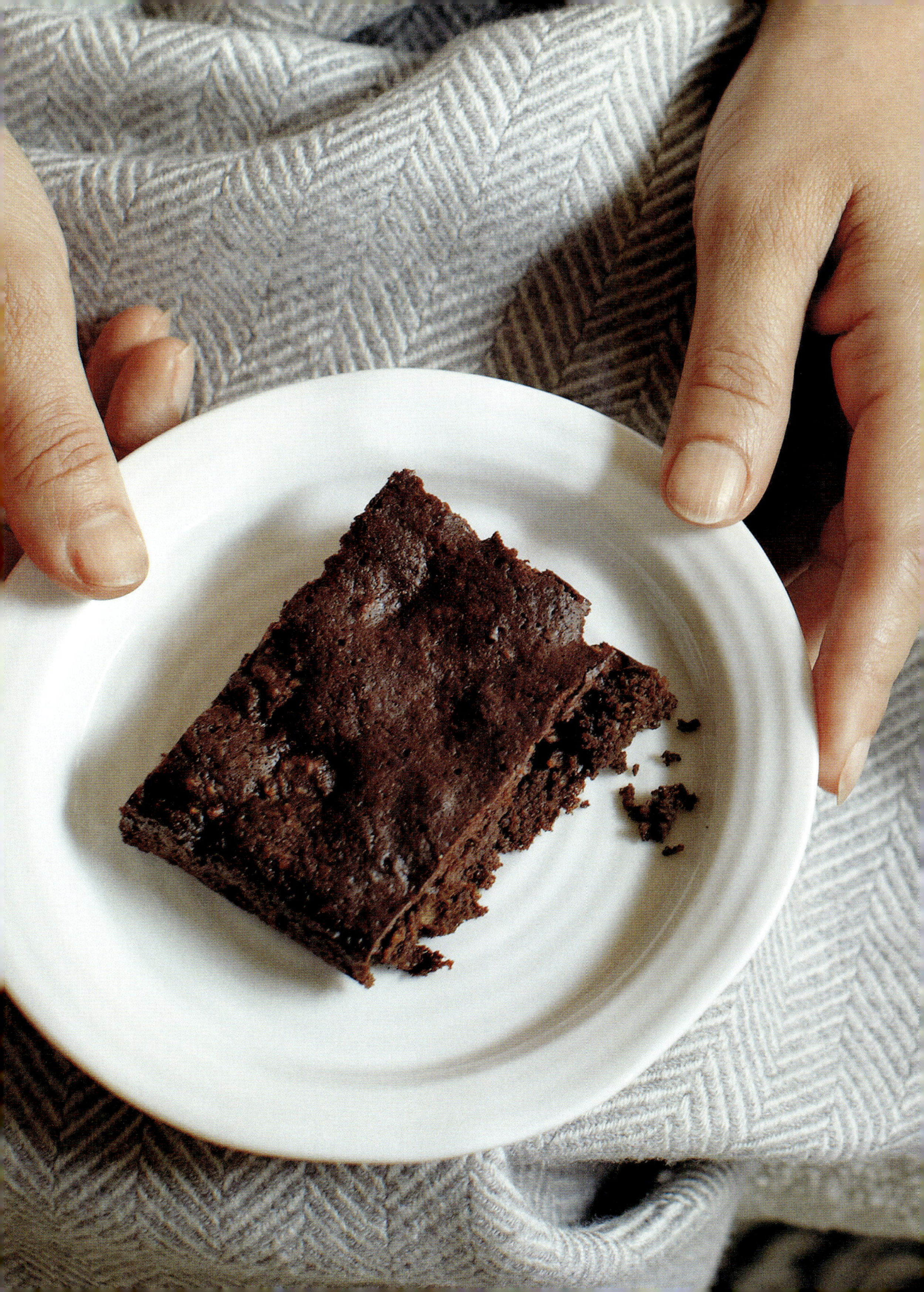

Bananen-Dattel-Brot

Für 1 Kastenform
Zubereitung: 1 Stunde plus Einweichen über Nacht
200 g Datteln
2–3 reife Bananen
3 Eier, verquirlt
100 g Butter, zerlassen
150 g feines Maismehl
1 ½ TL glutenfreies Backpulver

Dieser Kuchen ist nicht nur mehl- und glutenfrei, sondern insgesamt sehr gesund. Dank der nährstoffreichen Bananen und Datteln ist er der ideale Snack für alle, die Gluten und raffinierten Zucker meiden möchten.

Bananen sind weltweit eine der beliebtesten und am häufigsten verzehrten Obstsorten und bieten viel Magnesium und Kalium. Außerdem gelten sie als stimmungshebend.

Die eingeweichten Datteln sind nicht nur leicht verdaulich und ballaststoffreich, sondern auch eine gute Quelle für Vitamin A und K. Der Kuchen ist ein toller Snack – vor allem, wenn Sie ein paar Kalorien mehr zu sich nehmen möchten.

1. Die Datteln in einer Schüssel knapp mit kochend heißem Wasser bedecken und über Nacht quellen lassen.
2. Am nächsten Tag den Backofen auf 180 °C vorheizen und eine Kastenform (500 g) mit Backpapier auslegen. Die Datteln mit dem Dattelwasser, Bananen und Eiern in der Küchenmaschine oder im Mixer glatt pürieren.
3. Die Butter zerlassen, die Bananenmischung mit dem Maismehl hineingeben und alles gründlich vermengen.
4. Das Backpulver mit ein paar Esslöffeln Wasser verquirlen und gründlich in den Teig einarbeiten. In die Kuchenform füllen und 50 Minuten im Backofen backen, bis an einer in die Mitte gestochenen Messerklinge kein Teig mehr kleben bleibt.
5. Den Kuchen aus dem Ofen nehmen und 10 Minuten in der Form abkühlen lassen, auf ein Kuchengitter setzen und auskühlen lassen. Wird der Kuchen nicht sofort gegessen, in Backpapier einwickeln und in einem luftdicht schließenden Behälter aufbewahren.

Energiebomben

Ergibt 20 Stück

Zubereitung: 30 Minuten

150 g Datteln, entsteint
1 EL Sonnenblumenkerne
100 g gemahlene Mandeln
1 EL Kakao
1 EL Tahin
½ TL Zimt
30 g Kokosraspel

Diese supergesunden Trüffel können als kleiner Nachtisch gegessen werden, eignen sich aber auch als Snack für Tage, an denen man nicht zu Hause ist und zwischendurch eine Kleinigkeit braucht. Die kleinen Energielieferanten sind leicht verdaulich und für den Körper schnell verwertbar. Sie lassen sich zudem ganz einfach dem eigenen Geschmack anpassen, indem man beispielsweise die Datteln durch Pflaumen, Aprikosen oder Rosinen und die gemahlenen Mandeln durch andere gemahlene Nüsse ersetzt.

Die Kokosraspel geben den Trüffeln einen dekorativen Überzug. Eine kleine Warnung: Diese Kugeln sind bewusst klein gehalten, denn sie stecken voller Energie. Daher ist es besser, zwei kleine Kugeln zu naschen als ein oder zwei große!

1. Datteln und Sonnenblumenkerne im Mixer fein zerkleinern.
2. Mandeln, Kakao, Tahin und Zimt hinzugeben und glatt mixen.
3. Die Mischung in 20 Portionen teilen und diese zu kleinen Kugeln rollen.
4. Die Kokosraspel auf einen Teller streuen, die Kugeln unter laufendem Wasser leicht anfeuchten und in den Kokosraspeln rollen, bis sie gleichmäßig überzogen sind. In einem luftdicht schließenden Behälter im Kühlschrank aufbewahren.

Früchtebrot mit Körnern & Nüssen

Ergibt 1 Kuchen
Zubereitung: 2 Stunden und 20 Minuten plus Einweichen über Nacht

- 50 g Sultaninen
- 50 g Trockenpflaumen
- 50 g Feigen
- 50 g getrocknete Cranberrys
- 50 g getrocknete Aprikosen
- 50 g Datteln
- 50 g Kürbiskerne
- 50 g Sonnenblumenkerne
- 50 g Sesamsamen
- 1 Teebeutel nach Wahl
- 100 g Zuckerrohrmelasse
- 50 ml Olivenöl
- 50 g Paranüsse, gehackt
- 50 g gemahlene Mandeln
- 50 g Walnüsse, gehackt
- 25 g Kokosflocken oder Kokosraspel
- 100 g Kichererbsenmehl
- 1 TL frisch geriebene Muskatnuss
- 1 TL Lebkuchengewürz
- 2 Eier

Dieser Kuchen ist ein weiteres Rezept ohne Mehl und raffinierten Zucker: eine gesunde Alternative, da er voller Früchte, Samen und Nüsse steckt und viele Ballaststoffe liefert. Durchgezogen schmeckt er noch besser. Schlagen Sie ihn dazu in Wachspapier ein und bewahren Sie ihn in einem luftdicht schließenden Behälter auf.

Schon eine dünne Scheibe zum Tee ist alles, was man braucht – besonders an Behandlungstagen, wenn man etwas Gesundes, Leckeres möchte, das guttut. Die Zusammensetzung lässt sich beliebig ändern, solange die Menge der Trockenfrüchte zusammen 300 Gramm beträgt.

1. Trockenfrüchte und Samen mit dem Teebeutel und der Melasse in eine Schüssel geben. Mit kochendem Wasser bedecken, umrühren und über Nacht ziehen lassen.
2. Am nächsten Tag den Backofen auf 180 °C vorheizen und eine Springform von 20 cm Durchmesser mit Backpapier auslegen.
3. Den Teebeutel herausnehmen. Olivenöl, Paranüsse, Mandeln, Walnüsse, Kokosflocken oder -raspel, Kichererbsenmehl, Muskat, Lebkuchengewürz und Eier zu den eingeweichten Früchten und Samen geben und alles gründlich vermengen.
4. Den Teig in die Form füllen und auf mittlerer Schiene etwa 2 Stunden backen. Währenddessen die Form mehrfach drehen, damit der Kuchen gleichmäßig backt. Er ist fertig, wenn an einer in die Mitte gestochenen Messerklinge kein Teig mehr kleben bleibt. Den Kuchen zum Abkühlen auf ein Kuchengitter setzen.

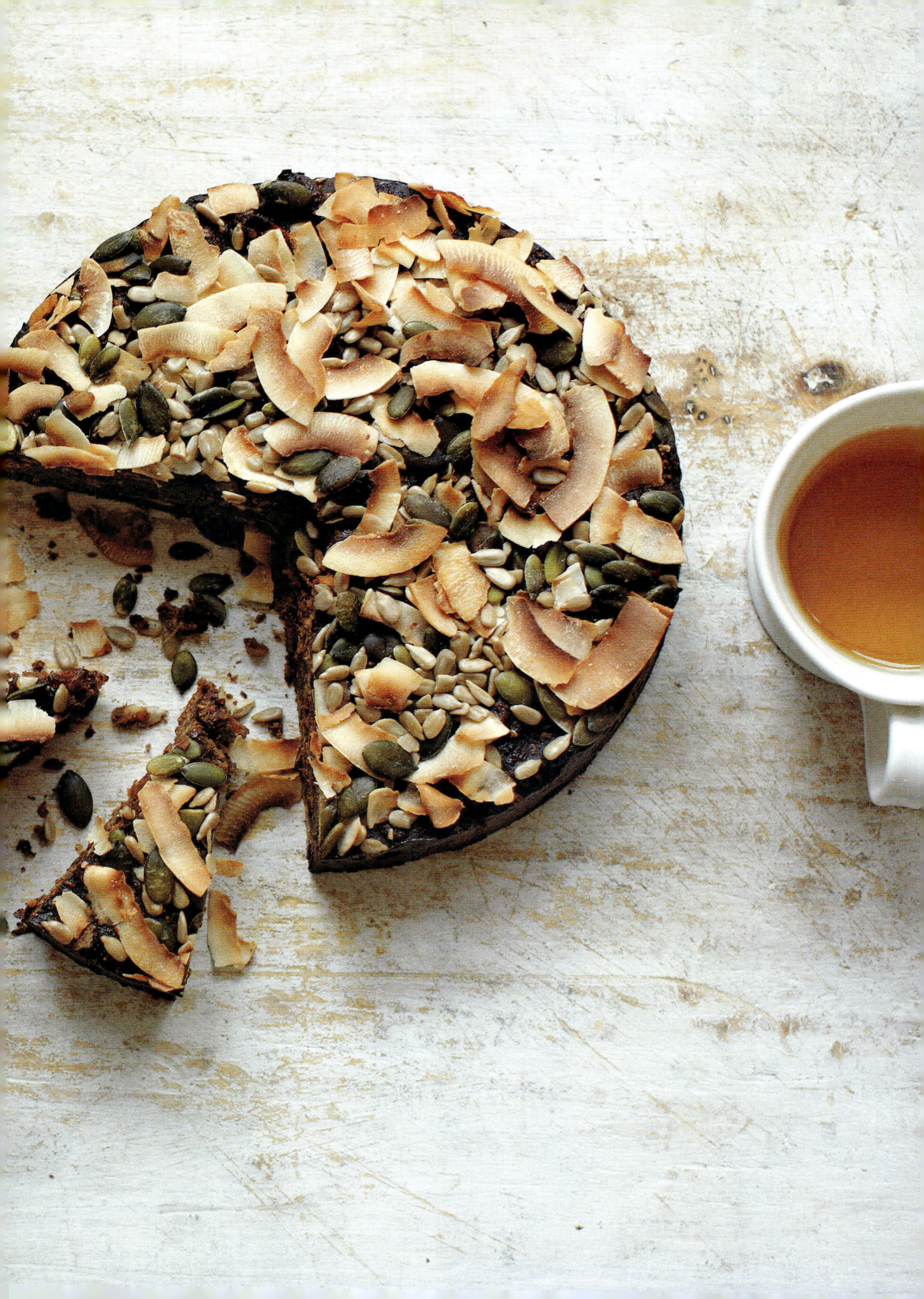

Superfood für jeden Tag

Dinkel-Sodabrot

Ergibt 1 Laib

Zubereitung: 1 Stunde und 15 Minuten

300 ml Vollmilch
1 EL frisch gepresster Zitronensaft
450 g Dinkelmehl
50 g Sonnenblumenkerne
50 g Kürbiskerne
2 TL Speisenatron
1 Prise Salz
1 EL Kokosöl
1–2 EL Sesamsamen

Dieses verführerische Brot steckt voller guter Zutaten. Dinkel ist ein altes Getreide, dessen Gluten im Gegensatz zu modernen Weizenhybriden wesentlich fragiler ist und leichter vom Körper aufgespalten werden kann. Man nimmt an, dass 80 Prozent der Menschen Probleme haben, Gluten zu verdauen. Deshalb sollten Sie es mit Dinkel versuchen, wenn auch Sie nach dem Verzehr von Weizen manchmal ein unangenehmes Völlegefühl verspüren. Natron als Treibmittel kann dem Körper zum Säure-Basen-Gleichgewicht (s. S. 94) verhelfen.

1. Den Backofen auf 200 °C vorheizen.
2. Die Milch mit dem Zitronensaft verrühren. 5 bis 10 Minuten ruhen lassen, bis sie ausflockt.
3. Dinkelmehl, Sonnenblumen- und Kürbiskerne, Natron, Salz, Milch und 50 ml Wasser in einer großen Schüssel von Hand gründlich vermengen.
4. Die Arbeitsfläche mit ein wenig Dinkelmehl bestäuben und den Teig 3 Minuten kneten.
5. Den Teig zu einer Kugel oder einem länglichen Laib formen und auf der Oberseite kreuzförmig einschneiden. Eine 500-Gramm-Kastenform mit Kokosöl einfetten und die Wände mit Sesamsamen bestreuen. Den Laib in die Form drücken.
6. Das Brot auf mittlerer Schiene 40 Minuten backen. Es ist fertig, wenn es beim Klopfen auf die Unterseite hohl klingt.

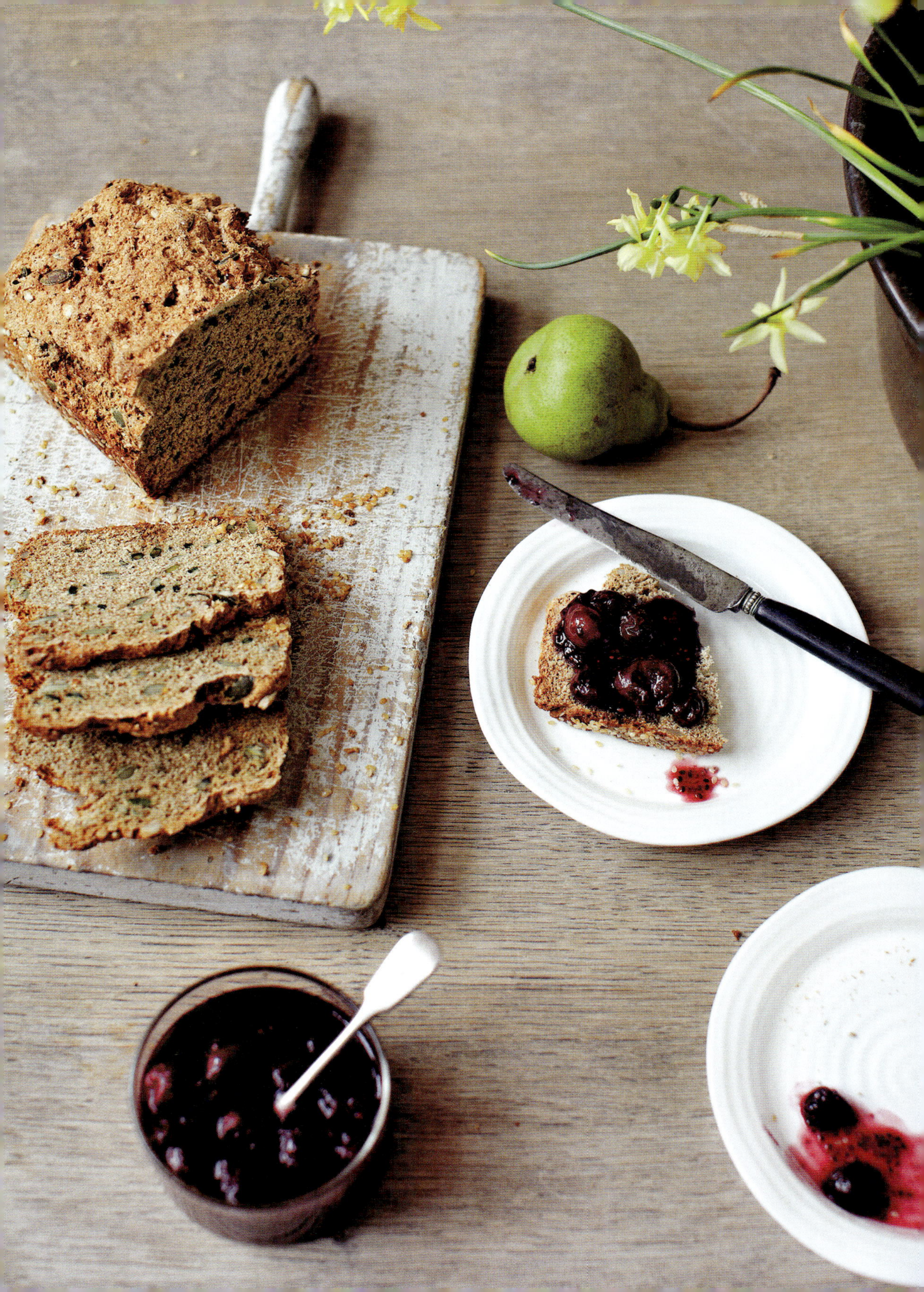

Sauerkraut

Ergibt 1 Glas
Zubereitung: 40 Minuten plus bis zu 7 Tage Fermentation

½ Rot- oder Weißkohl
1 EL Meersalz
1 TL Senfsamen
1 TL Kümmelkörner

Fermentierte Lebensmittel sind sehr gut für die nützlichen Bakterien der Darmflora und unterstützen nicht nur die Verdauung, sondern auch die Immunabwehr.

Sie können hier Rot- oder Weißkohl nehmen. Ich mag die kräftige Farbe des Rotkohls, er schmeckt sauer eingelegt genauso wie Weißkohl. Servieren Sie ihn zu gegrilltem oder geschmortem Fleisch oder auch auf einer Scheibe leckerem Dinkel-Sodabrot (s. S. 260) mit Käse.

1. Strunkansatz und äußere Blätter des Kohls entfernen, aber ein Blatt davon aufbewahren.
2. Den Kohl vierteln und den harten Strunk entfernen. Die Blätter von Hand, in der Küchenmaschine oder mit dem Gemüsehobel in dünne Streifen schneiden. Mit Salz, Senf und Kümmel in eine Schüssel geben und mit einem Holzlöffel oder den Händen 5 Minuten durchkneten, bis der Kohl weich wird und Saft abgibt. Das Salz und das kräftige Mischen machen ihn zart.
3. Den Kohl mit seinem Saft dicht gepackt in ein steriles Einmachglas füllen (das Sterilisieren geht am einfachsten in der heißen Spülmaschine). Mit dem zurückbehaltenen Blatt abdecken und mit einem kleineren sterilen Glas beschweren. Der Kohl muss vollständig von seinem Saft bedeckt sein (bei Bedarf mit ein wenig Wasser auffüllen). Bis zu sieben Tage bei Zimmertemperatur gären lassen, dabei täglich abdecken, durchheben und wieder abdecken. Die Dauer hängt von der Umgebungstemperatur ab: Je wärmer die Küche, desto schneller setzt die Fermentation ein.
4. Wenn kleine Blasen im Saft aufsteigen, kann das Glas in den Kühlschrank gestellt werden. Das Sauerkraut hält sich dort bis zu sechs Wochen. Wir servieren es gern in einer kleinen Schale, so wird es regelmäßig in kleinen Mengen gegessen und kann auf diese Weise dem Darm helfen.

Kimchi

Ergibt 1 Glas
Zubereitung: 40 Minuten plus bis zu 7 Tage Fermentation
1 Chinakohl
6 Knoblauchzehen, geschält
1 Stück Ingwer, etwa 5 cm
1 Daikon-Rettich oder 8 Radieschen
½ Zwiebel, geschält
1–2 rote Chilischoten
1 EL Meersalz
1 TL Fischsoße

Dieser scharf eingelegte Kohl stammt aus Korea, wo er zu allen Mahlzeiten als gesunde Beilage und scharfe Würze gegessen wird. Sie können die Schärfe natürlich Ihrem Geschmack anpassen. Wie beim Sauerkraut helfen auch hier die Mikroorganismen aus der Fermentation der Verdauung. Sie können Kimchi genauso genießen wie Sauerkraut und es außerdem zu asiatischen Gerichten servieren, wo es eine schöne zusätzliche Schärfe beiträgt.

1. Ein Blatt des Chinakohls intakt lassen, den Rest von Hand oder mit dem Gemüsehobel in sehr feine Streifen schneiden und in eine Schüssel geben.
2. Knoblauch, Ingwer, Daikon oder Radieschen, Zwiebel und Chilis in dünne Streifen oder Scheiben schneiden und mit Salz und Fischsoße zum Kohl geben. Mit einem Holzlöffel oder den Händen 5 Minuten kräftig durchmischen, bis das Gemüse weich wird und Saft abgibt.
3. Alles fest gepackt in ein steriles Einmachglas füllen (das Sterilisieren geht am einfachsten in der heißen Spülmaschine). Mit dem zurückbehaltenen Blatt abdecken und mit einem kleineren sterilen Glas beschweren. Der Kohl muss vollständig von seinem Eigensaft bedeckt sein (bei Bedarf mit ein wenig Wasser auffüllen).
4. Bis zu sieben Tage bei Zimmertemperatur gären lassen. Die Dauer hängt von der Umgebungstemperatur ab: Je wärmer die Küche, desto schneller setzt die Fermentation ein.
5. Wenn kleine Blasen im Saft aufsteigen, kann das Glas in den Kühlschrank gestellt werden. Das Kimchi hält sich bis zu sechs Wochen.

Früchte-Chutney

Ergibt 1 kg

Zubereitung: 50 Minuten

1 TL Kokosöl
½ rote Zwiebel, geschält und gehackt
2 Knoblauchzehen, geschält und gehackt
½ rote Chilischote, gehackt
1 Stück frische Kurkuma, etwa 4 cm, gerieben, oder 2 TL Kurkumapulver
1 Stück Ingwer, etwa 4 cm, gerieben
2 große Äpfel
2 große Birnen
fein abgeriebene Schale und Saft von 1 Zitrone
1 TL Apfelessig
2 Gewürznelken
1 Stück Zimtrinde
Meersalz und frisch gemahlener schwarzer Pfeffer

Ernährungswissenschaftler sind sich einig, dass Kurkuma dank ihrer entzündungshemmenden Eigenschaften *das* Anti-Krebs-Gewürz schlechthin ist. Frische Kurkuma ähnelt dem Ingwer, hat aber leuchtend oranges Fruchtfleisch. Sie muss vor der Verwendung fein gerieben werden, am besten mit Küchenhandschuhen, da sie auch die Finger kräftig gelb färbt! Wenn Sie keine frische Kurkuma finden können, tut es auch das Pulver.

Wenn Sie Chutney lieben, aber nicht so viel Zucker zu sich nehmen wollen, ist diese Version mit Früchten und Gewürzen wie für Sie gemacht. Dazu kommen noch all die entzündungshemmenden Stoffe. Dieses Chutney ist vielseitig verwendbar und schmeckt zu warmen und kalten Gerichten.

1. Das Öl in einem großen, niedrigen Topf erhitzen und Zwiebel, Knoblauch, Chili, Kurkuma und Ingwer 5 Minuten andünsten.
2. Äpfel und Birnen schälen und entkernen, in gleich große Stücke schneiden. Mit Zitronenschale und -saft, Essig, Nelken, Zimt, Salz und Pfeffer in den Topf geben. Gut durchrühren, 50 ml Wasser hinzugeben und unter vorsichtigem Rühren 25 Minuten sanft köcheln lassen.
3. Alles in sterile Schraubgläser abfüllen (das Sterilisieren geht am einfachsten in der heißen Spülmaschine), abkühlen lassen. Das Chutney hält sich bis zu 1 Woche im Kühlschrank.

10-Gemüse-Tomatensoße

Ergibt 1 Liter
Zubereitung: 1 Stunde
1 EL Kokosöl
1 Zwiebel, geschält und gewürfelt
1 Knoblauchzehe, geschält und gehackt
1 Stange Lauch, in Ringe geschnitten
1 Möhre, gewürfelt
1 Zucchini, gewürfelt
50 g Champignons, gewürfelt
1 Selleriestange, in Scheibchen geschnitten
1 rote Paprikaschote, gewürfelt
1 rote Chilischote, gewürfelt (nach Belieben)
400 g gehackte Tomaten aus der Dose
500 ml Gemüsebrühe (s. S. 266) oder Wasser
Meersalz und frisch gemahlener schwarzer Pfeffer
100 g Spinat, gehackt

Diese äußerst vielseitige, supergesunde Soße kann man im Voraus zubereiten und in kleinen Portionen einfrieren. Sie können sie als Soße verwenden, aber auch, um andere Gerichte wie Suppen, Eintöpfe, Pasta, Risotto und Aufläufe anzureichern. Wie auch immer Sie sie nutzen, sie versorgt Sie auf einen Rutsch mit einem ganzen Regenbogen an leckeren und vor allem gesunden Gemüsen.

1. Das Öl in einem großen Topf erhitzen und die Zwiebel bei mittlerer Hitze 5 Minuten andünsten, aber nicht bräunen.
2. Knoblauch, Lauch, Möhre, Zucchini, Champignons, Sellerie, Paprika und Chili (falls verwendet) hinzugeben. Gut vermengen und unter häufigem Rühren 10 Minuten kochen.
3. Tomaten und Brühe oder Wasser hinzugeben, aufkochen und 35 Minuten köcheln lassen.
4. Mit Salz und Pfeffer abschmecken, dann den Spinat hinzugeben und weitere 5 Minuten kochen.
5. Die Soße entweder stückig lassen oder im Mixer bis zur gewünschten Konsistenz pürieren.

Beste Brühen

Ergibt etwa 2 Liter
Zubereitung: 30 Minuten plus Kochen: 12 Stunden für Rind oder Lamm, 6 Stunden für Hähnchen, 30 Minuten für Fisch, 1 ½ Stunden für Gemüse

2 kg Knochen (Rind, Lamm oder Hähnchen) oder Fischkarkasse oder zusätzliche 2 kg Gemüse, wie Möhre, Lauch, Sellerie, Rote Bete
2 Lorbeerblätter
1 Zwiebel, geschält und gehackt
1 Stange Lauch, in Ringe geschnitten
1 Möhre, in Scheiben geschnitten
1 Selleriestange, in Scheiben geschnitten
1 TL schwarze Pfefferkörner
Saft von ½ Zitrone

Jeder gute Koch braucht nahrhafte und leckere Brühen. Man kann sie zwar auch im Handel kaufen, aber wenn man die Zeit hat, gibt es nichts Besseres und Gesünderes als eine selbstgemachte Brühe.

Hier ist ein Grundrezept für alle Brühen, einschließlich einer Fleischbrühe. Mischen Sie beim Brühekochen nicht die Knochen unterschiedlicher Tierarten, weil das zu verwirrenden Resultaten führen kann. Durch das langsame Auskochen gelangen alle guten Nährstoffe in die Knochenbrühe. Da sie so gut für den Darm ist, eignet sie sich besonders während einer Behandlungsphase für die Zubereitung von Suppen, kann aber auch einfach pur als wärmende Brühe mit etwas Meersalz getrunken werden.

1. Bei Rinder- oder Lammbrühe ist das Ziel eine sattbraune Farbe: Dafür den Backofen auf 180 °C vorheizen, alle Knochen und Gemüse in einen großen Bräter geben und 1 Stunde goldbraun schmoren, dann wie unten angegeben fortfahren. Für Gemüse- und Fischbrühe mit Schritt 2 beginnen.
2. Für alle Brühen die Zutaten in einem großen Topf mit Wasser bedecken und aufkochen, dann die Temperatur reduzieren und köcheln lassen: Rind und Lamm 12 Stunden, Hähnchen 6 Stunden, Gemüse 1 ½ Stunden, Fisch 30 Minuten.
3. Die Brühe abseihen und Knochen und Gemüse wegwerfen. Die Brühe nochmals durch ein feinmaschiges Gazesieb oder ein mit einem Passiertuch ausgelegtes Küchensieb passieren.
4. Frisch verwenden oder bis zur Verwendung einfrieren.

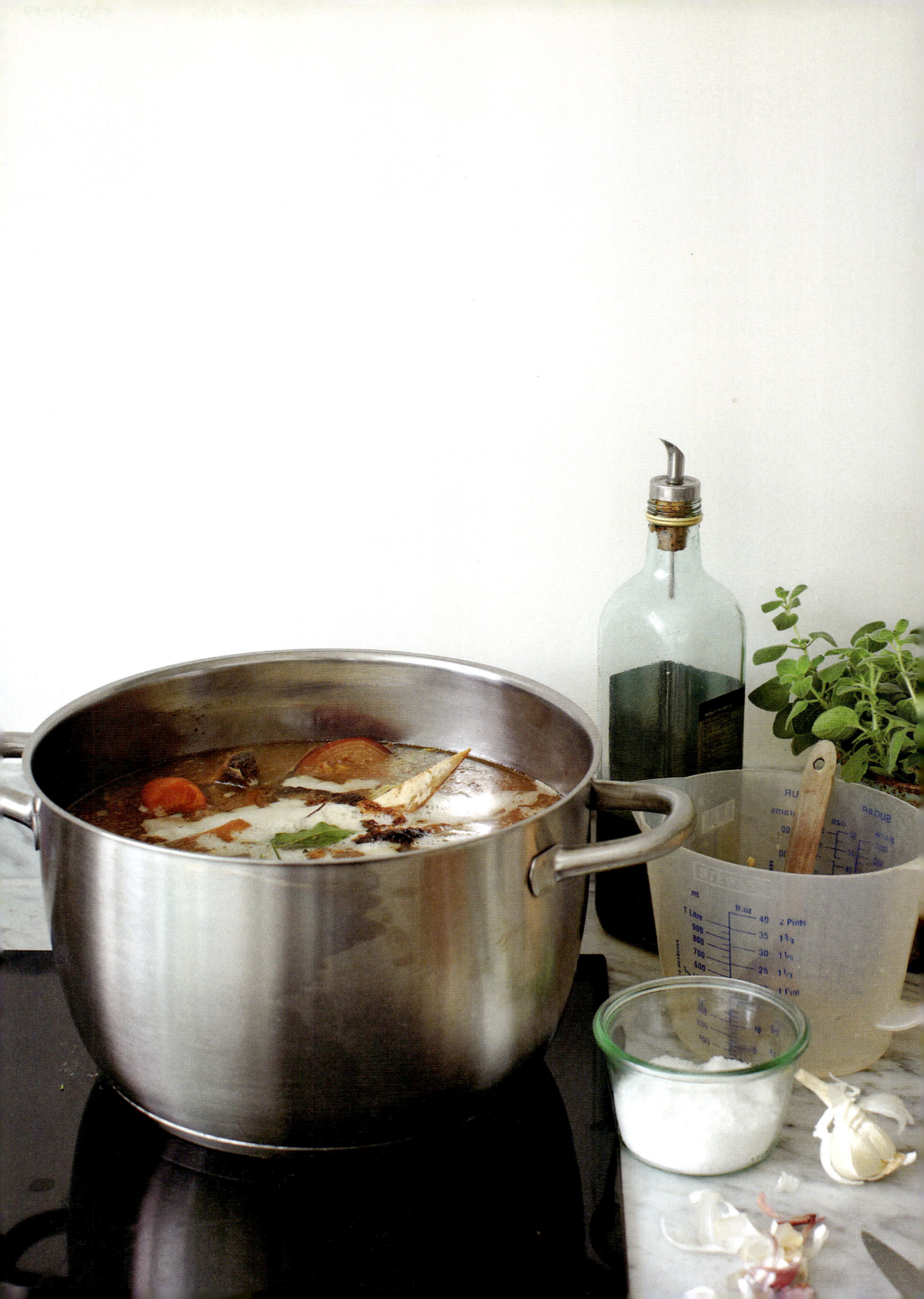
SUGAR
ml
1 Litre
900
800
700
600
fl.oz
40
35
30
25
2 Pints
1 Pint

Samen-Power-Pulver

Ergibt 80 g

Zubereitung: 5 Minuten

1 EL Sesamsamen

1 EL Kürbiskerne

1 EL Sonnenblumenkerne

1 EL Leinsamen

1 EL Hanfsamen

Samen enthalten Nährstoffe in hochkonzentrierter Form, weil sie zu einer neuen Pflanze heranwachsen wollen. Dadurch gibt uns der regelmäßige Verzehr von Samen einen besonderen Nährstoffschub.

Verwenden Sie dieses Pulver am besten frisch, weil die Fette durch das Mahlen vermehrt der Luft ausgesetzt sind und schnell ranzig werden. Wir empfehlen, es höchstens 3 Tage in einem luftdichten Behälter im Kühlschrank aufzubewahren. Streuen Sie es auf Porridge, Salate, Eintöpfe und Smoothies oder rühren Sie es in Suppen, Eintöpfe und Pastasoßen, um sie anzureichern und zu einer phantastisch cremigen Konsistenz anzudicken. Sie können die Mischung beliebig variieren.

1. Die Samen in den Blender geben und gleichmäßig zerkleinern. Je länger der Motor läuft, desto feiner wird das Pulver und desto besser eignet es sich für Suppen und Eintöpfe. Eine gröbere Mischung ist eher für Salate geeignet.

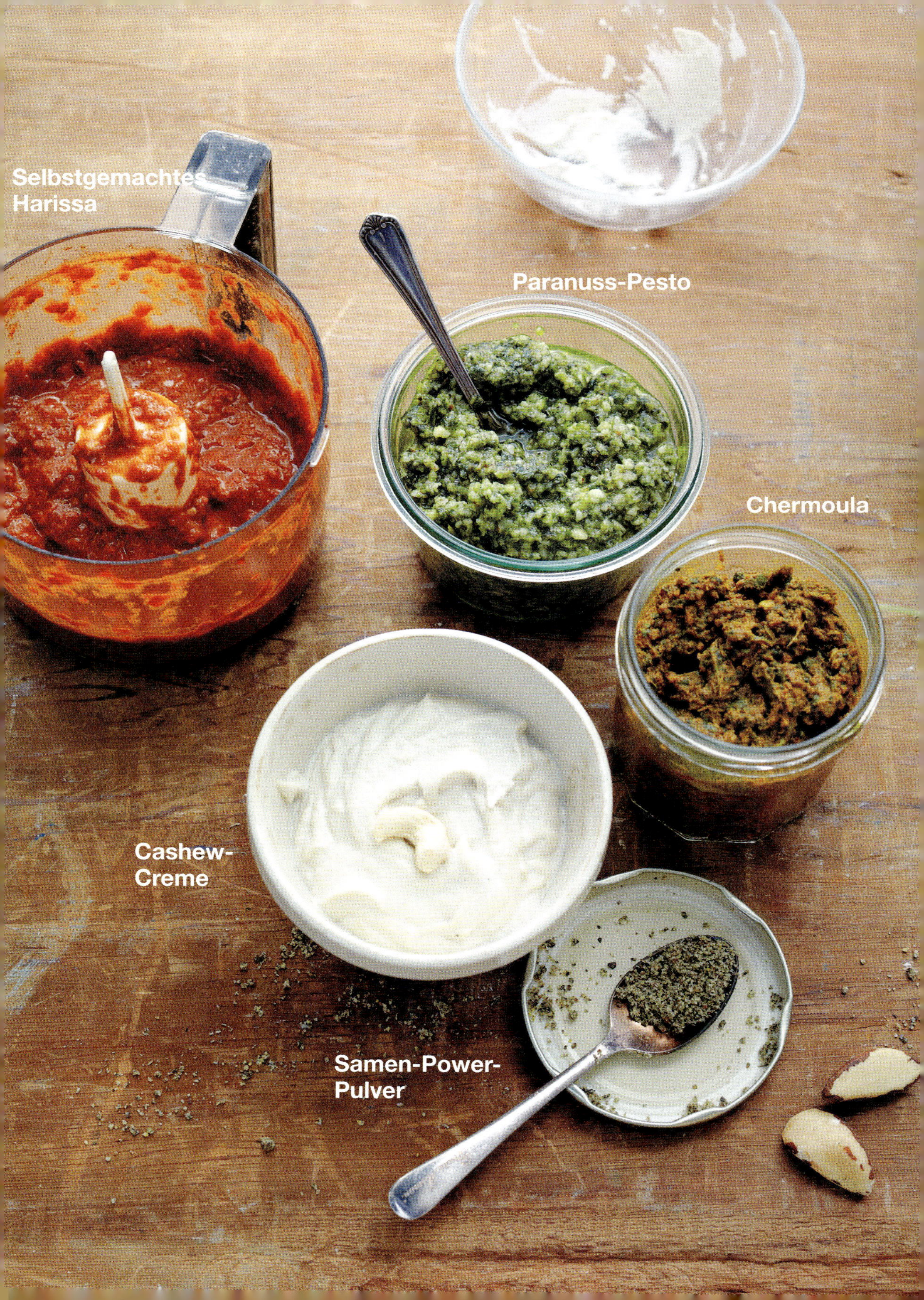

Selbstgemachtes Harissa
Paranuss-Pesto
Chermoula
Cashew-Creme
Samen-Power-Pulver

Chermoula

Ergibt 150 g
Zubereitung: 20 Minuten

2 Knoblauchzehen, geschält und zerdrückt
2 grüne Chilischoten
1 Stück Ingwer, etwa 2 cm, geschält
1 großes Bund Koriandergrün, grob gehackt
1 EL geräuchertes Paprikapulver
1 TL gemahlener Kreuzkümmel
1 TL gemahlener Koriander
1 TL geriebene frische Kurkuma oder Kurkumapulver
1 Prise Safranfäden (nach Belieben)
Saft von 1 Zitrone
100 ml Olivenöl
Meersalz und frisch gemahlener schwarzer Pfeffer

Dies ist eine köstliche grüne Soße aus Nordafrika, wo sie dazu dient, Fleisch, Fisch und Gemüse zu marinieren. Aber wir mögen sie auch zu Ofengemüse, Fettfisch, Hähnchen oder Fleisch. Eine so einfache Beilage kann schon eine ganze Reihe von zusätzlichen Nährstoffen und entzündungshemmenden Verbindungen liefern. Die Soße hält sich in einem Schraubglas im Kühlschrank bis zu 2 Wochen.

1. Alle Zutaten im Mixer zu einer groben Paste zerkleinern. In ein Schraubglas oder einen luftdicht schließenden Behälter abfüllen und bis zur Verwendung im Kühlschrank aufbewahren.

Paranuss-Pesto

Ergibt 250 g
Zubereitung: 25 Minuten
40 g Paranüsse
40 g Basilikum
40 g Parmesan
4 Knoblauchzehen, geschält und zerdrückt
100 ml Olivenöl
Saft von ½ Zitrone
frisch gemahlener schwarzer Pfeffer

Schon ein paar Paranüsse versorgen uns mit der Tagesdosis an krebsbekämpfendem Selen. Das ist besonders wichtig, da wir oft einen Mangel an diesem Mineral haben.

Dieses Pesto ist eine wunderbare und nahrhafte Ergänzung zu vielen herzhaften Gerichten, wie gegrilltem Fisch, pochiertem Hähnchen und gebackener Süßkartoffel, oder Sie rühren es mit Olivenöl verdünnt in ein Salatdressing.

1. Alle Zutaten im Mixer zu einer glatten Paste zerkleinern. Alternativ kann man sie auch von Hand zu einem groben Pesto hacken.
2. In ein Schraubglas oder einen luftdicht schließenden Behälter abfüllen und bis zur Verwendung im Kühlschrank aufbewahren.

Cashew-Creme

Ergibt 200 g
Zubereitung: 30 Minuten
100 g ungesalzene und ungeröstete Cashewkerne
100 ml warmes Wasser
1 Prise Salz

Dieses Rezept wollten alle Maggie's-Schwestern vom Charing Cross Hospital in diesem Kochbuch sehen! Wenn das Essen Mühe bereitet, kann man diese Creme in Suppen und Eintöpfe rühren und erhält nicht nur eine schön cremige Konsistenz, sondern kommt auch in den Genuss von gesunden Fettsäuren, Proteinen und wichtigen Mineralien. Sie können statt der Cashews auch Nüsse, wie Paranüsse oder Mandeln, verwenden.

1. Die Cashewkerne mit dem Wasser in den Mixer geben, 30 Minuten einweichen und dann schnell zu einer glatten, cremigen Paste mixen. Bei Bedarf mit ein wenig zusätzlichem Wasser verdünnen.
2. Die Creme hält sich in einem Schraubglas oder luftdicht schließenden Behälter im Kühlschrank bis zu 5 Tage.

Selbstgemachtes Harissa

Ergibt 250 g
Zubereitung: 25 Minuten

1 rote Paprikaschote
1 EL Koriandersamen oder gemahlener Koriander
2 EL Kümmelkörner oder gemahlener Kümmel
1 EL Kreuzkümmelsamen oder gemahlener Kreuzkümmel
4 Knoblauchzehen, geschält
3 rote Chilischoten mit Kernen
1 TL Tomatenmark
200 ml Olivenöl
Meersalz und frisch gemahlener schwarzer Pfeffer

Dieses Harissa hat den Vorteil, dass Sie die Schärfe dem eigenen Geschmack anpassen können. Mit dieser Paste lässt sich beispielsweise die Kürbis-Süßkartoffel-Tajine (s. S. 195) würzen, Sie können das Harissa als Soße zu gegrilltem Fisch reichen oder es mit etwas Olivenöl verdünnen und damit Salatdressings verfeinern. Zudem ergibt es mit Zucchini-Spaghetti (s. S. 224) ein herrlich leichtes Mittagessen.

1. Die Paprika im Ganzen im Backofen grillen, bis die Schale geschwärzt ist und Blasen wirft, aber nicht zu stark verbrennt.
2. In eine Schüssel geben und mit Frischhaltefolie bedecken. So bleibt die Hitze gefangen und die Paprika gart weiter. Wenn sie kühl genug zum Anfassen ist, die Paprika schälen, entstielen, entkernen und hacken.
3. Paprika in den Mixer geben. Gewürzsamen (falls verwendet) in der Pfanne sanft trocken rösten. Gewürzpulver nur ganz kurz anrösten, dann mit Knoblauch, Chili, Tomatenmark, Olivenöl, Salz und Pfeffer zur Paprika geben.
4. Das Harissa bis zur gewünschten Konsistenz pürieren und bis zur Verwendung in einem Schraubglas oder einem luftdicht schließenden Behälter im Kühlschrank aufbewahren. Es hält sich dort bis zu 2 Wochen.

Trauben-Heidelbeer-Konfitüre

Ergibt 500 g
Zubereitung: 20 Minuten plus 1 Stunde Abkühlen
250 g kernlose rote Trauben
1 kleiner Zweig Rosmarin, Nadeln fein gehackt (nach Belieben)
250 g Heidelbeeren
1 EL Chiasamen

Trauben und Heidelbeeren sollte man häufig essen, da sie reich an Anthocyanidinen sind. Sie finden sich im blauen und roten Farbstoff der Früchte und haben erstaunliche antioxidative Eigenschaften. Dieser köstliche Fruchtaufstrich ist eine tolle Alternative zu zuckerüberladenen Konfitüren. Der natürliche Fruchtzucker macht ihn süß genug. Genießen Sie ihn als Brotaufstrich oder als Fruchtsoße zu Porridge, Naturjoghurt oder Eiscreme.

1. Trauben und Rosmarin (falls verwendet) mit ein paar Tropfen Wasser in einen kleinen Topf geben und unter häufigem Rühren erhitzen, bis die Trauben leicht köcheln und aufplatzen. Das dauert rund 12 Minuten.
2. Die Heidelbeeren hinzugeben und weitere 3 Minuten köcheln, bis sie zerfallen.
3. Weiter köcheln, bis alle überschüssige Flüssigkeit verkocht ist. Die Konsistenz mehrfach prüfen. Sie sollte marmeladenartig sein.
4. Die Chiasamen gründlich einrühren, dann abkühlen lassen. Die Samen quellen auf und dicken den Aufstrich an.
5. Die Konfitüre hält sich in einem luftdicht schließenden Behälter im Kühlschrank bis zu 1 Woche. Alternativ in kleineren Portionen einfrieren.

Mandelmilch

Ergibt 300 ml
Zubereitung: 30 Minuten plus Einweichen über Nacht

100 g Mandeln
300 ml Wasser

Dies ist eine einfache, gesunde und natürliche Alternative zu Milch und frei von Zusätzen, wie sie sich in gekaufter Mandelmilch finden.

Probieren Sie diese Methode auch mit Nüssen, Samen und Getreiden – zum Beispiel mit Haferflocken oder Hanfsamen –, um Ihre Ernährung nach Ihren Bedürfnissen zu ergänzen. Mit ein wenig Kurkuma, schwarzem Pfeffer und Zimt erhitzt, ist Mandelmilch ein beruhigender Aufbautrunk.

1. Die Mandeln über Nacht im Wasser einweichen.
2. Mandeln und Einweichwasser am nächsten Tag in den Mixer geben und zu einer glatten Milch mixen.
3. Ein Sieb mit einem Passiertuch auslegen und über eine Schüssel stellen. Die Mandelmischung hineingießen und durchpassieren.
4. Wenn alle Flüssigkeit abgetropft ist, die Ecken des Tuchs zusammennehmen, zudrehen und die restliche Milch herausdrücken.
5. Die Mandelmilch im Kühlschrank aufbewahren und innerhalb von 2 Tagen aufbrauchen.

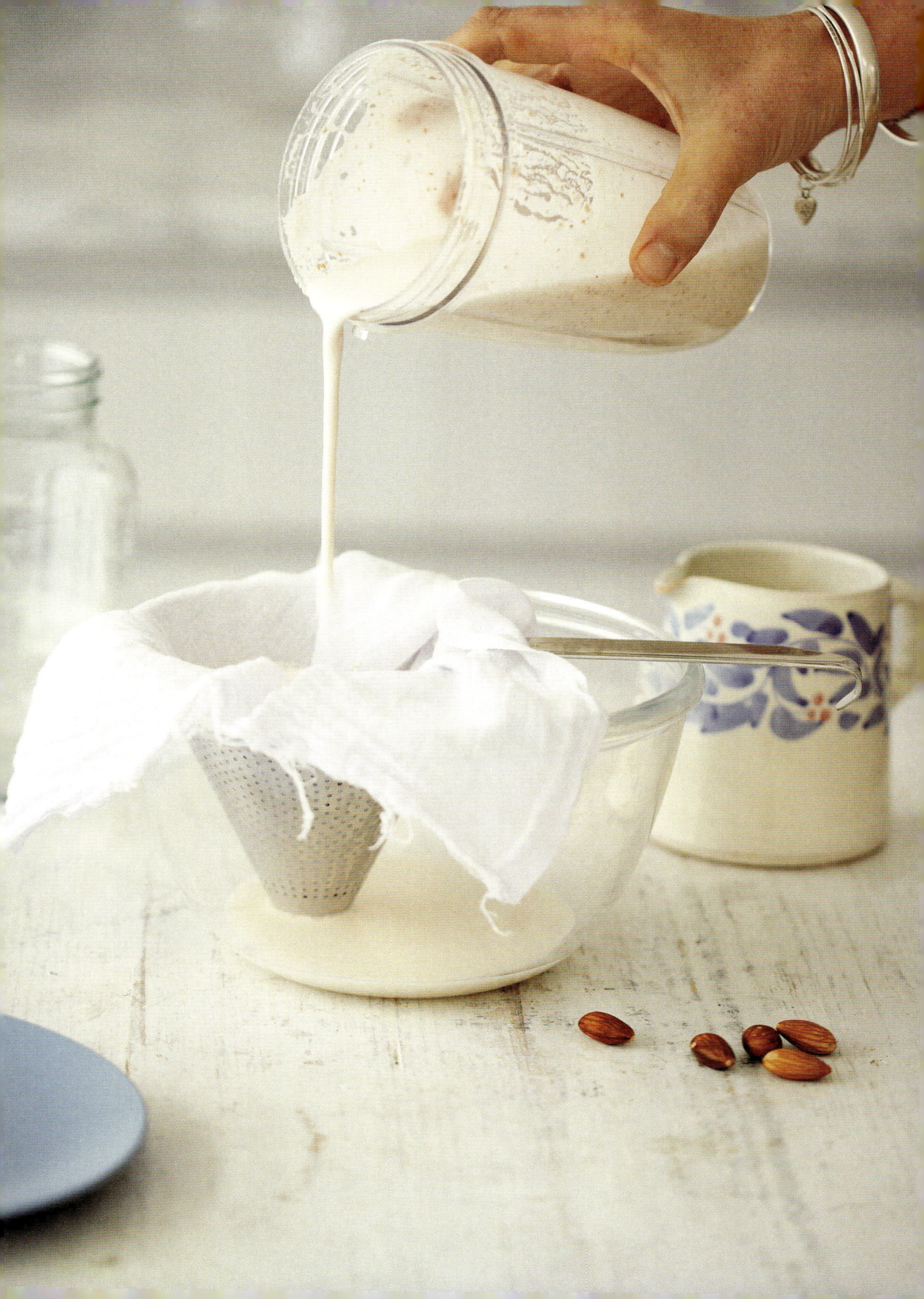

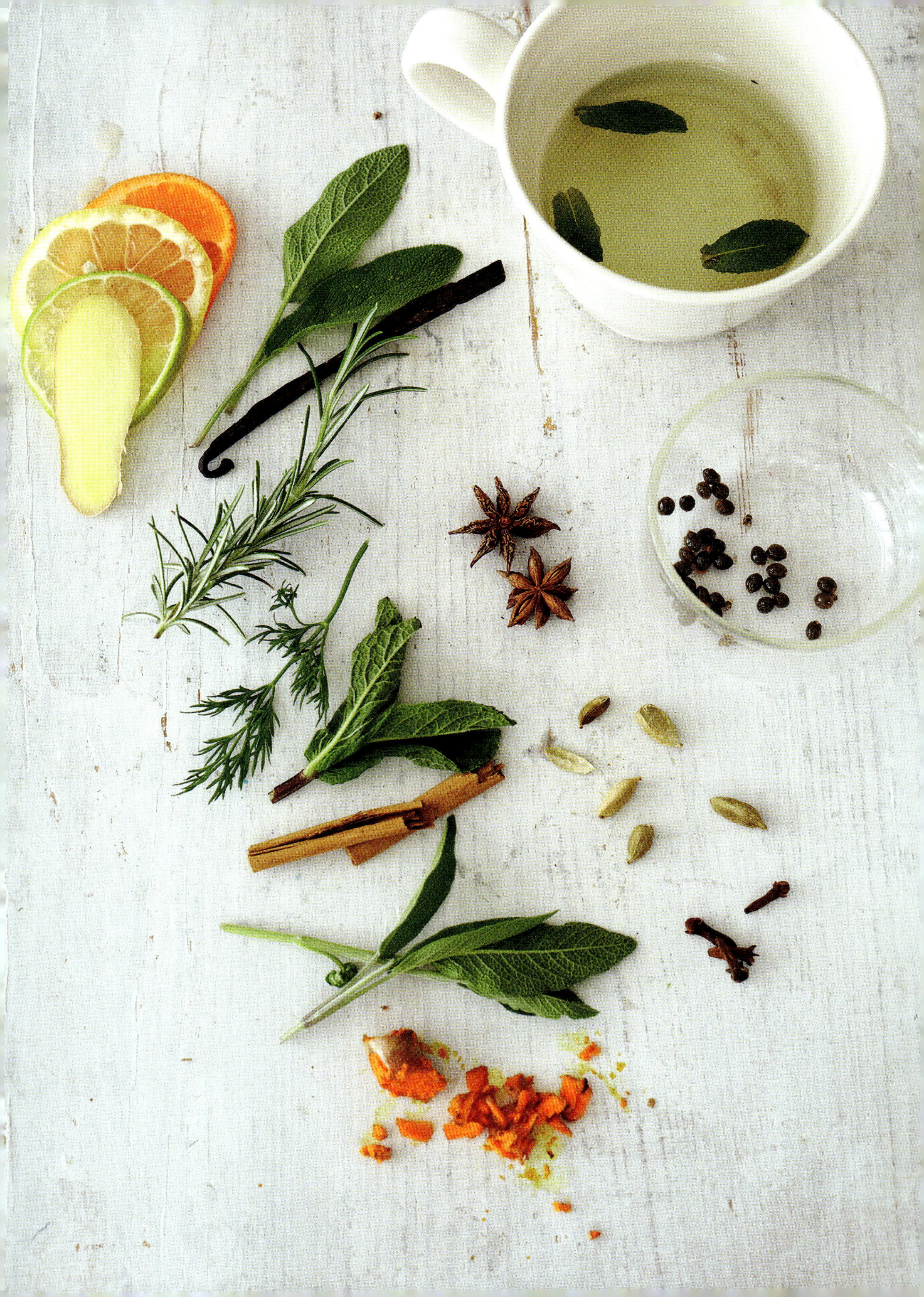

Selbstgemachte Tees

Für 2 Portionen

Zubereitung: 5 Minuten

1 EL Minzeblätter
1 EL Zitronenstrauchblätter
½ EL Salbeiblätter
2 Rosmarinzweige
½ EL frischer Ingwer, gerieben oder in Scheiben geschnitten
1 TL frische Kurkuma, gerieben oder in Scheiben geschnitten
1 EL Zitrusfrüchte, in Scheiben geschnitten
1–2 Sternanis
1 Zimtstange
2–3 Gewürznelken
3 Kardamomkapseln, zerdrückt
1 Stange Süßholzwurzel
½ Vanilleschote
1 Stengel Zitronengras, gehackt
Bio- oder Imkerhonig aus der Region (nach Belieben)

Diese schnellen, einfachen und nährstoffreichen Tees können heiß, aber auch gekühlt getrunken werden. Sie werden aus frischen, natürlichen Zutaten zubereitet, schmecken erfrischend und geben Ihnen einen Grund, sich entspannt hinzusetzen und Ihren Flüssigkeitshaushalt aufzufüllen.

Wählen Sie die Zutaten ganz nach Ihrem Geschmack aus, die Angaben sind nur Vorschläge – nutzen Sie eine dieser Zutaten oder kombinieren Sie mehrere.

1. Die gewünschten Teezutaten in einem hitzebeständigen Glas oder Becher mit kochend heißem Wasser übergießen, abdecken und 5 bis 10 Minuten ziehen lassen. Wenn gewünscht, mit Honig süßen.
2. Den Aufguss im Sommer etwas stärker machen, abkühlen lassen und mit Eiswürfeln servieren.

Miso-Suppe

Für 2 Portionen

Zubereitung: 15 Minuten

400 ml frische Brühe nach Wunsch (s. S. 266)
2 EL Miso-Paste
1 EL Seetangflocken
100 g fester Tofu, gewürfelt
2 Frühlingszwiebeln, in Ringe geschnitten
1 TL Sesamsamen, gemahlen

Miso-Suppe ist genau das Richtige für die Tage, an denen man sich nicht wohl genug für eine volle Mahlzeit oder eine herzhafte Suppe fühlt. Sie ist dank der Kombination aus frischer Brühe, Miso-Paste, Seetang und Tofu sehr nährstoffreich und trotzdem leicht verdaulich. Sie lässt sich leicht in einer Thermoskanne mitnehmen, ist also ideal für lange Tage unterwegs.

Versuchen Sie an Tagen des Unwohlseins, alle 20 Minuten einen kleinen Schluck davon zu trinken. Es ist erstaunlich, wie viel man auf diese Weise zu sich nehmen kann, ohne es wirklich zu merken. Gerade in schwierigen Zeiten ist es wichtig, ausreichend zu essen. Kleine, regelmäßige Portionen sind da genau richtig.

Miso-Paste wird aus Soja, Reis, Gerste, Hanf oder Buchweizen hergestellt, der mit Salz und dem Schimmelpilz *Aspergillus flavus* var. *oryzae* fermentiert wurde. Die verschiedenen Miso-Sorten werden aus einer Getreidesorte oder aus Mischungen zubereitet. Es entsteht eine dicke Paste, die als Basis für Suppen und Soßen dienen kann. Die fermentierte Paste trägt zur Erneuerung der Darmflora bei, die so wichtig für die Krankheitsabwehr ist. Der Seetang liefert Jod für die Schilddrüse.

1. Die Brühe in einem Topf erhitzen und 1 Minute kochen. Vom Herd nehmen, Miso-Paste und Seetang hineingeben und rühren, bis die Paste gelöst ist.
2. Die Suppe wieder auf den Herd stellen, erhitzen, aber nicht kochen, da dies den Geschmack verändert.
3. Tofu und Frühlingszwiebeln in die Suppe geben. 1 weitere Minute sanft erhitzen.
4. Die Suppe in Schalen verteilen und mit Sesamsamen bestreuen.

Schneller Salat mit Hülsenfrüchten, Nüssen und Avocado

Für 2 Portionen

Zubereitung: 10 Minuten

200 g gekochte Kichererbsen oder Bohnen, wie Kidneybohnen, weiße Bohnen, schwarze Bohnen, Feuerbohnen
60 g Pistazien, Haselnüsse oder Cashewkerne, grob gehackt
1 Bund Basilikum, Petersilie oder 1 Handvoll Rucola oder Spinat, grob gehackt
2 EL Olivenöl
Saft von ½ Zitrone
Meersalz und frisch gemahlener schwarzer Pfeffer
1 reife Hass-Avocado
2 TL Samen-Power-Pulver (s. S. 268) oder Samen nach Wunsch

Ist der Vorratsschrank halbwegs gut bestückt, lässt sich dieser Salat schnell und einfach aus Grundzutaten wie vorgekochten oder eingeweichten Hülsenfrüchten, Knabbernüssen und Samen zum Bestreuen, etwas frischem Blattgrün oder Kräutern aus dem Kühlschrank sowie einer Avocado zubereiten. Ich nehme mir beispielsweise bei jedem Einkauf eine Avocado mit, um immer die Basis für eine gesunde Mahlzeit im Haus zu haben.

Der Salat bietet Proteine aus den Hülsenfrüchten und Vitamine aus Kräutern oder Blattgemüse, die Avocado bringt gesunde Fette und Antioxidantien mit ins Spiel, und die Samen enthalten gesunde Öle und Mineralien. Sie können den Salat als Beilage oder als Hauptgericht essen, wenn der Appetit nicht allzu groß ist.

1. Die Kichererbsen oder Bohnen abtropfen lassen und in eine Schüssel geben.
2. Nüsse und Kräuter oder Blattgemüse zu den Hülsenfrüchten geben.
3. Olivenöl, Zitronensaft, Salz und Pfeffer hinzugeben und gründlich durchheben. Den Salat auf zwei Schalen verteilen.
4. Direkt vor dem Servieren das Fruchtfleisch der Avocado in Spalten schneiden und auf den Salaten anrichten. Mit je 1 TL Samen-Power-Pulver oder ganzen Samen bestreuen.

Ernährungstagebuch

Bei einer Ernährungsumstellung kann ein Ernährungstagebuch hilfreich sein. Es gibt Ihnen einen guten Überblick über Ihr Essverhalten. Sie können daran ablesen, ob Sie genügend Obst und Gemüse essen, ausreichend gesunde Fette und Proteine zu sich nehmen oder etwa zu viel stärkehaltige Kohlenhydrate und Zucker essen. Wichtig ist, dass Sie immer direkt und ehrlich aufschreiben, was Sie essen.

Unser Beispiel für ein Ernährungstagebuch enthält eine Spalte für Symptome und Empfindungen im Zusammenhang mit dem Essen. Das hilft, wenn Sie vielleicht eine Lebensmittelallergie oder ein Problem mit dem Blutzucker haben. Wenn Sie das Tagebuch gewissenhaft führen, können nach 2 oder 3 Wochen schon Zusammenhänge erkennbar werden – vor allem solche, die mit Völlegefühl und Blähungen einhergehen.

Setzen Sie sich kleine Ziele, um Ihre Ernährung dauerhaft gesund umzustellen. Ändern Sie eine Gewohnheit nach der anderen.

Datum	**Tagesziel.** Zum Beispiel: »Ich esse in meiner Kaffeepause am Vormittag keine Plätzchen, sondern Körner-Kräcker.« Bleiben Sie bei diesem Tagesziel, bis es zur guten Gewohnheit geworden ist. Dann setzen Sie sich ein neues Ziel.				
	Speisen	Portionsgröße	Uhrzeit	Getränke (Wasser, Tee, Kaffee etc.)	Wie fühle ich mich? (Gefühle/Symptome)
Frühstück					
Mittagessen					
Abendessen					
Snacks					

Glossar

Adjuvante Therapie: Unterstützende Therapie nach der Primärbehandlung, die das Rückfallrisiko mindern soll.

Alternativ- und Komplementärmedizin: Behandlungsmethoden, die sich als Ergänzung zur Schulmedizin verstehen.

Angiogenese: Das Wachstum neuer Blutgefäße.

Antikörper: Spezialisierte Zellen der Immunabwehr, die angreifende Organismen, wie Bakterien, Viren und Pilze, erkennen können.

Antioxidans: Ein Stoff, der Oxidation verlangsamt oder verhindert.

Apoptose: Der Zelltod im Rahmen eines normalen und kontrollierten Wachstums eines Organismus.

Auszehrung (Kachexie): Schwächung und Substanzverlust des Körpers infolge einer chronischen Erkrankung.

Autophagie: Der Reinigungsprozess im Zellinneren, bei dem beschädigte oder funktionslose Zellbestandteile von Enzymen abgebaut werden.

Bioverfügbarkeit: Der Grad, zu dem ein Stoff aufgenommen und intakt in den Kreislauf überführt wird.

Bösartig: Ein Krebs, der sich von seinem ursprünglichen Standort aus ausbreiten kann.

Darmflora: Die im Darm lebenden Bakterien.

Differenzierung: Die Spezialisierung von Zellen. Beschreibt beim Krebs, wie stark das Tumorgewebe dem normalen Ursprungsgewebe noch entspricht.

Entgiftung: Das Ausscheiden von giftigen Substanzen.

Epigenetik: Das Studium der Veränderungen in Organismen, wenn die Genexpression sich durch äußere Faktoren und Umwelteinflüsse statt durch Mutation verändert.

Freie Radikale: Atome mit mindestens einem ungepaarten Elektron, was sie instabil und reaktionsfreudig macht.

Genexpression: Der Vorgang, durch den sich in einem Gen enthaltene Information im Körper auswirkt.

Glykämischer Index: Ein Wert, der die relative Fähigkeit eines kohlenhydrathaltigen Lebensmittels beschreibt, den Blutzuckerspiegel zu erhöhen.

Gutartig: Ein Tumor, der nicht über seinen ursprünglichen Standort hinaus streut.

Hormon: Ein in einem Organismus produzierter Botenstoff, der durch Gewebsflüssigkeiten wie Blut verteilt wird und die Funktion von Zellen steuert.

Hypoxie: Sauerstoffmangel.

Integrative Onkologie: Die Kombination konventioneller Krebsbehandlungen mit komplementären und alternativen Therapien.

Karminativum: Ein Kraut, das die Gasbildung im Magen-Darm-Trakt verhindert und Blähungen lindert.

Karzinogen: Jede Substanz, die Krebs auslösen kann.

Ketone: Biochemische Stoffe, die die Leber in Phasen geringer Lebensmittelzufuhr (Fasten) aus Fettsäuren produziert und die den Zellen als Alternative zur Glukose als Energielieferanten dienen.

Ketose: Ein Stoffwechselzustand, in dem der

größte Teil der Energie des Körpers aus Ketonen stammt.

Metastasierung: Die Entwicklung sekundärer bösartiger Tumore, die räumlich vom primären Tumor entfernt sind.

Mikrobiom: Die Gesamtheit der Gene aller Mikroorganismen im menschlichen Körper.

Mikrobiota: Die Gesamtheit aller Mikroorganismen (zum Beispiel im Darm).

Mitochondrium: Ein in den meisten Zellen vorhandenes Organell, das für die biochemischen Vorgänge der Zellatmung und Energieerzeugung verantwortlich ist.

Mukositis: Entzündung und Geschwürbildung der Schleimhäute des Verdauungstrakts.

Mutation: Eine fortwährende Veränderung der DNA-Sequenz infolge von Kopierfehlern bei der Zellteilung.

Nekrose: Zelltod durch Verletzung oder Krankheit.

Neurotransmitter: Ein Botenstoff, der beim Eintreffen eines Nervenimpulses an einem Nervenende freigesetzt wird und den Impuls weiterträgt.

Neutropenie: Die abnormale Abnahme von Neutrophilen (eine Art weißer Blutzellen), die zu einer erhöhten Infektionsanfälligkeit führt.

Nutrazeutikum: Ein Lebensmittel oder Teil eines Lebensmittels mit potenziellem medizinischen Nutzen.

Onkogen: Ein Gen mit dem Potenzial, Krebs auszulösen.

Oxidation: Eine chemische Reaktion, bei der ein Atom oder Molekül Elektronen abgibt, zum Beispiel beim Kontakt mit Sauerstoff.

Periphere Neuropathie: Schäden der Nerven außerhalb des zentralen Nervensystems, die Schmerzen, Prickeln oder Brennen vor allem an den Extremitäten verursachen.

Polyphenole: Mikronährstoffe in Pflanzen, die meist in deren Verteidigungsmechanismus gegen ultraviolette Strahlung oder Schädlinge aktiv sind.

Präbiotika: Lebensmittelbestandteile, die das Wachstum nützlicher Darmbakterien begünstigen.

Probiotika: Mikroorganismen mit einer angenommenen gesundheitsfördernden Wirkung.

Protokoll: Detaillierte Instruktionen für die Pflege eines Patienten.

Rezeptor: Ein Protein auf der Zelloberfläche, das einen bestimmten Botenstoff andocken lässt.

Stammzellen: Eine körpereigene Zelle, die sich zu jedem anderen Zelltyp entwickeln kann.

Stoma: Eine natürliche oder chirurgisch erzeugte Körperöffnung, die das Körperinnere mit der Außenwelt verbindet.

Systemisch: Den gesamten Körper betreffend.

Tumor: Eine Anhäufung von Krebszellen.

Tumorsuppressorgen: Ein Gen, das eine Zelle davor bewahrt, zur Krebszelle zu werden.

Vascular Endothelial Growth Factor (VEGF): Ein Signalprotein, das die Angiogenese fördert.

Verbindungen: Stoffe, die aus zwei oder mehr Einzelstoffen bestehen.

Zellatmung: Die Oxidation von Nährstoffen wie Glukose zu Kohlendioxid und Wasserstoff in einer Zelle zur Energiegewinnung.

Zytokine: Stoffe, wie Interferon, Interleukin und Wachstumsfaktoren, die ausgeschieden werden und Auswirkungen auf andere Zellen haben.

Bibliographie

Einleitung: Aktiv werden

Turner, Dr. Kelly A., *Radical Remission: Surviving Cancer Against All Odds – the Nine Key Factors That Can Make a Real Difference,* HarperCollins, London, 2014

1 Warum die Ernährung zählt

Anand, P. et al., Cancer Is a Preventable Disease That Requires Major Lifestyle Changes, *Pharmaceutical Research,* Vol. 25, No. 9, 2008: 2097–2116

Goldacre, B. and Heneghan, C., How Medicine Is Broken, and How We Can Fix It, *British Medical Journal,* 350, 23 June 2015: h3397

Heaney, R.P., Nutrients, Endpoints, and the Problem of Proof, *The Journal of Nutrition,* 138(9), 2008: 1591–1595

Parkin, D.M. and Boyd, L., Cancers Attributable to Overweight and Obesity in the UK in 2010, *British Journal of Cancer,* 105 Suppl. (S2), 2011: 34–37

Vrieling, A. et al., Dietary Patterns and Survival in German Postmenopausal Breast Cancer Survivors, *British Journal of Cancer,* 108(1), 2013: 188–192

Wicki, A. and Hagmann, J., Diet and Cancer, *Swiss Medical Weekly,* 141, September 2011: p.w. 13250

World Cancer Research Fund / American Institute for Cancer Research, *Food, Nutrition, Physical Activity, and the Prevention of Cancer: A Global Perspective,* AICR, Washington, DC, 2007

2 Was ist Krebs eigentlich?

Ahmad, A.S., Ormiston-Smith, N., Sasieni, P.D., Trends in the Lifetime Risk of Developing Cancer in Great Britain: Comparison of Risk for Those Born from 1930 to 1960, *British Journal of Cancer,* 112, 2015: 943–947

Arends, J., Metabolism in Cancer Patients, *Anticancer Research,* 30(5), 2010: 1863–1868

Baker, S.G., Recognizing Paradigm Instability in Theories of Carcinogenesis, *British Journal of Medicine and Medical Research,* 2014, 4(5), 2014: 1149–1163

Balkwill, F.R. and Mantovani, A., Cancer-Related Inflammation: Common Themes and Therapeutic Opportunities, *Seminars in Cancer Biology,* 22(1), 2012: 33–40

Baniyash, M., Sade-Feldman, M., Kanterman, J., Chronic Inflammation and Cancer: Suppressing the Suppressors, *Cancer Immunol. Immunother,* 63(1), 2014: 11–20

Bhui, K. et al., Bromelain Inhibits Nuclear Factor Kappa-B Translocation, Driving Human Epidermoid Carcinoma A431 and Melanoma A375 Cells Through G(2)/M Arrest to Apoptosis, *Molecular Carcinogenesis,* 51(3), 2012: 231–243

Bissell, M.J. and Hines, W.C., Why Don't We Get More Cancer? A Proposed Role of the Microenvironment in Restraining Cancer Progression, *Nature Medicine,* 17(3), 2011: 320–329

Bremnes, R.M. et al., The Role of Tumor Stroma in Cancer Progression and Prognosis, *Journal of Thoracic Oncology,* 6, 2011: 209–217

Brown, J.M. and Attardi, L.D., The Role of Apoptosis in Cancer Development and Treatment Response, *Nature Reviews Cancer,* 5, 2005: 231–237

Cheng, I. et al., Common Genetic Variation in IGF1 and Prostate Cancer Risk in the Multiethnic Cohort, *Journal of the National Cancer Institute,* 98(2), 2006: 123–134

Choi, S. W. and Friso, S., Epigenetics: A New Bridge Between Nutrition and Health, *Advances in Nutrition,* 1, 2010: 8–16

Clayton, P. E. et al., Growth Hormone, the Insulin-like Growth Factor Axis, Insulin and Cancer Risk, *Nature Reviews Endocrinology,* 7, 2011: 11–24

Fidler, I. J., The Pathogenesis of Cancer Metastasis: The »Seed and Soil« Hypothesis Revisited, *Nature Reviews Cancer,* 3, 2003: 453–458

Fraisl, P. et al., Regulation of Angiogenesis by Oxygen and Metabolism, *Developmental Cell,* 16 (2), 2009: 167–179

Grivennikov, S. I., Greten, F. R. and Karin, M., Immunity, Inflammation, and Cancer, *Cell,* 140(6), 2010: 883–899

Hanahan, D. and Weinberg, R. A., Hallmarks of Cancer: the Next Generation, *Cell,* 144(5), 2011: 646–674

Harris, A. L., Hypoxia – a Key Regulatory Factor in Tumour Growth, *Nature Reviews Cancer,* 2, 2002: 38–47

Indran, I. R. et al., Recent Advances in Apoptosis, Mitochondria and Drug Resistance in Cancer Cells, *Biochimica et Biophysica Acta,* 807(6), 2011: 735–745

Jackson, C. L. et al., Pectin Induces Apoptosis in Human Prostate Cancer Cells: Correlation of Apoptotic Function with Pectin Structure, *Glycobiology,* 17(8), 2007: 805–819

Jung, U. J. and Choi, M. S., Obesity and Its Metabolic Complications: the Role of Adipokines and the Relationship Between Obesity, Inflammation, Insulin Resistance, Dyslipidemia and Non-Alcoholic Fatty Liver Disease, *International Journal of Molecular Sciences,* 15(4), 2014: 6184–6223

Kim, Y. S. et al., Cancer Stem Cells: Potential Target for Bioactive Food Components, *Journal of Nutritional Biochemistry,* 23, 2012: 691–698

Klement, R. J. and Kämmerer, U., Is There a Role for Carbohydrate Restriction in the Treatment and Prevention of Cancer?, *Nutrition and Metabolism,* 8, 2011: 75

Koppenol, Willem H., Bounds, Patricia L. and Dang, Chi V., Otto Warburg's Contributions to Current Concepts of Cancer Metabolism, *Nature Reviews Cancer,* 11(5), 2011: 325–337

Kundu, Joydeb Kumar and Surh, Y., Emerging Avenues Linking Inflammation and Cancer, *Free Radical Biology and Medicine,* 52(9), 2012: 2013–2037

Lamy, S., Gingras, D. and Béliveau, R., Green Tea Catechins Inhibit Vascular Endothelial Growth Factor Receptor Phosphorylation Advances in Brief, *Cancer Research,* 62, 2002: 381–385

Li, Y. et al., Sulforaphane, a Dietary Component of Broccoli / Broccoli Sprouts, Inhibits Breast Cancer Stem Cells, *Clinical Cancer Research: An Official Journal of the American Association for Cancer Research,* 16(9), 2010: 2580–2590

López-Lluch, G. et al., Calorie Restriction Induces Mitochondrial Biogenesis and Bioenergetic Efficiency, *Proceedings of the National Academy of Sciences of the United States of America,* 103(6), 2006: 1768–1773

Lord, Richard S., Bongiovanni, Bradley and Bralley, J. Alexander, Estrogen Metabolism and the Diet-Cancer Connection: Rationale for Assessing the Ratio of Urinary Hydroxylated Estrogen Metabolites, *Alternative Medicine Review,* 7(2), 2002: 112–129

Lowe, S. W. and Lin, A. W., Apoptosis in Cancer, *Carcinogenesis,* 21, 3, 2000: 485–495

McMillan, D. C., The Systemic Inflammation-Based Glasgow Prognostic Score: a Decade of Experience in Patients with Cancer, *Cancer Treat. Rev.,* 39, 2013: 534–540

Menshikova, E. V. et al., Effects of Exercise on Mitochondrial Content and Function in Aging Human Skeletal Muscle, *The Journals of Gerontology. Series A, Biological Sciences and Medical Sciences,* 61(6), 2006: 534–540

Mimeault, M. and Batra, S. K., Potential Applications of Curcumin and Its Novel Synthetic Analogs and Nanotechnology-Based Formulations in Cancer Prevention and Therapy, *Chinese Medicine,* 6(1), 2011: 31

Morris, Patrick G. et al., Inflammation and Increased Aromatase Expression Occur in the Breast Tissue of Obese Women with Breast Cancer, *Cancer Prevention Research,* 4(7), 2011: 1021–1029

Müller, Silke et al., Placebo-Controlled Randomized Clinical Trial on the Immunomodulating Activities of Low- and High-Dose Bromelain After Oral Administration – New Evidence on the Antiinflammatory Mode of Action of Bromelain, *Phytotherapy Research,* 27(2), 2013: 199–204

Pandey, P. R. et al., Resveratrol Suppresses Growth of Cancer Stem-Like Cells by Inhibiting Fatty Acid Synthase, *Breast Cancer Research and Treatment,* 130(2), 2011: 387–398

Renehan, Andrew G. et al., Insulin-Like Growth Factor (IGF-1), IGF Binding Protein-3, and Cancer Risk: Systematic Review and Meta-Regression Analysis, *Lancet,* 363(9418), 2004: 1346–1353

Romano, Barbara et al., The Chemopreventive Action of Bromelain, from Pineapple Stem (Ananas Comosus, L.), on Colon Carcinogenesis Is Related to Antiproliferative and Proapoptotic Effects, *Molecular Nutrition and Food Research,* 58 (3), 2014: 457–465

Seyfried, T. N., *Cancer as a Metabolic Disease: on the Origin, Management and Prevention of Cancer,* John Wiley & Sons Inc., New York, 2012

Seyfried, T. N. et al., Cancer as a Metabolic Disease: Implications for Novel Therapeutics, *Carcinogenesis,* 35(3), 2014: 515–527

Stubbs, M. et al., Causes and Consequences of Tumour Acidity and Implications for Treatment, *Molecular Medicine Today,* 6(1), 2000: 15–19

Tsoli, M. and Robertson, G., Cancer Cachexia: Malignant Inflammation, Tumorkines, and Metabolic Mayhem, *Trends in Endocrinology and Metabolism,* 24(4), 2013: 174–183

Vesely, M. D. et al., Natural Innate and Adaptive Immunity to Cancer, *Annual Review of Immunology,* 29, 2011: 235–271

Visconti, R. and Grieco, D., New Insights on Oxidative Stress in Cancer, *Current Opinion in Drug Discovery and Development,* 12(2), 2009: 240–245

Zhang, G. et al., Epoxy Metabolites of Docosahexaenoic Acid (DHA) Inhibit Angiogenesis, Tumor Growth, and Metastasis, *Proceedings of the National Academy of Sciences,* 110(16), 2013: 6530–6535

3 Den Körper gesund ernähren

Abdelmalek, Manal, F. et al., Increased Fructose Consumption Is Associated with Fibrosis Severity in Patients with Nonalcoholic Fatty Liver Disease, *Hepatology,* 51(6), 2010: 1961–1971

Aggarwal, Bharat B. and Bokyung, Sung, Pharmacological Basis for the Role of Curcumin in Chronic Diseases: an Age-Old Spice with Modern Targets, *Trends in Pharmacological Sciences,* 30(2), 2009: 85–94

Albini, A. et al., Exogenous Hormonal Regulation In Breast Cancer Cells by Phytoestrogens and Endocrine Disruptors, *Current Medicinal Chemistry,* 21, 2014: 1129–1145

Altenburg, J. D. et al., A Synergistic Antiproliferation Effect of Curcumin and Docosahexaenoic Acid in SK-BR-3 Breast Cancer Cells: Unique Signaling Not Explained by the Effects of Either Compound Alone, *BMC Cancer,* 11(1), 2011: 149

Arisi, Maria F. et al., All Trans-Retinoic Acid (ATRA) Induces Re-Differentiation of Early Transformed Breast Epithelial Cells, *International Journal of Oncology,* 44(6), 2014: 1831–1842

Avci, B. et al., Oxidative Stress Induced by 1.8 GHz Radio Frequency Electromagnetic Radiation and Effects of Garlic Extract in Rats, *International Journal of Radiation Biology,* 8 (11), 2012: 799–805

Baránski, M. et al., Higher Antioxidant and Lower Cadmium Concentrations and Lower Incidence of

Pesticide Residues in Organically Grown Crops: a Systematic Literature Review and Meta-Analyses, *British Journal of Nutrition,* 112, 2014: 794–811

Bindels, L.B. et al., Gut Microbiota-Derived Propionate Reduces Cancer Cell Proliferation in the Liver, *British Journal of Cancer,* 107(8), 2012: 1337–1344

Bley, K. et al., A Comprehensive Review of the Carcinogenic and Anticarcinogenic Potential of Capsaicin, *Toxicologic Pathology,* 40(6), 2012: 847–873

Block, G., Patterson, B. and Subar, A., Fruit, Vegetables, and Cancer Prevention: a Review of the Epidemiological Evidence, *Nutrition and Cancer,* 18, 1992: 1–29

Bode, A.M. and Dong, Z., Epigallocatechin 3-Gallate and Green Tea Catechins: United They Work, Divided They Fail, *Cancer Prevention Research,* 2, 2009: 514–517

Boffetta, P. and Hashibe, M., Alcohol and Cancer, *Lancet Oncology,* 7(2), 2006: 149–156

Bourn, Diane and Prescott, John, A Comparison of the Nutritional Value, Sensory Qualities, and Food Safety of Organically and Conventionally Produced Foods, *Critical Reviews in Food Science and Nutrition,* 42(1), 2002: 1–34

Bradbury, K.E. et al., Organic Food Consumption and the Incidence of Cancer in a Large Prospective Study of Women in the United Kingdom, *British Journal of Cancer,* 110(9), 2014: 2321–2326

Büchner, F.L. et al., Fruits and Vegetables Consumption and the Risk of Histological Subtypes of Lung Cancer in the European Prospective Investigation into Cancer and Nutrition (EPIC), *Cancer Causes and Control: CCC,* 21(3), 2010: 357–371

Buck, K. et al., Meta-Analyses of Lignans and Enterolignans in Relation to Breast Cancer Risk, *American Journal of Clinical Nutrition,* 92, 2010: 141–153

Bulathsinghala, P., Syrigos, K.N. and Saif, M.W., Role of Vitamin D in the Prevention of Pancreatic Cancer, *Journal of Nutrition and Metabolism,* 2010: 721365

Cardenas, E. and Ghosh, R., Vitamin E: a Dark Horse at the Crossroad of Cancer Management, *Biochemical Pharmacology,* 86(7), 2013: 845–852

Castrellon, A.B. and Gluck, S., Chemoprevention of Breast Cancer, *Expert Review of Anticancer Therapy,* 8(3), March 2008: 443–452

Chan, D.S.M. et al., Red and Processed Meat and Colorectal Cancer Incidence: Meta-Analysis of Prospective Studies, *PloS One,* 6(6), 2011: e20456

Chen, Jianmin et al., Dietary Flaxseed Enhances the Inhibitory Effect of Tamoxifen on the Growth of Estrogen-Dependent Human Breast Cancer (MCF-7) in Nude Mice, *Clinical Cancer Research,* 10(22), 2004: 7703–7711

Chen, Shaohua et al., Fucoidan Induces Cancer Cell Apoptosis by Modulating the Endoplasmic Reticulum Stress Cascades, *PloS One,* 9(9), 2014: e108157

Chiang, Emily C. et al., Defining the Optimal Selenium Dose for Prostate Cancer Risk Reduction: Insights from the U-Shaped Relationship Between Selenium Status, DNA Damage, and Apoptosis, *Dose-Response: a publication of the International Hormesis Society,* 8(3), 2009: 285–300

Chlebowski, R.T., Vitamin D and Breast Cancer: Interpreting Current Evidence, *Breast Cancer Research,* 13(4), 2011: 217

Colomer, Ramón et al., N-3 Fatty Acids, Cancer and Cachexia: a Systematic Review of the Literature, *British Journal of Nutrition,* 97(5), 2007: 823–831

Conklin, K.A., Coenzyme Q10 for Prevention of Anthracycline-Induced Cardiotoxicity, *Integrative Cancer Therapies,* 4, 2005: 110–130

Constantinou, A.I. et al., The Soy Isoflavone Daidzein Improves the Capacity of Tamoxifen to Prevent Mammary Tumours, *European Journal of Cancer,* 41(4), 1990: 647–654

Crew, K.D. et al., Effects of a Green Tea Extract, Polyphenon E, on Systemic Biomarkers of Growth Factor Signalling in Women with Hormone Receptor-Negative Breast Cancer, *Journal of Human Nutrition and Dietetics,* 28(3), 2014: 272–282

Crous-Bou, M. et al., Mediterranean Diet and Telomere Length in Nurses', Health Study: Population-based Cohort Study, *British Medical Journal,* 6674, 2014: 1–11

Curl, C.L. et al., Estimating Pesticide Exposure from Dietary Intake and Organic Food Choices: the Multi-Ethnic Study of Atherosclerosis (MESA), *Environmental Health Perspectives,* National Institute of Environmental Health Sciences, 2015

Daley, Cynthia A. et al., A Review of Fatty Acid Profiles and Antioxidant Content in Grass-Fed and Grain-Fed Beef, *Nutrition Journal* 9, 2010: 10

Derr, R.L. et al., Association Between Hyperglycemia and Survival in Patients with Newly Diagnosed Glioblastoma, *Journal of Clinical Oncology: Official Journal of the American Society of Clinical Oncology,* 27(7), 2009: 1082–1086

Dikshit, A. et al., Flaxseed Reduces the Pro-Carcinogenic Micro-Environment in the Ovaries of Normal Hens by Altering the PG and Oestrogen Pathways in a Dose-Dependent Manner, *British Journal of Nutrition,* 113 (9), 2015: 1384–1395

Eilati, E., Bahr, J.M. and Buchanan H.D., Long Term Consumption of Flaxseed Enriched Diet Decreased Ovarian Cancer Incidence and Prostaglandin E2 in Hens, *Gynecologic Oncology,* 130(3), 2013: 620–628

Elwood, Peter C. et al., The Survival Advantage of Milk and Dairy Consumption: an Overview of Evidence from Cohort Studies of Vascular Diseases, Diabetes and Cancer, *Journal of the American College of Nutrition,* 27(6), 2008: 723–734

Erickson, K.L. et al., Conjugated Linoleic Acid and Cancer, *Nutrition and Health: Bioactive Compounds and Cancer,* 2010: 235–251

Falsaperla, Mario et al., Support Ellagic Acid Therapy in Patients with Hormone Refractory Prostate Cancer (HRPC) on Standard Chemotherapy Using Vinorelbine and Estramustine Phosphate, *European Urology,* 47(4), 2005: 449–454; discussion 454–455

Ferruzzi, Mario G. and Blakeslee, Joshua, Digestion, Absorption, and Cancer Preventative Activity of Dietary Chlorophyll Derivatives, *Nutrition Research,* 27(1), 2007: 1–12

Flower, G. et al., Flax and Breast Cancer: a Systematic Review, *Integrative Cancer Therapies,* 2013: 1534735413502076

Freemantle, S.J., Spinella, M.J. and Dmitrovsky, E., Retinoids in Cancer Therapy and Chemoprevention: Promise Meets Resistance, *Oncogene,* 22(47), 2003: 7305–7315

Fuhrman, Barbara J. et al., Green Tea Intake Is Associated with Urinary Estrogen Profiles in Japanese-American Women, *Nutrition Journal,* 12, 2013: 25

Galeone, C. et al., Onion and Garlic Use and Human cancer, *American Journal of Clinical Nutrition,* 84 (5), 2006: 1027–1032.

Ganmaa, D. and Sato, A., The Possible Role of Female Sex Hormones in Milk from Pregnant Cows in the Development of Breast, Ovarian and Corpus Uteri Cancers, *Medical Hypotheses,* 65(6), 2005: 1028–1037

Gerber, M., Omega-3 Fatty Acids and Cancers: a Systematic Update Review of Epidemiological Studies, *British Journal of Nutrition,* 107, 2012: Suppl. 2, 228–239

Giacosa, A. and Rondanelli, M., Fish Oil and Treatment of Cancer Cachexia, *Genes and Nutrition,* 3, 2008: 25–28

Goel, Ajay and Aggarwal, Bharat B., Curcumin, the Golden Spice from Indian Saffron, Is a Chemosensitizer and Radiosensitizer for Tumors and Chemoprotector and Radioprotector for Normal Organs, *Nutrition and Cancer,* 62(7), 2010: 919–930

Goralczyk, Regina, Beta-Carotene and Lung Cancer in Smokers: Review of Hypotheses and Status of Research, *Nutrition and Cancer,* 61(6), 2009: 767–774

Gornall, J., Sugar: Spinning a Web of Influence, *British Medical Journal,* 350, 2015: 231

Grzanna, R., Lindmark, L. and Frondoza, C.G., Ginger – an Herbal Medicinal Product with Broad Anti-Inflammatory Actions, *Journal of Medicinal Food,* 8(2), 2005: 125–132

Harcombe, Z. et al., Evidence from Randomised Controlled Trials Did Not Support the Introduction of Dietary Fat Guidelines in 1977 and 1983: a Systematic Review and Meta-Analysis, *Open Heart, British Medical Journal,* 2, 2015: e000 196

Hatse, S. et al., Vitamin D Status at Breast Cancer Diagnosis: Correlation with Tumor Characteristics, Disease Outcome, and Genetic Determinants of Vitamin D Insufficiency, *Carcinogenesis,* 33(7), 2012: 1319–1326

Hedelin, M. et al., Association of Frequent Consumption of Fatty Fish with Prostate Cancer Risk Is Modified by COX-2 Polymorphism, *International Journal of Cancer,* 120(2), 2007: 398–405

Herr, I. and Buchler, M.W., Dietary Constituents of Broccoli and Other Cruciferous Vegetables: Implications for Prevention and Therapy of Cancer, *Cancer Treatment Reviews,* 36(5), 2010: 377–383

Hopkins, M.H. et al., Effects of Supplemental Vitamin D and Calcium on Biomarkers of Inflammation in Colorectal Adenoma Patients: a Randomized, Controlled Clinical Trial, *Cancer Prevention Research* (Philadelphia, PA.), 4(10), 2011: 1645–1654

Hu, F. et al., Carotenoids and Breast Cancer Risk: a Meta-Analysis and Meta-Regression, *Breast Cancer Research and Treatment,* 131(1), 2012: 239–253

Hyunkyoung, Lee, Jong-Shu, Kim and Euikyung, Kim, Fucoidan from Seaweed *Fucus vesiculosus* Inhibits Migration and Invasion of Human Lung Cancer Cell via P13K-Akt-mTor Pathways, *PloS One,* 7(11), 2012: e50 624

Jeong, S.C. et al., Macrophage Immunomodulating and Antitumor Activities of Polysaccharides Isolated from *Agaricus bisporus* White Button Mushrooms, *Journal of Medicinal Food,* 15(1), 2012: 58–65

Jones, L.W. et al., Exercise Intolerance in Cancer and the Role of Exercise Therapy to Reverse Dysfunction, *Lancet Oncology,* 10(6), 2009: 598–605

Joseph, S.V., Edirisinghe, I. and Burton-Freeman, B.M., Berries: Anti-Inflammatory Effects in Humans, *Journal of Agricultural and Food Chemistry,* 62(18), 2014: 3886–3903

Jun, L. et al., Consumption of Spicy Foods and Total and Cause Specific Mortality: Population Based Cohort Study, *British Medical Journal,* 2015: 351

Kaczor, T., Iodine and Cancer: A Summary of the Evidence to Date, *Natural Medicine Journal,* 6(6), 2014

Kang, W. et al., Emerging Role of Vitamin D in Colorectal Cancer, *World Journal of Gastrointestinal Oncology,* 3(8), 2011: 123–127

Kensler, T.W. et al., Modulation of the Metabolism of Airborne Pollutants by Glucoraphanin-Rich and Sulforaphane-Rich Broccoli Sprout Beverages in Qidong, China, *Carcinogenesis,* 33(1), 2012: 101–107.

Kharrazian, D., The Potential Roles of Bisphenol A (BPA) Pathogenesis in Autoimmunity, *Autoimmune Diseases,* 2014: 743–616

Kidd, P.M., The Use of Mushroom Glucans and Proteoglycans in Cancer Treatment, *Alternative Medicine Review,* 5 (1), 2000: 4–27

Kiecolt-Glaser, Janice K. et al., Omega-3 Supplementation Lowers Inflammation and Anxiety in Medical Students: a Randomized Controlled Trial, *Brain, Behavior, and Immunity,* 25(8), 2011: 1725–1734

Knekt, P. et al., Dietary Flavonoids and the Risk of Lung Cancer and Other Malignant Neoplasms, *American Journal of Epidemiology,* 146, 1997: 223–230

Krishnan, A.V. and Feldman, D., Mechanisms of the Anti-Cancer and Anti-Inflammatory Actions of Vitamin D, *Annual Review of Pharmacology and Toxicology,* 51, 2011: 311–336

Kristal, Alan R. et al., Baseline Selenium Status and Effects of Selenium and Vitamin E Supplementation on Prostate Cancer Risk, *Journal of the National Cancer Institute,* 106(3), 2014: djt456

La Vecchia, C., Alcohol and Liver Cancer, *European Journal of Cancer Prevention,* 16(6), 2007: 495–497

Laidlaw, M., Cockerline, C. A. and Sepkovic, D. W., Effects of a Breast-Health Herbal Formula Supplement on Estrogen Metabolism in Pre- and Post-Menopausal Women Not Taking Hormonal Contraceptives or Supplements: a Randomized Controlled Trial, *Breast Cancer: Basic and Clinical Research,* 4, 2010: 85–95

Lajous, M. et al., Carbohydrate Intake, Glycemic Index, Glycemic Load, and Risk of Postmenopausal Breast Cancer in a Prospective Study of French Women, *American Journal of Clinical Nutrition,* 87(5), 2008: 1384–1391

Lamy, S., Gingras, D. and Béliveau, R., Green Tea Catechins Inhibit Vascular Endothelial Growth Factor Receptor Phosphorylation Advances in Brief, *Cancer Research,* 62, 2002: 381–385

Lappe, J. M. et al., Vitamin D and Calcium Supplementation Reduces Cancer Risk: Results of a Randomized Trial, *American Journal of Clinical Nutrition,* 85(6), 2007: 1586–1591

Lawton, C., A Closer Look at Phytochemicals, American Institute for Cancer Research, 2009: preventcancer.aicr.org

Li, Y. et al., Sulforaphane, a Dietary Component of Broccoli / Broccoli Sprouts, Inhibits Breast Cancer Stem Cells, *Clinical Cancer Research: An Official Journal of the American Association for Cancer Research,* 16(9), 2010: 2580–2590

Lippman, S. M. et al., Effect of Selenium and Vitamin E on Risk of Prostate Cancer and Other Cancers: the Selenium and Vitamin E Cancer Prevention Trail (SELECT), *Journal of the American Medical Association (JAMA),* 301(1), 2013: 39–51

Liu, Haibo et al., Fructose Induces Transketolase Flux to Promote Pancreatic Cancer Growth, *Cancer Research,* 70(15), 2010: 6368–6376

Löf, M. et al., Dietary Fat and Breast Cancer Risk in the Swedish Women's Lifestyle and Health Cohort, *British Journal of Cancer,* 97(11), 2007: 1570–1576

Manaszewicz, Rosetta, Theme Issue for Patients: a Picture Tells a Thousand Words. Cabbage Leaves Are a Poor Man's Poultice, *British Medical Journal (Clinical Research edn),* 327(7412), 2003: 448

Manusirivithaya, S. et al., Antiemetic Effect of Ginger in Gynecologic Oncology Patients Receiving Cisplatin, *International Journal of Gynecological Cancer,* 14(6), 2004: 1063–1069

Mason, J. K., Flaxseed Oil – Trastuzumab Interaction in Breast Cancer, *Food and Chemical Toxicology,* 48(8–9), 2010: 2223–2226

Menendez, J. A. et al., Oleic Acid, the Main Monounsaturated Fatty Acid of Olive Oil, Suppresses Her-2 / neu (erbB-2) Expression and Synergistically Enhances the Growth Inhibitory Effects of Trastuzumab (Herceptin) in Breast Cancer Cells with Her-2 / neu Oncogene Amplification, *Annals of Oncology: Official Journal of the European Society for Medical Oncology / ESMO,* 16(3), 2005: 359–71

Mimeault, M. and Batra, S. K., Potential Applications of Curcumin and Its Novel Synthetic Analogs and Nanotechnology-Based Formulations in Cancer Prevention and Therapy, *Chinese Medicine,* 6(1), 2011: 31

Mineva, N. D. et al., Epigallocatechin-3-Gallate Inhibits Stem-Like Inflammatory Breast Cancer Cells, *PloS One,* 8(9), 2013: e73 464

Mohr, S. B. et al., Meta-Analysis of Vitamin D Sufficiency for Improving Survival of Patients with Breast Cancer, *Anticancer Research,* 34(3), 2014: 1163–1166

Monzavi-Karbassi, Behjatolah et al., Fructose as a Carbon Source Induces an Aggressive Phenotype in MDA-MB-468 Breast Tumor Cells, *International Journal of Oncology,* 37, 2010: 615–622

Muti, Paola et al., Fasting Glucose Is a Risk Factor for Breast Cancer: a Prospective Study, *Cancer Epidemiology, Biomarkers and Prevention: A Publication of the American Association for Cancer Research, co-sponsored by the American Society of Preventive Oncology,* 11(11), 2002: 1361–1368

Naseribafrouei, A., Hestad, K. et al., Correlation Between the Human Fecal Microbiota and Depression, *Neurogastroenterology and Motility,* 26(8), 2014: 1155–1162

Nostro, Antonia et al., Effects of Oregano, Carvacrol and Thymol on *Staphylococcus aureus* and *Staphylococcus epidermidis* Biofilms, *Journal of Medical Microbiology,* 56(4), 2007: 519–523

Olesen, Thonning et al., Acrylamide Exposure and Incidence of Breast Cancer Among Postmenopausal Women in the Danish Diet: Cancer and Health Study, *International Journal of Cancer,* 122, 2008: 2094–2100

Osei-Hyiaman, D., Endocannabinoid System in Cancer Cachexia, *Current Opinion in Clinical Nutrition and Metabolic Care,* 10(4), 2007: 443–448

Oyebode, Oyinlola et al., Fruit and Vegetable Consumption and All-Cause, Cancer and CVD Mortality: Analysis of Health Survey for England Data, *Journal of Epidemiology & Community Health,* 2014: 1–7

Pandey, Puspa R. et al., Resveratrol Suppresses Growth of Cancer Stem-Like Cells by Inhibiting Fatty Acid Synthase, *Breast Cancer Research and Treatment,* 130(2), 2011: 387–398

Prasad, Ananda S. et al., Zinc in Cancer Prevention, *Nutrition and Cancer,* 61(6), 2009: 879–887

Public Health England, Consultation on Draft SACN Vitamin D and Health Report, 2015

Ravindran, J., Prasad, S. and Aggarwal, B.B., Curcumin and Cancer Cells: How Many Ways Can Curry Kill Tumor Cells Selectively?, *The AAPS Journal,* 11(3), 2009: 495–510

Renehan, A.G. et al., Insulin-Like Growth Factor (IGF)-1, IGF Binding Protein-3, and Cancer Risk: Systematic Review and Meta-Regression Analysis, *Lancet,* 363(9418), 2004: 1346–1353

Rinaldi, S. et al., Serum Levels of IGF-1, IGFBP-3 and Colorectal Cancer Risk: Results from the EPIC Cohort, Plus a Meta-Analysis of Prospective Studies, *International Journal of Cancer,* 126(7), 2010: 1702–1715

Rodríguez-Ramiro, D. et al., Cocoa-Rich Diet Prevents Azoxymethane-Induced Colonic Preneoplastic Lesions in Rats by Restraining Oxidative Stress and Cell Proliferation and Inducing Apoptosis, *Molecular Nutrition and Food Research,* 55, 2011: 1895–1899

Rooks, Michelle G. and Garrett, Wendy S., Bacteria, Food, and Cancer, *F1000 Biology Reports,* 3, June, 2011: 12

Rudel, Ruthann A. et al., Food Packaging and Bisphenol A and Bis(2-Ethyhexyl) Phthalate Exposure: Findings from a Dietary Intervention, *Environmental Health Perspectives,* 30 March, 2011

Sears, M.E. and Genuis, S.J., Environmental Determinants of Chronic Disease and Medical Approaches: Recognition, Avoidance, Supportive Therapy and Detoxification, *Journal of Environmental and Public Health,* 2012, article ID: 356 798

Serban, D.E., Gastrointestinal Cancers: Influence of Gut Microbiota, Probiotics and Prebiotics, *Cancer Letters,* 345(2), 2014: 258–270

Setchell, K.D.R. et al., Comparing the Pharmacokinetics of Daidzein and Genistein with the Use of ^{13}C-Labeled Tracers in Premenopausal Women, *American Journal of Clinical Nutrition,* 77(2), 2003: 411–419

Shammas, M., Telomeres, Lifestyle, Cancer and Aging, *Current Opinion in Clinical Nutrition and Metabolic Care,* 14(1), 2011: 28–34

Shaw, K. A, Turner, J. and Del Mar, C., *Tryptophan and 5-Hydroxytryptophan for Depression, (Review),* (1), The Cochrane Collaboration, John Wiley and Son, New York, 2009

Silva, A.S. et al., The Potential Role of Systemic Buffers in Reducing Intratumoral Extracellular pH and Acid-Mediated Invasion, *Cancer Research,* 69(6), 2009: 2677–2684

Smith-Spangler, Crystal et al., Are Organic Foods Safer or Healthier Than Conventional Alternatives? A Systematic Review, *Annals of Internal Medicine,* 157(5), 2011: 348–366

Sordillo, P.P. and Helson, L., Curcumin and Cancer Stem Cells: Curcumin Has Asymmetrical Effects on Cancer and Normal Stem Cells, *Anticancer Research,* 35, 2015: 599–614

Stocks, T. et al., Blood Glucose and Risk of Incident and Fatal Cancer in the Metabolic Syndrome and Cancer Project (Me-Can): Analysis of Six Prospective Cohorts, *PloS,* 6(12), 2009: e1 000 201

Suez, J. et al., Non-Caloric Artificial Sweeteners and the Microbiome: Findings and Challenges, *Gut Microbes* 6(2), 2015

Suzuki, R. et al., A Prospective Analysis of the Association Between Dietary Fiber Intake and Prostate Cancer Risk, short report in *EPIC,* 249, 2009: 245–249

Tamura, M., Hoshi, C. and Hori, S., Xylitol Affects the Intestinal Microbiota and Metabolism of Daidzein in Adult Male Mice, *International Journal of Molecular Science,* 14(12), 2013: 23 993–24 007

Tang, S.N. et al., The Dietary Bioflavonoid Quercetin Synergizes with Epigallocathechin Gallate (EGCG) to Inhibit Prostate Cancer Stem Cell Characteristics, Invasion, Migration and Epithelialmesenchymal Transition, *Journal of Molecular Signaling,* 5(14), 2010

Tate, P.L., Bibb, R. and Larcom, L.L., Milk Stimulates Growth of Prostate Cancer Cells in Culture, *Nutrition and Cancer,* 63(8), 2011: 1361–1366

Teegala, S.M., Willett, W.C. and Mozaffarian, D., Consumption and Health Effects of Trans-Fatty Acids: a Review, *Journal of AOAC Int.,* 92(5), 2009: 1250–1257

Thomas, R. et al., A Double-Blind, Placebo-Controlled Randomised Trial Evaluating the Effect of a Polyphenol-Rich Whole Food Supplement on PSA Progression in Men with Prostate Cancer, The UK NCRN Pomi-T Study, *Prostate Cancer and Prostatic Diseases,* 17, 2014: 180–186

Thompson, A.K. et al., Trans-Fatty Acids and Cancer: the Evidence Reviewed, *Nutrition Research Reviews,* 21, 2008: 174–188

Timmerman, G.M. and Brown, A., The Effect of a *Mindful Restaurant Eating* Intervention on Weight Management in Women, *Journal of Nutrition Education and Behavior,* 44(1), 2012: 22–28

Trock, B.J., Hilakivi-Clarke, L. and Clarke, R., Meta-Analysis of Soy Intake and Breast Cancer Risk, *Journal of the National Cancer Institute,* 98(7), 2006: 459–471

Umesawa, M. et al., Relationship Between Vegetable and Carotene Intake and Risk of Prostate Cancer: the JACC Study, *British Journal of Cancer,* 110(3), 2014: 792–796

Viñas, R. and Watson, C.S., Bisphenol S Disrupts Estradiol-Induced Nongenomic Signaling in a Rat Pituitary Cell Line: Effects on Cell Functions, *Environmental Health Perspectives,* 121(3), 2013: 352–358

Vrieling, A. et al., Dietary Determinants of Circulating Insulin-Like Growth Factor (IGF)-1 and IGF Binding Proteins 1, -2 and -3 in Women in the Netherlands, *Cancer Causes and Control,* 15(8), 2004: 787–796

Weng, Chia-Jui and Yen, Gow-Chin, Chemopreventive Effects of Dietary Phytochemicals Against Cancer Invasion and Metastasis: Phenolic Acids, Monophenol, Polyphenol, and Their Derivatives, *Cancer Treatment Reviews,* 38(1), 2012: 76–87

Wouters, Karlijn A. et al., Protecting Against Anthracycline-Induced Myocardial Damage: a Review of the Most Promising Strategies, *British Journal of Haematology,* 131(5), 2005: 561–578

Zhiming, M., Blackburn, G.L. and Zhou, J.R., Soy Phytochemicals Synergistically Enhance the Preventive Effect of Tamoxifen on the Growth of Estrogen-Dependent Human Breast Carcinoma in Mice, *Carcinogenesis* 28(6), 2007: 1217–1223

Zhu, Y. et al., Gut Microbiota and Probiotics in Colon Tumorigenesis, *Cancer Letters,* 309(2), 2011: 119–127

Zoeller, R. T. et al., Endocrine-Disrupting Chemicals and Public Health Protection: a Statement of Principles from The Endocrine Society, *Endocrinology,* 153, 2012: 4097–4110

4 Häufige Nebenwirkungen von Krebs und Krebstherapien

Choi, K. et al., The Effect of Oral Glutamine on 5-Fluorouracil / Leucovorin-Induced Mucositis / Stomatitis Assessed by Intestinal Permeability Test, *Clinical Nutrition,* 26(1), 2007: 57–62

Gibson, Rachel J., Gut Microbiome and Intestinal Mucositis: a New Challenge for Researchers, *Cancer Biology and Therapy,* 8(6), 2009: 512–513

Gullett, Norleena, Mazurak, V. et al., Nutritional Interventions for Cancer-Induced Cachexia, NIH Public Access, *Current Problems in Cancer,* 35(2), 2011: 58–90

Österlund, P. et al., Lactobacillus Supplementation for Diarrhoea Related to Chemotherapy of Colorectal Cancer: a Randomised Study, *British Journal of Cancer,* 97(8), 2007: 1028–1034

Parkin, D.M. and Boyd, L., Cancers Attributable to Overweight and Obesity in the UK in 2010, *British Journal of Cancer,* 105 Suppl. (S2), 2011: 34–37

Prisciandaro, L.D. et al., Evidence Supporting the Use of Probiotics for the Prevention and Treatment of Chemotherapy-Induced Intestinal Mucositis, *Critical Reviews in Food Science and Nutrition,* 51(3), 2011: 239–247

Rao, S. et al., The Indian Spice Turmeric Delays and Mitigates Radiation-Induced Oral Mucositis in Patients Undergoing Treatment for Head and Neck Cancer: an Investigational Study, *Integrative Cancer Therapies,* 13(3), October 2013: 201–210

5 Alternative Therapien bei Krebs

Abdelwahab, M.G. et al., The Ketogenic Diet Is an Effective Adjuvant to Radiation Therapy for the Treatment of Malignant Glioma, *PloS One,* 7(5), 2012: e36197

Allen, B.G. et al., Ketogenic Diets as an Adjuvant Cancer Therapy: History and Potential Mechanism, *Redox Biology,* 2, 2014: 963–970

Bennett, M.H. et al., Hyperbaric Oxygen Therapy for Late Radiation Tissue Injury, *Cochrane Database Syst. Rev.,* 2005: CD005005

Block, K.I. et al., Impact of Antioxidant Supplementation on Chemotherapeutic Toxicity: a Systematic Review of the Evidence from Randomized Controlled Trials, *International Journal of Cancer,* 123(6), 2008: 1227–1239

Bode, A.M. and Dong, Z., Toxic Phytochemicals and Their Potential Risks for Human Cancer, *Cancer Prevention Research,* 8, 2014: 1–8

Budwig, J., *Flax Oil as a True Aid Against Arthritis, Heart Infarction, Cancer and Other Diseases,* Apple Publishing Company, Ferndale, Washington, 1996

Champ, C.E. et al., Targeting Metabolism with a Ketogenic Diet During the Treatment of Glioblastoma Multiforme, *Journal of Neurooncology,* 117, 2014: 125–131

Chen, M. et al., Meta-Analysis of Oxaliplatin-Based Chemotherapy Combined with Traditional Medicines for Colorectal Cancer. Contributions of Specific Plants to Tumor Response, *Integrative Cancer Therapies,* August 2015

Donahue, R.N., McLaughlin, P.J. and Zagon, I.S., Low-Dose Naltrexone Suppresses Ovarian Cancer and Exhibits Enhanced Inhibition in Combination with Cisplatin, *Experimental Biology and Medicine,* Maywood, 236 (7), 2011: 883–895; www.ldnresearchtrust.org

Fine, E.J. et al., Targeting Insulin Inhibition as a

Metabolic Therapy in Advanced Cancer: a Pilot Safety and Feasibility Dietary Trial in 10 Patients, *Nutrition,* 28, 2012: 1028–1035

Frenkel, M. et al., Integrating Dietary Supplements into Cancer Care, *Integrative Cancer Therapies,* 12(5), 2013: 369–384

Fritz, H. et al., Intravenous Vitamin C and Cancer: a Systematic Review, *Integrative Cancer Therapies,* 13(4), 2014: 280–300

Greenlee, H. et al., Clinical Practice Guidelines on the Use of Integrative Therapies as Supportive Care in Patients Treated for Breast Cancer, *Journal of National Cancer Institute Monographs,* 50, 2014

Harvie, M. and Howell, A., Energy Restriction and the Prevention of Breast Cancer, *Proceedings of the Nutrition Society,* 71(2), 2012: 263–275

Harvie, M., Wright C. et al., The Effect of Intermittent Energy and Carbohydrate Restriction Versus Daily Energy Restriction on Weight Loss and Metabolic Disease Risk Markers in Overweight Women, *British Journal of Nutrition,* 110(8), 2013: 1534–1547

Hildenbrand, G. L. et al., Five-Year Survival Rates of Melanoma Patients Treated by Diet Therapy After the Manner of Gerson: a Retrospective Review, *Alternative Therapies in Health and Medicine,* 1, 1995: 29–37

Hofmann, S. G. et al., The Effect of Mindfulness-Based Therapy on Anxiety and Depression: a Meta-Analytic Review, *Journal of Consulting and Clinical Psychology,* 78(2), 2010: 169–183

Hong, G. et al., Survey of Policies and Guidelines on Antioxidant Use for Cancer Prevention, Treatment, and Survivorship in North American Cancer Centers: What Do Institutions Perceive as Evidence?, *Integrative Cancer Therapies,* 14, 2015: 305–317

Issels, R. D., Hyperthermia Adds to Chemotherapy, *European Journal of Cancer,* 44(17), 2008: 2546–2554

Jin, L. et al., The Metastatic Potential of Triple-Negative Breast Cancer Is Decreased via Caloric Restriction-Mediated Reduction of the miR-17–92 Cluster, *Breast Cancer Research and Treatment,* 146(1), 2014: 41–50

Kaefer, C. M. and Milner, J. A., The Role of Herbs and Spices in Cancer Prevention, *Journal of Nutritional Biochemistry,* 19(6), 2008: 347–361

Klement, R. J. and Champ, C. E., Calories, Carbohydrates and Cancer Therapy with Radiation: Exploiting the Five R's Through Dietary Manipulation, *Cancer Metastasis Reviews,* 2014: 217–229

Ledesma, D. and Kumano, H., Mindfulness-Based Stress Reduction and Cancer: a Meta-Analysis, *Psycho-Oncology,* 18, 2009: 571–579

Lv, M. et al., Roles of Caloric Restriction, Ketogenic Diet and Intermittent Fasting During Initiation, Progression and Metastasis of Cancer in Animal Models: a Systematic Review and Meta-Analysis, *PLoS One,* 9, 2014: e115 147

Makarević, J. et al., Amygdalin Blocks Bladder Cancer Cell Growth in Vitro by Diminishing Cyclin A and Cdk2, *PLoS One* 2014; 9(8), 2009: e105 590

Massa, J. et al., Long-Term Use of Multivitamins and Risk of Colorectal Adenoma in Women, *British Journal of Cancer,* 110(1), 2014: 249–255

Moen, I. and Stuhr, L. E. B., Hyperbaric Oxygen Therapy and Cancer – a Review, *Targeted Oncology,* 2012: 233–242

Nebeling, L. C. et al., Effects of a Ketogenic Diet on Tumor Metabolism and Nutritional Status in Pediatric Oncology Patients: Two Case Reports, *Journal of American College of Nutrition,* 1995, 14(2), 1995: 202–208

Ostermann, T., Raak, C. and Büssing, A., Survival of Cancer Patients Treated with Mistletoe Extract (Iscador): a Systematic Literature Review, *BMC Cancer,* 9(451), 2009

Park, S., The Effects of High Concentrations of Vitamin C on Cancer Cells, *Nutrients,* 5, 2013: 3496–3505

Poff, A.M. et al., The Ketogenic Diet and Hyperbaric Oxygen Therapy Prolong Survival in Mice with Systemic Metastatic Cancer, *PloS One,* 8(6), 2013: e65 522

Raffaghello, L. et al., Starvation-Dependent Differential Stress Resistance Protects Normal But Not Cancer Cells Against High-Dose Chemotherapy, *Proceedings of the National Academy of Sciences of the United States of America,* 105(24), 2008: 8215–8220

Reed, A., James, N., Sikora, K., Mexico: Juices, Coffee Enemas, and Cancer, *Lancet,* 336(7), 1990: 677–678

Safdie, F.M. et al., Fasting and Cancer Treatment in Humans: a Case Series Report, *Aging,* 1, Albany, New York, 2009: 988–1007

Sarfaraz, S. et al., Cannabinoids for Cancer Treatment: Progress and Promise, *Cancer Research,* 68, 2008: 339–342

Seyfried, T.N. et al., Is the Restricted Ketogenic Diet a Viable Alternative to the Standard of Care for Managing Malignant Brain Cancer?, *Epilepsy Research,* 100, 2012: 310–326

St Joseph's Hospital and Medical Center, Phoenix, Ketogenic Diet with Radiation and Chemotherapy for Newly Diagnosed Glioblastoma: Study, 2014: clinicaltrials.com NCT02 046 187

Stafford, P. et al., The Ketogenic Diet Reverses Gene Expression Patterns and Reduces Reactive Oxygen Species Levels When Used as an Adjuvant Therapy for Glioma, *Nutrition and Metabolism,* 7(74), 2010

Vollbracht, C. et al., Intravenous Vitamin C Administration Improves Quality of Life in Breast Cancer Patients During Chemo-/Radiotherapy and Aftercare: Results of a Retrospective, Multicentre, Epidemiological Cohort Study in Germany, *In Vivo,* 25(6), Athens, Greece, 2011: 983–990

Zuccoli, G. et al., Metabolic Management of Glioblastoma Multiforme Using Standard Therapy Together with a Restricted Ketogenic Diet: Case Report, *Nutrition and Metabolism,* 7(33), 2010

6 Leben nach der Behandlung

Bonaccio, M. et al., Nutrition Knowledge Is Associated with Higher Adherence to Mediterranean Diet and Lower Prevalence of Obesity. Results from the Moli-Sani Study, *Appetite,* 68, 2013: 139–146

Foster, G.D., Makris, A.P. and Bailer, B.A., Behavioral Treatment of Obesity, *American Journal of Clinical Nutrition,* 82(suppl), 2005: 230–235

Parkin, D.M. and Boyd, L., Cancers Attributable to Overweight and Obesity in the UK in 2010, *British Journal of Cancer,* 105 Suppl. (S2), 2011: 34–37

Renehan, Andrew G. et al., Body-Mass Index and Incidence of Cancer: a Systematic Review and Meta-Analysis of Prospective Observational Studies, *Lancet,* 371(9612), 2008: 569–567

Hilfreiche Webadressen für den deutschsprachigen Raum

Zum Thema Krebs

www.krebsinformationsdienst.de
www.krebshilfe.de

Speziell zur Ernährung

www.krebshilfe.de / informieren / fuer-fachkreise / materialien-fuer-ihre-praxis / ernaehrung
www.vdoe.de (Berufsverband der Ökotrophologen)
www.verband-ernährung.de (Verband freier Ernährungsberater e. V.)
www.dge.de (Deutsche Gesellschaft für Ernährung)
www.dr-johanna-budwig.de und www.budwig-stiftung.de

Zur Forschung

www.dkfz.de
Für die bibliographische Suche nach Fachpublikationen: www.livivo.de / app?LANGUAGE=de
http://deutsch.medscape.com
www.krebsinformationsdienst.de / behandlung / mistel.php

Maggie's Centres

www.maggiescentres.org

Maggie's Centres

Die Maggie's Centres bieten Krebspatienten, ihren Familien und Freunden kostenlos praktische, emotionale und soziale Unterstützung. Es hat sich gezeigt, dass ein umfangreiches Hilfsangebot das körperliche und emotionale Wohlbefinden der Patienten steigert. Die Zentren sind auf den Geländen von Spezialkliniken des britischen NHS angesiedelt und sind freundliche, einladende Orte mit spezialisiertem Personal, das Menschen auf ihrem Weg durch die Krebserkrankung beisteht. Sie bieten auch praktische Hilfe, wenn es um Sozialleistungen und um gesunde Ernährung geht, einen Ort, an dem man von Experten emotionale Unterstützung bekommt, und einen Ort, an dem man andere Betroffene treffen oder auch nur ruhig bei einer Tasse Tee sitzen kann.

Die Philosophie der Krebshilfeorganisation wurde ursprünglich von ihrer Gründerin Maggie Keswick Jencks festgelegt, die fest daran glaubte, dass Menschen nicht »durch die Angst vor dem Sterben die Freude am Leben verlieren« sollten. Maggie war Landschaftsarchitektin und Autorin, die zwei Jahre mit fortgeschrittenem Krebs lebte. In dieser Zeit arbeitete sie gemeinsam mit ihrem Ehemann Charles Jencks und ihren Ärzten zusammen, um mit ihrem Wissen und ihrer Erfahrung die Grundlage für eine neue Art von Krebshilfe zu schaffen. Sie glaubte fest daran, dass jeder Patient mehrere Dinge dringend benötigt: Informationen, um ein kundiger Mitstreiter des medizinischen Betreuungsteams sein zu können; Strategien zur Stressbewältigung; psychologische Unterstützung und die Möglichkeit, sich mit anderen Menschen in einer ähnlichen Situation in einer entspannten, geschützten Atmosphäre austauschen zu können.

Das erste Maggie's Centre wurde am Western General Hospital in Edinburgh errichtet, wo Maggie selbst behandelt wurde. Sie und ihr Ehemann fanden ein verlassenes Stallgebäude auf dem Krankenhausgelände, das genau die richtige Größe hatte und einladend wirkte. Sie wünschten sich eine Anlage, die nicht institutionell wirken sollte, sondern einladend, freundlich und anregend. Der Stall schien ideal für einen Umbau geeignet.

Maggie starb 1995, aber ihre Ideen leben in der Hilfsorganisation und den Zentren, die ihren Namen tragen, weiter. 1996, ein Jahr nach Maggies Tod, eröffnete das erste Zentrum in Edinburgh, und Maggies Traum wurde wahr. Was als Idee im Kopf eines Menschen entstand, wuchs zu einem Netzwerk aus 18 Zentren in ganz Großbritannien, im Internet und im Ausland heran, das eine einzigartige Art der Krebshilfe bietet, die lebendig und hochgeschätzt ist und weiter wächst, um noch mehr Menschen mit den unterschiedlichsten Krebsleiden zu erreichen. Architektur und Einrichtung sind ein wichtiger Teil des Hilfsangebots. Maggie's Centres arbeiten daher mit großen Architekten wie Norman Foster und Richard Rogers zusammen, die die Zentren für wenig Honorar oder auch kostenlos entwerfen. Ihr Können verleiht den Zentren die ruhige, positive Atmosphäre, in der sich Besucher wie auch Angestellte sicher, wertgeschätzt und entspannt fühlen können.

Trotz vieler Fortschritte in der Krebsbehandlung leben allein in Großbritannien heute zwei Millionen Menschen mit einer Krebsdiagnose, und die Zahl steigt mit 300 000 Neudiagnosen jedes Jahr weiter. Da Krebs immer mehr von uns betrifft, ist das Ziel, jedem, der Hilfe benötigt, Zugang zu wirklich heilsamen Hilfsangeboten zu ermöglichen.

Dank

Wir sind dem Maggie's Centre und allen, die dort arbeiten und mit der Organisation in Verbindung stehen, extrem dankbar, dass sie uns dieses Buch ermöglicht haben und uns die Gelegenheit bieten, uns einzubringen.

Großer Dank gilt unseren Familien, die viele Monate geduldig ertragen haben, dass wir entweder an den Computer gekettet waren, geschrieben haben oder die Küche beim Erproben unserer Rezepte belegt haben. Dank auch an alle Freunde und Familienmitglieder, die selbst von Krebs betroffen sind oder waren und unser Buch beurteilt haben und die freiwillig am Fototermin im Maggie's Centre in West London teilgenommen haben.

Wir danken unserer wunderbaren Herausgeberin Brenda Kimber und dem Rest des großartigen Teams bei Transworld für all ihre Geduld und ihre freundliche Unterstützung – insbesondere Leah Feltham, Phil Lord und Katrina Whone. Danke auch an unsere Agentin Anna Power, an Kristin Perers für ihre kreativen Fotos und Gemälde, Iris Bromet für die geschmackvollen Requisiten, Brenda Updegraff für ihre akribische Redaktion und Lisa Horton für die wunderbare Gestaltung.

Last, but not least danken wir allen Beteiligten für ihr Expertenwissen, darunter dem klinischen Onkologen Dr. Brian Haylock, der uns während der Erstellung dieses Buchs mit unschätzbarem Rat zur Seite stand.

Register

Verzeichnis der Rezepte

Leckeres Fleisch

Süße Verführer

Superfood für jeden Tag

Über die Autorinnen

Fran Wardes Berufsleben ist von ihrer Liebe zum Kochen und Essen geprägt. Als ausgebildete Köchin arbeitete sie im Café Royal, auf einem australischen Krabbenkutter, führte eine eigene Kochschule und wechselte dann ins Food-Styling und wurde Autorin. Sie war Food-Redakteurin des *Red*-Magazins und ist Autorin sowie Koautorin diverser Kochbuch-Bestseller, wie etwa *Ginger Pig Meat Book, Ginger Pig Farmhouse Cook Book, The French Kitchen* und *The French Market.* Darüber hinaus hat sie Artikel für das Magazin der *Sunday Times,* für *Waitrose Food Illustrated,* das *Olive*-Magazin und *BBC Good Food* geschrieben. Sie lebt mit ihrem Mann und ihren beiden Söhnen in West-London.

Catherine Zabilowicz, BSc (Hons), PG Cert, MBANT, CNHC, erwarb an der Universität Surrey einen Bachelor (Honors) in Ernährungstherapie und einen Master in Ernährungsmedizin, nachdem sie sich anlässlich der Leukämie-Erkrankung ihres Sohnes mit dem Zusammenhang zwischen Krebs und Ernährung beschäftigt hatte. Sie arbeitet als Ernährungsberaterin im Maggie's Cancer Caring Centre am Charing Cross Hospital und mit Hirntumorpatienten, die mit Hilfe der Stiftung Matthew's Friends die ketogene Diät durchführen wollen. Zudem arbeitet sie in der privaten Ernährungsberatungspraxis Body Soul Nutrition. Früher hat sie Programme für gesunde Ernährung an Schulen durchgeführt und war als Ernährungsberaterin für eine Lebensmittelfirma tätig. Sie lebt mit ihren vier Söhnen in Surrey.

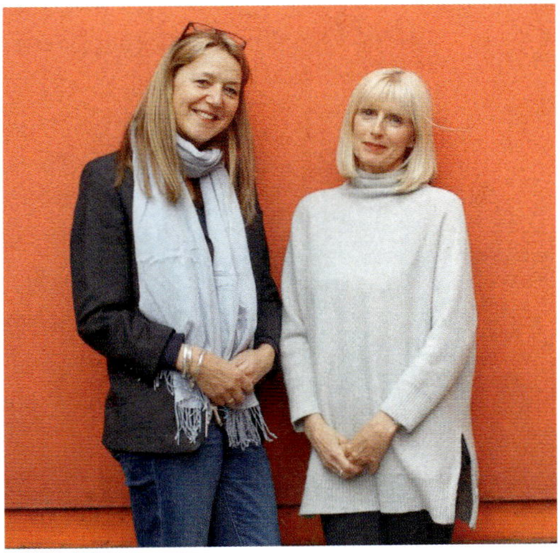